AF500210

Conserver la Couverture

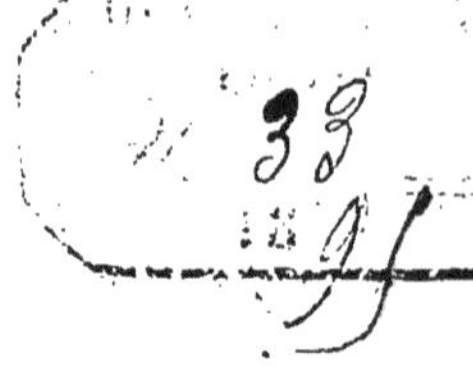

CYSTITE
ET
INFECTION URINAIRE

PAR

Le Dr Max MELCHIOR

CHEF DE CLINIQUE
ANCIEN CHEF DE LABORATOIRE A L'HOPITAL FRÉDÉRIC DE COPENHAGUE

Traduit du Danois

ÉDITION FRANÇAISE, REVUE ET ANNOTÉE

PAR

Le Dr Noël HALLÉ

Chef de laboratoire à l'hôpital Necker

PRÉFACE DU PROFESSEUR F. GUYON

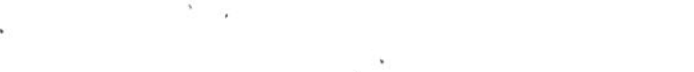

PARIS
G. STEINHEIL, ÉDITEUR
2, RUE CASIMIR-DELAVIGNE, 2

1895

CYSTITE

ET

INFECTION URINAIRE

Fd 117

CYSTITE

ET

INFECTION URINAIRE

PAR

Le Dr Max MELCHIOR

CHEF DE CLINIQUE

ANCIEN CHEF DE LABORATOIRE A L'HOPITAL FRÉDÉRIC DE COPENHAGUE

Traduit du Danois

ÉDITION FRANÇAISE, REVUE ET ANNOTÉE

PAR

Le Dr Noël HALLÉ

Chef de laboratoire à l'hôpital Necker

PRÉFACE DU PROFESSEUR F. GUYON

PARIS

G. STEINHEIL, ÉDITEUR

2, RUE CASIMIR-DELAVIGNE, 2

1895

BIBLIOTHÈQUE ... [library stamp]

PRÉFACE

C'est avec une particulière satisfaction que je présente au public scientifique, l'édition française du livre de M. Max Melchior, de Copenhague, sur la « Cystite et l'Infection urinaire ».

Nous ne connaissions cet ouvrage que par l'excellente analyse qu'en a donné Krogius, dans les *Annales des maladies des organes génito-urinaires*, en mai dernier. Il nous faut aujourd'hui remercier M. Melchior d'avoir bien voulu réserver à la France la traduction de son livre ; nous sommes reconnaissants à M. Steinheil de lui avoir fait bon accueil.

L'ouvrage, en effet, est d'importance, et mérite d'être lu attentivement, dans son entier. Des matériaux cliniques abondants, bien choisis, soigneusement recueillis ; des recherches expérimentales considérables, très scientifiquement conduites, forment le fondement solide du travail.

Dans une argumentation étendue, guidée par un juste esprit critique, l'auteur compare, apprécie et juge les travaux antérieurs sur la matière ; il arrive ainsi à poser des conclusions fermes. C'est pourquoi je considère le livre de M. Melchior, comme la contribution la plus importante, au triple point de vue de la clinique, de l'expérimentation et de la critique, qui ait été apportée à la question de l'infection urinaire, depuis son origine.

En août 1888, je lisais à l'Académie de Médecine une note de MM. Albarran et Hallé, sur « *Une bactérie pyo-* « *gène, et sur son rôle dans l'infection urinaire* ».

Mes deux élèves, s'appuyant sur l'étude bactériologique de 35 cas de cystite, de 19 pyélites, de 12 néphrites, de 3 abcès urineux, de 8 cas d'infection aiguë mortelle, établissaient le rôle prépondérant que joue, dans la production des accidents locaux et généraux des urinaires, un organisme bactérien, déjà isolé des urines par Clado, un autre de mes internes, et décrit par lui sous le nom de *bactérie septique de la vessie ;* organisme fréquemment, abondamment, et souvent seul présent dans les *urines acides purulentes infectées.*

Avec des cultures pures de cette bactérie, ils reproduisaient chez l'animal, dans près d'une centaine d'expériences, tous les accidents locaux et généraux, cystite, pyélite, néphrite suppurées, septicémie mortelle, observés chez l'homme.

Ils avaient donc fourni la preuve du rôle capital joué par cet organisme, dans la genèse de « l'*Infection urinaire.* »

N'ayant pu identifier sûrement leur bactérie avec aucune des espèces pathogènes antérieurement décrites dans le pus, les auteurs s'étaient bornés à la désigner sous le nom de *bactérie pyogène*, qui marque bien sa propriété pathogène essentielle.

Ce travail, bientôt suivi de la thèse confirmative d'Albarran, ne suscita d'abord en France que de vives controverses, et des contradictions appuyées sur des faits divergents isolés.

A peine quelques observations concordantes furent-elles publiées dans notre pays, pendant les trois années suivantes. Cependant, devant les faits quotidiennement observés dans mon service, devant la constatation réitérée, presque régulière, de cette bactérie pyogène, dans les urines infectées, et dans les suppurations rénales, mes élèves ne pouvaient que maintenir leurs conclusions : ils le firent sans trouver beaucoup d'écho.

En décembre 1891 la question se réveille, et change brusquement de face.

Presque simultanément, MM. Morelle, Achardet Renault, Krogius, Reblaub, démontrent que la bactérie pyogène d'Albarran et Hallé, est identique au *bacterium coli* d'Escherich, hôte habituel de l'intestin, doué d'un pouvoir pathogène général très étendu.

Dès lors, la bactérie non liquéfiante et pyogène urinaire rentre dans une espèce connue et nommée, qu'on trouve dans le contenu intestinal normal, et dans diverses lésions infectieuses ; c'en est assez pour que tous les observateurs la reconnaissent dans l'urine infectée.

Et les travaux confirmatifs abondent. Morelle, sur 17 cas d'infection vésicale, trouve 13 fois l'organisme bactérien en question.

Denys fait la même constatation dans 17 cas sur 25.

Krogius, sur 22 cas d'infection urinaire soigneusement étudiés, en relève 16 dus à la bactérie et confirme expérimentalement son rôle pathogène.

Reblaub la rencontre chez la femme, dans 6 cas de cystite sur 16.

Dans mon rapport sur la « Pathogénie des accidents infectieux des urinaires » présenté au Congrès français de chirurgie en 1892, j'affirmais à nouveau, en m'appuyant sur l'ensemble des travaux antérieurs, le rôle vraiment prépondérant de cette bactérie dans l'infection urinaire.

En 1893, Renault apporte 6 observations d'accidents urinaires divers causés par le coli-bacille.

Barlow, de Munich, étudiant 7 cas de cystite, en trouve 5 dus au même bacille, et confirme, par ses expériences, le rôle pathogène de cet organisme pour la vessie.

Schmidt et Aschoff, dans leur belle étude anatomo-pathologique et expérimentale sur la pyélo-néphrite, apportent une nouvelle preuve décisive, du rôle que joue le bacterium coli dans la genèse des lésions rénales, ils le trouvent, 12 fois sur 14, dans les reins infectés.

Dans cet accord unanime, restait une seule note discordante.

M. Rovsing, de Copenhague, dans un important travail publié en 1889, avait exposé ses recherches bactériologiques et expérimentales sur l'étiologie des cystites. Les résultats qu'il avait obtenus différaient absolument de ceux des autres observateurs : sur 29 cas de cystite, il ne trouvait dans l'urine infectée que des *microcoques*, jamais de *bactéries*, en dehors du *bacille tuberculeux*. Dans tous ces cas, sauf ceux de cystite tuberculeuse, l'urine était *ammoniacale*. Pour Rovsing, la *transformation ammoniacale* de l'urine était le phénomène initial et nécessaire dans la pathogénie de la cystite.

Ces conclusions pouvaient à bon droit surpendre, et l'ouvrage a été déjà l'objet, de nombreuses critiques.

Rovsing avait-il observé dans un milieu d'infection spécial, au cours d'une véritable épidémie, causée par des microcoques ammoniogènes ? Ou bien, guidé peut-être par les idées encore trop généralement répandues à l'étranger sur l'ammoniurie, avait-il choisi, pour objet de son travail, les seules cystites ammoniacales ?

Les deux explications ont été proposées.

Or, voici qu'en 1894, M. Melchior observant dans cette même ville de Copenhague, dans ce même Hôpital Frédéric, fait l'étude de 36 cas de cystite. Sur ces 36 cas, il rencontre 25 fois la cystite *bactérienne coli-bacillaire* : 17 fois le bacterium coli se trouvait en culture pure dans l'urine *acide et purulente* ; s'appuyant sur cette série d'observations cliniques, il conteste les conclusions de Rovsing, et donne l'explication de son erreur.

Ainsi donc, à Copenhague comme à Paris, à Louvain comme à Munich et à Strasbourg, les observateurs sont d'accord : dans le plus grand nombre des cas de cystite, les urines purulentes sont acides, et l'organisme pathogène est le bacterium coli.

Devant les résultats suggestifs des recherches de Melchior, on comprendra, je pense, qu'il était nécessaire de faire ici le résumé synthétique de l'histoire de l'infection urinaire, dans cette période qui s'étend de 1888 à 1894 : la naissance de la question, son développement au milieu de fortunes diverses, et l'accord actuel sur le point capital, prennent aujourd'hui un véritable intérêt philosophique.

Je ne veux pas refaire ici l'analyse du livre de M. Melchior : elle a été faite excellemment : on le lira d'ailleurs. Je me borne à noter les points saillants. Après un court résumé historique, l'auteur décrit la technique, très étudiée, qu'il a choisie pour recueillir aseptiquement l'urine dans la vessie ; il a été là, plus minutieux que ses devanciers : ses conclusions en sont d'autant plus fortes.

Viennent les 36 observations, base du travail, il faut faut les lire toutes : toutes sont bonnes, bien recueillies, quelques-unes tout particulièrement frappantes : ainsi, l'obs. 14, où le diagnostic logiquement déduit des symptômes, de l'analyse des urines et de l'examen cystoscopique conduit à l'extirpation par la taille, d'une ulcération tuberculeuse de la vessie ; l'obs. 27, où nous voyons un malade atteint d'une affection urinaire à streptocoque, prendre un érysipèle typique de la face ; le cas 9 de cystite de la convalescence de la fièvre typhoïde, causée par le bacille typhique, l'obs. 33, de bactériurie, etc.

Il y a là un excellent matériel clinique et anatomo-pathologique, qui s'ajoute au fond commun de nos connaissances sur l'infection urinaire, et qui sera toujours consulté avec fruit.

La description et la détermination des diverses espèces bactériennes isolées des urines sont très solidement établies, et dans un bon esprit : au lieu de chercher à diviser et à multiplier, l'auteur cherche à réunir et à identifier. Sur 9 espèces, il ne nous en présente que deux nouvelles, le *diplococcus ureæ liquefaciens* et le *streptobacillus anthracoïdes*, toutes deux intéressantes : il faut lui en savoir gré.

Notons en passant, dans les cas de Melchior, la fréquence du streptocoque pyogène (5 fois) ; l'absence des staphylocoques pyogènes ordinaires.

La relation des expériences sur les animaux occupe une large place, malgré sa concision ; il y a là les preuves d'un travail considérable, très bien conduit.

La fin de l'ouvrage est particulièrement intéressante. Elle est consacrée tout entière à la discussion sur « l'étiologie et la pathogénie des cystites et de l'infection urinaire », et cette discussion suit toujours les faits.

Nous connaissons les agents pathogènes : d'où viennent-ils? Par quelles voies pénètrent-ils? Comment, dans quelles conditions définies, agissent-ils ? Quel est le propre et le terme de leur action ?

L'argumentation est étendue, patiente, sagace, critique au bon sens du mot, courtoise toujours.

L'étude des milieux infectieux urogénitaux, prépuce, vulve et vagin, urèthre, est particulièrement à noter ici.

L'auteur ne limite pas son étude à l'infection directe,

ascendante ou chirurgicale de l'appareil urinaire : Il décrit aussi l'infection secondaire descendante ou vasculaire, la porte d'entrée rénale ; élargissant son sujet, il résume cette grosse question des fonctions éliminatrices du rein sain ou lésé, dans les maladies générales infectieuses, des néphrites secondaires infectieuses ; il montre leurs conséquences possibles pour le segment inférieur de l'appareil.

Toutes ses conclusions confirment, précisent et éclairent les notions pathogéniques déjà établies.

Au cours de son argumentation, M. Melchior est amené à aborder de nouveau la question de l'ammoniurie : il la met au point, en la reléguant à la place secondaire quelle doit occuper dans l'infection urinaire. Réfutant l'erreur de Rovsing, il montre bien que la transformation ammoniacale des urines, loin d'être la condition première et nécessaire du développement de la cystite, n'est qu'un phénomène contingent, souvent secondaire, dû à l'action de plusieurs espèces de microbes qui ne sont pas les agents les plus fréquents de l'infection.

L'auteur fait preuve d'un grand sens clinique, en renonçant à établir, comme l'ont essayé plusieurs de ses devanciers, une classification des cystites, uniquement basée sur la spécification des agents bactériens pathogènes. Dans l'appareil urinaire, comme ailleurs, en pathologie microbienne, la question de terrain domine et gouverne la scène morbide. Suivant le terrain, suivant l'état anatomique et fonctionnel antérieur de l'appareil, le même microorganisme pourra produire des lésions absolument différentes dans leurs degrés, leurs symptômes, leur évolution, et leur terme : des formes cliniques différentes en un mot.

Les déductions prophylactiques que l'auteur tire de ses recherches sont importantes à retenir : elles découlent directement de l'expérience. C'est sur l'expérience qu'il s'appuie également pour recommander le nitrate d'argent comme l'antiseptique par excellence dans les infections vésicales : son opinion concorde sur ce point avec ce que m'ont appris depuis longtemps les faits cliniques, et les recherches du laboratoire.

Comme on peut le voir, par ce rapide exposé, le livre remarquable de M. Melchior est un véritable traité général de l'infection urinaire : il vient à son heure, marque une étape de la question, et à ce titre, il restera.

La traduction française, faite par les soins de l'auteur, à Copenhague, avait besoin d'être retouchée; elle eut été, sous sa forme primitive, trop asservie au texte danois, d'une lecture difficile. Mon chef de laboratoire, M. le docteur Noël Hallé, appréciant hautement l'ouvrage de M. Melchior, lui offrit de se charger de ce travail de révision : Il s'est attaché à respecter partout, scrupuleusement, la pensée de l'auteur, n'en modifiant l'expression que pour l'adapter aux habitudes des lecteurs français.

Autorisé par l'auteur, il a ajouté à l'ouvrage un certain nombre de notes.

Dans plusieurs de ces notes, assez étendues, il a consigné les résultats d'études personnelles depuis longtemps poursuivies dans mon laboratoire, sur plusieurs points de la question de l'infection urinaire.

Confirmatives, complémentaires, plutôt que critiques, ces notes, fort importantes, viennent utilement éclairer, développer, appuyer de preuves, plusieurs des opinions de l'auteur.

J'ai écrit tout le bien que je pense de l'ouvrage : je souhaite que le public médical français accueille le livre, aussi favorablement que je le juge.

F. GUYON

CHAPITRE PREMIER

Résumé historique

Depuis des siècles, la décomposition spontanée de l'urine au contact de l'air, ce qu'on appelait « la fermentation urinaire alcaline, » avait attiré l'attention des observateurs. On avait vu que dans des circonstances pathologiques, une fermentation analogue pouvait se produire dans la vessie malade elle-même, et l'on en cherchait ardemment la cause. Bien au delà du milieu de notre siècle, régnaient encore les anciennes théories qui ne voyaient dans la décomposition ammoniacale de l'urine qu'un acte purement chimique dû à des ferments non organisés, mucus, pus, subst. albuminoïdes et extractives, etc.

En 1860 commence une ère nouvelle. Pasteur, dans des expériences devenues classiques, montre que ce sont des micro-organismes, qui, par leur présence et leur évolution provoquent la fermentation. Là, fut donnée la première impulsion à un mouvement scientifique d'une importance considérable. De nombreux ouvrages parurent pour et contre les théories de Pasteur : elles rencontrèrent d'abord beaucoup d'adhérents, pour perdre ensuite du terrain.

C'est ainsi qu'au bout de vingt-cinq ans, nous voyons la théorie microbienne, qui avait d'abord éveillé de si grandes espérances et fait une si profonde impression, supplantée peu à peu par les anciennes théories chimiques. Des expériences sur les animaux, contradictoires et faussement interprétées, furent peut-être la principale cause de cet abandon.

L'importance de la théorie microbienne devint presque nulle dans le domaine clinique. Comme causes de la cystite, on invoquait diverses circonstances purement prédisposantes, telles que les rétrécissements, le traumatisme, la rétention, le refroidissement, etc. On admettait bien que la décomposition de l'urine au contact de l'air pouvait être due à des micro-organismes ; mais quelques cliniciens seulement, reconnaissaient également l'influence de ces derniers sur la décomposition de l'urine dans l'intérieur de la vessie même. Par contre, tous semblaient d'accord sur un point : c'est que la cystite ne devait pas son origine à des bactéries.

On ne s'entendait pas davantage sur les rapports de la cystite et de l'ammoniurie : tandis que des cliniciens regardaient la cystite comme la cause première, la condition nécessaire pour la décomposition ammoniacale de l'urine, d'autres voyaient au contraire dans l'ammoniurie la cause de la cystite.

Dans ces conditions, on le comprend aisément, la question ne pouvait trouver une solution.

Les recherches et les expériences, nombreuses et variées, d'ailleurs, étaient à elles seules tout à fait insuffisantes à la résoudre : « Quelles sont les causes essentielles de la cystite ? » Pour trouver une solution scientifique et connaître à fond l'importance des microbes dans le développement de la cystite, on ne pouvait plus se borner, comme autrefois, à étudier la fermentation telle qu'elle s'opérait dans des vases ouverts et exposés au libre accès de l'air ; il fallait user de méthodes scientifiques exactes, se mettre à l'abri des germes étrangers, et examiner l'urine, *telle qu'elle se présente dans la vessie malade elle-même* ; de plus il était nécessaire d'obtenir *une culture pure* des bactéries trouvées ; *d'opérer toujours sur des cultures pures*, en essayant leur effet pathogène sur des animaux, pour savoir si elles peuvent provoquer la cystite ; de quelle façon et dans quelles circonstances.

Ce n'est que tout récemment (1886-87) qu'on a commencé l'étude méthodique des cystites ; et c'est là l'inauguration de la période bactériologique.

Période bactériologique contemporaine.

Cette période commence à proprement parler à la mise en œuvre des procédés de culture, qui rendent possible l'isolement des différents germes se trouvant dans un même liquide, et l'obtention des cultures pures. Jusqu'alors on s'était presque exclusivement borné aux analyses microscopiques, bien que les résultats obtenus ne fussent guère satisfaisants. On ne connaissait pas les bactéries avec lesquelles on opérait, et l'on n'avait nulle garantie, qu'elles appartinssent à une seule espèce.

Ce n'est qu'en adoptant les méthodes bactériologiques modernes pour l'examen de l'urine des cystites, comme on l'avait fait déjà pour d'autres maladies, qu'on parvint à une connaissance plus approfondie.

Laissant de côté tout ce qui a été écrit avant cette époque, nous allons passer en revue les recherches bactériologiques de ces dernières années, et les résultats qu'elles ont fournis.

Bumm (1), le premier, utilisa les cultures sur plaques pour l'examen des urines dans 8 cas de cystite puerpérale, tous survenus après le cathétérisme et avec une urine purulente

(1) Bumm : Die Aetiologie des puerperalen Blasenkatarrhs, I, *Congr. der d. Ges. f. Gynæcologie.* München, 1886.

acide. Dans tous les cas, il isola un diplocoque, qui, par sa forme et son groupement fréquent dans les cellules de pus, rappelait le gonocoque. Il s'en distinguait pourtant en ce qu'il avait la propriété de se colorer par la méthode de Gram, et de cultiver sur les milieux ordinaires. La culture avait de grandes analogies avec celles du *staphylococcus pyogenes aureus*, mais l'ensemencement dans une urine stérilisée ne provoquait aucune décomposition de l'urée. L'injection de cultures pures dans la vessie de chèvres et de chiens ne provoquait aucun symptôme morbide. Toutefois en soumettant au préalable la muqueuse à une irritation chimique, ou en déterminant à la suite de l'injection une rétention d'urine, il se produisait une cystite purulente. Bumm démontra la présence de ce même diplocoque dans les lochies, et supposa que la sonde l'avait introduit dans la vessie.

Michaëlis (1) confirma les expériences de Bumm ; dans des cas de cystite analogues, il trouva le même microorganisme.

Tandis que ces deux auteurs trouvaient ainsi constamment des microcoques, spécialement dans la cystite puerpérale, les recherches suivantes démontrèrent surtout des bacilles, au moins dans la grande majorité des autres cystites.

Il n'y avait rien là d'absolument nouveau, car depuis longtemps on avait constaté l'existence de bacilles dans les urines ; c'est ainsi que Bouchard (2) parle déjà en 1879 de *la bactérie urinaire;* mais une définition exacte de ce microbe n'était pas possible avec les méthodes imparfaites d'alors. Il est pourtant très probable, que le bacille de

(1) MICHAELIS : *Deutsche med. Wochenschr*. 1886. Pg. 492.

(2) *In* GUIARD : Étude clinique et exp. sur la transformation ammoniacale des urines. Thèse de Paris. 1883.

Bouchard était identique avec celui que les auteurs récents ont signalé, et dont nous parlerons bientôt ; c'est du moins l'opinion de Charrin (1).

Ce n'est qu'en 1887 qu'on entend de nouveau parler de bacilles ; Clado (2) décrit une *bactérie septique de la vessie* que, parmi plusieurs espèces, il a cultivé et soumise après isolement à un examen minutieux. C'est un petit bâtonnet mobile polymorphe, qui ne liquéfie pas la gélatine et rend bientôt alcalin le milieu nutritif. Il est virulent pour les souris, les cobayes et les lapins qui meurent de septicémie. L'injection de cultures pures dans la vessie de lapins, suivie d'une ligature de la verge, produisit, dans un cas, une cystite violente, tandis que dans quatre cas semblables le résultat fut négatif. Du reste la thèse de Clado présente des lacunes ; on n'y trouve aucune description des cystites dans lesquelles il a rencontré le bacille ; on n'apprend rien sur les onze autres espèces de bacilles qu'il a signalées ; on ignore pourquoi il n'a étudié que cette seule espèce. On n'apprend rien non plus sur la méthode dont il s'est servi pour recueillir l'urine et sur son procédé d'examen ; aussi cette thèse ne présente-t-elle pas un grand intérêt.

La même année Hallé (3) communique un cas de cystite accompagnée d'une infection urinaire et se terminant par la mort. Dans l'urine du malade et de même, après la mort dans le sang, la rate, et les abcès miliaires rénaux il a trouvé un micro-organisme particulier en forme de bâtonnet. Le micro-organisme en question, qui se trouvait en culture pure, est

(1) CHARRIN : Sur la bactérie urinaire. *Semaine méd.* 1891. Pg. 500.

(2) CLADO : Étude sur une bactérie septique de la vessie. Th. Paris, 1887.

(3) HALLÉ : Recherches bact. sur un cas de fièvre urineuse. *Bull. de la Soc. anat.* 20 oct. 1887.

un bacille court, ovoïde ; parfois assez court pour ressembler à un coque ; il ne liquéfie pas la gélatine, est virulent pour les cobayes : il est considéré comme identique à la « *bactérie septique* » de Clado.

Depuis, Hallé, en collaboration avec Albarran (1) a continué ses études et fait de nombreuses analyses d'urine chez 50 malades, présentant les diverses manifestations de l'infection urinaire ; cystite purulente, pyélo-néphrite suppurée, abcès urineux, abcès rénal. C'est donc à Albarran et Hallé que revient l'honneur d'avoir, les premiers, entrepris l'examen bactériologique systématique d'un certain nombre de cystites, et d'infections urinaires.

L'urine fut toujours recueillie aseptiquement dans la vessie même, *puis ensemencée sur plaques*, pour obtenir en culture pure les micro-organismes qui s'étaient développés. Le résultat que ces auteurs ont obtenu, est fort intéressant : Dans 47 cas sur 50 on trouva un même bacille, souvent en quantités énormes ; 15 fois il se présenta en culture pure ; dans les autres cas, il était associé à différentes espèces de coques, auxquels les auteurs n'ont accordé que peu d'attention, relativement au bacille urinaire prédominant.

En raison de la propriété très marquée que possède cette bactérie de produire la suppuration, ils l'ont nommée « *bactérie pyogène,* » dénomination dont le choix ne paraît pas heureux. C'est la même bactérie que Hallé avait décrite un an auparavant et elle est probablement identique à la bactérie septique de Clado. Elle se trouvait presque toujours, dans des urines purulentes à réaction acide ; quand le malade avait succombé à l'infection urinaire généralisée, on pouvait

(1) ALBARRAN et HALLÉ : Note sur une bactérie pyogène et sur son rôle dans l'infection urinaire. *Bulletin de l'Acad. de méd.* 21 août 1888 et *Semaine méd.* 1888.

la retrouver dans le rein, dans le pus des abcès miliaires, et parfois même dans le sang du cœur et des organes profonds. Ce sont là autant de points importants qui contribuent puissamment à résoudre bien des questions dans l'étiologie et la pathogénie des maladies des voies urinaires.

Un examen plus approfondi montre que *la bactérie pyogène* est un organisme à bouts arrondis, du reste très polymorphe; il se colore facilement par les couleurs d'aniline ordinaires, il se décolore complètement par la méthode de Gram. Cultivé dans l'urine acide stérilisée, il produit une décomposition lente de l'urée en carbonate d'ammoniaque, à la suite de laquelle la réaction devient peu à peu alcaline. A la température ordinaire de la chambre il se développe bien sur la gélatine, sans la liquéfier jamais; il forme à la surface une mince couche hyaline et blanchâtre, qui devient laiteuse et opaque dans les vieilles cultures. Il est facultativement anaérobie.

De nombreuses expériences sur les animaux confirmèrent le pouvoir pathogène de ce microbe; comme nous venons de l'indiquer, il se trouvait toujours dans les affections suppurées des voies urinaires, et les cultures pures présentaient de même une action pyogène prononcée.

C'est ainsi que Albarran et Hallé réussissent à produire sur les animaux les mêmes maladies, accompagnées des mêmes altérations anatomiques que celles qu'ils avaient constatées chez l'homme. L'injection de cultures pures dans la vessie des lapins, suivie d'une ligature de la verge, donnait lieu à une cystite violente tandis que l'injection dans l'uretère avec ligature de ce conduit provoquait une pyélite puis une néphrite suppurée avec abcès miliaires rayonnants et corticaux. Injecté dans le sang, le bacille amène la mort rapidement par infection générale.

Il semblait donc prouvé que cette bactérie, loin d'être

inoffensive, était la cause même de la maladie. Aussi Albarran, l'année suivante, se prononce-t-il sur ce bacille dans les termes suivants : « Il est la cause la plus fréquente de l'infection urinaire. On le trouve presque constamment dans les urines de la vessie et du bassinet des malades, dits urinaires, souvent il s'y trouve à l'état de pureté. Cet organisme est la cause d'un grand nombre de cystites. »

Cette découverte eut, naturellement, un grand retentissement, bien mérité.

Ne venait-on pas de trouver la cause ordinaire des affections infectieuses urinaires, dans cette bactérie pathogène et pyogène par excellence? Que « la bactérie pyogène » ne soit pas une bactérie exclusivement urinaire, Albarran et Hallé le mentionnent déjà ; elle s'est trouvée 3 fois en dehors de l'appareil urinaire : dans une périmétrite, dans une pleurésie avec abcès sous-pleuraux et enfin dans un cas d'infection puerpérale (Widal).

L'année suivante, 1889, amène une nouvelle étude excellente par Albarran (1) où il rend compte de l'examen bactériologique de 25 cas de néphrite infectieuse chez des urinaires. Ici encore *la bactérie pyogène* ne fut pas trouvée dans moins de 23 cas sur 25 ; 15 fois elle était à l'état de pureté, dans les 8 autres cas elle était associée à d'autres espèces différentes (4 fois à des coques, 2 fois à un bacille liquéfiant et une fois au streptocoque pyogène; ce dernier se trouva à l'état de pureté dans les 2 autres cas). Non seulement par la culture, mais encore par le microscope, Albarran réussit à montrer la présence de ces bactéries dans le tissu rénal même, et, par des expériences sur les animaux, il démontra clairement la propriété que possède cette bactérie de produire différentes formes de néphrite, correspon-

(1) ALBARRAN : *Etude sur le rein des urinaires*. Paris, 1889.

dant aux formes cliniques. D'après ses recherches, Albarran arrive à ce résultat que « les néphrites infectieuses ascendantes ou descendantes des urinaires prennent leur source dans les germes de l'urine. Le plus souvent, presque toujours, une bactérie spéciale, le bacterium pyogenes, en sera la cause. »

Dans la suite Tuffier, et Albarran (1) ont trouvé le même microbe dans 4 cas d'abcès urineux, 3 fois à l'état de pureté, 1 fois avec d'autres micrococques. Ces auteurs concluent, que cette bactérie est la cause ordinaire de ces suppurations.

De tous ces travaux, il résulte que *la bactérie pyogène* décrite par Albarran et Hallé serait la cause principale des affections suppurées locales des différentes parties de l'appareil urinaire, et que souvent elle produirait l'infection générale même. Albarran et Hallé ont le mérite d'avoir, les premiers, décrit et isolé cette bactérie. D'après ce qui précède, elle semblerait identique à ce qu'on appelait autrefois le *poison urineux spécifique*. Ce poison se révèle donc aujourd'hui comme un micro-organisme vivant, doué de propriétés pathogènes. Toutefois on n'était pas encore renseigné complètement sur la véritable nature de cette bactérie. Était-elle un micro-organisme nouveau? Serait-elle identique à une espèce décrite auparavant; peut-être à une des nombreuses bactéries que renferme et nourrit le corps humain? Les auteurs précédents restaient indécis sur cette question. C'est de ce côté qu'actuellement se tournent les investigations (2).

(1) TUFFIER et ALBARRAN: Note sur les micro-org. des abcès urineux péri-uréthraux. *Annales des mal. des org. gén.-urin.* 1890. Pg. 533.

(2) Il est juste de remarquer qu'en 1888, quand parut le travail d'Albarran et Hallé, le bacterium coli, trouvé par Escherich en 1885, dans les matières fécales des nouveaux-nés, bien décrit par cet auteur, et déjà assez répandu dans les laboratoires, était loin d'avoir l'importance

Doyen (1) recherche l'étiologie de la pyélo-néphrite suppurée ascendante. Il a isolé, par ses cultures, 3 variétés de bacilles qu'il identifie au *proteus Zenkeri*, au *proteus mirabilis* et au *proteus vulgaris* décrits par Hauser. Ils ont été trouvés dans l'urine de la vessie et, en outre, pendant la vie, dans le parenchyme rénal même, dans plusieurs cas de néphrectomie. Après la mort, les bacilles se retrouvèrent en masse dans les reins, associés à des globules de pus dans les tubes urinaires, tandis que dans les glomérules ils se trouvaient en dehors de l'anse vasculaire, entre elle et la capsule de Bowmann ; partant de là, Doyen établit une distinction formelle entre les néphrites infectieuses pyohémiques, où les microbes amenés aux reins par le sang, se trouvent principalement dans le système vasculaire ; et les néphrites infectieuses ascendantes où les microbes s'introduisent par les voies urinaires et généralement, ne se trouvent pas dans les vaisseaux.

pathologique qu'il a prise depuis. Il n'était considéré alors que comme un hôte normal de l'intestin.

Ce n'est qu'après les travaux successifs de Laruelle, Roux et Rodet (1889), de Gilbert et Girode (1890), de Charrin et Roger, de Malvoz (1891), de Lesage, de Renon (1892), que le coli bacille prit rang parmi les organismes pathogènes généraux, et dût être regardé comme le vrai agent d'une foule de lésions diverses.

En 1888, enfin, les micrococques pyogènes, staphylocoques et streptocoque, étaient encore considérés, comme les agents presque spécifiques de la suppuration ; les cas d'abcès bactériens publiés étaient rares et isolés. On comprendra mieux après cette remarque cette dénomination de *pyogène*, choisie par Albarran et Hallé pour la bactérie qu'ils étudiaient, et dont ils avaient établi le pouvoir pyogène pour la vessie, le rein, le tissu cellulaire et les séreuses : banale aujourd'hui, cette qualification avait alors sa signification définie, et sa raison d'être (N. H.

(1) DOYEN : La néphrite bactérienne ascendante. *Journal des Connaissances médicales*, 1888, Pg. 266 et CORNIL et BABES. *Les bactéries*. T. I. Pg. 522.

Dans une publication plus récente, Doyen (1) décrit toute une série de bactéries, qu'il a isolées des urines en culture pure, dans des cas de cystite et de pyélo-néphrite, et qui ne diffèrent entre elles que par leur morphologie et leurs modes de culture. Il a réussi à isoler non moins de 14 espèces : 10 bacilles et 4 microcoques. Parmi les bacilles, on retrouve celui qu'il avait déjà identifié aux espèces de *proteus* et de plus le *bacterium pyogenes*. Voici comment il nomme les bactéries trouvées :

1) Bacillus urinæ claviformis.
2 B. — fœtidus.
3) B. — major (d'après Doyen identique à « la bactérie septique » de Clado).
4) B. — aërobius.
5) B. — striatus.
6) Bacillus urinæ mollis (d'après Cornil et Babes celui qu'ont décrit Clado et, plus tard, Albarran et Hallé).
7) B. — tenuis.
8) B. — pellucidus.
9) B. — diffluens.
10) B. — liquefaciens.
11) Micrococus urinæ albus.
12) M. — major (d'après Morelle probablement identique au streptococcus pyogenes).
13) M. — albus olearius (probablement staphylococcus pyogenes albus).
14) M. — flavus olearius (probablement staphylococcus pyogenes aureus).

A l'exception des deux premières espèces, tous les bacilles sont très virulents pour les cobayes, qui meurent au bout de 5 à 24 heures après une injection dans le péritoine. Ce nombre considérable de bactéries rend un peu indécis et n'est pas fait pour résoudre le problème. Il est vrai que

(1) Doyen : Communication faite à l'Acad. de méd., 2 avril 1889 et Cornil et Babes : *Les bactéries*. T. I. Pg. 523.

la classification de Doyen pourrait être considérablement simplifiée ; il paraît certain que, voulant pousser la différenciation aussi loin que possible, il aura établi trop d'espèces nouvelles, basées sur des différences insignifiantes. Plusieurs de ces « nouvelles » bactéries doivent vraisemblablement être regardées comme des variétés d'une même espèce ; entre autres choses, Doyen semble oublier, que le bacille le plus fréquent dans les affections de l'aspect urinaire possède justement un polymorphisme accusé et qu'il peut se présenter sous des aspects différents dans ses formes microscopiques aussi bien que macroscopiques, tout en restant pourtant toujours le même. Et quant aux microcoques, pourquoi donner un nom nouveau à des espèces bien connues comme par exemple le streptococcus pyogenes : *micrococcus urinæ major*, seulement parce qu'il se trouve dans l'urine; de même que sous les noms assez pompeux de *micrococcus urinæ olearius flavus*, *albus* se cache sans doute les staphylococcus pyogenes, aureus et albus.

Un des ouvrages les plus importants sur le sujet est dû à notre compatriote Rovsing (1). Indépendamment de ses recherches antérieures, il a entrepris l'examen bactériologique de 29 cas de cystite à l'hôpital Frédéric de Copenhague, et, dans l'urine recueillie stérilement, il a toujours trouvé des bactéries; dans la plupart des cas une seule espèce, en culture pure, plus rarement 2 ou 3 espèces associées. L'auteur divise les bactéries qu'il a trouvées en deux groupes, selon que par les expériences sur les animaux, elles se sont montrées pyogènes ou non. Voici la spécification des espèces isolées, parmi lesquelles on n'en trouve pas moins de 8, qui jusque-là étaient restées inconnues :

(1) Th. Rovsing : Sur l'étiologie, la pathogénie et le traitement des cystites. Copenhague 1889.

I. MICROBES PYOGÈNES (1).

Trouvés auparavant	Le bacille de la tuberculose (5). Staphylococcus pyog. aureus (8). — — albus (1). — — citreus (2).
Inconnus auparavant	Streptococcus pyogenes ureae (1). Diplococcus ureae pyogenes (2). Coccobacillus ureae pyogenes (1). Micrococcus ureae flavus pyogenes (1). II. MICROBES NON PYOGÈNES. Diplococcus ureae trifoliatus (3). Streptococcus ureae rugosus (3). Diplococcus ureae non pyogenes (2). Coccobacillus ureae non pyogenes (1).

Cultivées dans l'urine stérilisée, ils ont tous, à l'exception du bacille de la tuberculose. la propriété de décomposer l'urée, propriété à laquelle l'auteur attache une très grande importance, puisque c'est d'après lui, une condition essentielle pour que les bactéries puissent attaquer la vessie. Différentes expériences sur les animaux montrèrent que l'injection de cultures pures dans la vessie saine ne produisait jamais de cystite, les bactéries étant expulsées avant d'avoir eu le temps d'effectuer la décomposition de l'urine. Si, au contraire, en même temps que l'injection, on déterminait une rétention temporaire, les microbes produisaient la décomposition ammoniacale de l'urine, et il s'ensuivait une cystite, différente selon la nature du microbe. Les microbes *non pyogènes* provoquaient une « *cystite catarrhale* » légère et de courte durée, dans laquelle l'urine subit une transformation ammoniacale, mais ne contient pas de pus ; tandis que les microbes *pyogènes* détermi-

(1) Le chiffre entre parenthèse indique le nombre des cas où ils furent trouvés.

naient une *cystite ammoniacale suppurée*, affection souvent très grave, accompagnée de fièvre et d'amaigrissement, parfois cause directe de la mort de l'animal. D'après ses expériences sur les animaux, Rovsing résume ainsi la pathogénie de ces deux formes très distinctes de cystite : dans la forme non suppurée, ou cystite catarrhale, l'activité des microbes se borne à transformer l'urine en un liquide irritant pour la muqueuse vésicale, tandis que les bactéries elles-mêmes n'attaquent pas la muqueuse. Quant à la cystite suppurée, il suppose que les bactéries y jouent un double rôle ; d'abord elles décomposent l'urine et provoquent par là un état catarrhal de la muqueuse ; ensuite elles profitent du terrain ainsi préparé pour s'insinuer dans la muqueuse même et y développer leurs qualités pyogènes.

Pour expliquer l'origine des microbes et les voies d'introduction dans la vessie, Rosving a examiné la flore bactérienne de l'urèthre normal et a pu aussi retrouver là les mêmes espèces ammoniogènes (excepté 2), qu'il avait isolées de l'urine cystitique. Il tire de là cette conclusion, que dans un grand nombre de cas, les germes pathogènes ont été introduits dans la vessie par les instruments. Dans quelques cas, les microbes sont descendus dans la vessie consécutivement à une affection rénale ; parfois ils ont été amenés par le sang (bacille tuberculeux); et enfin dans deux cas, par l'ouverture d'un abcès dans la vessie.

Finalement, Rosving établit d'après ses expériences, une division simple et rationnelle des cystites en quelques formes bien caractérisées et correspondant aux qualités des microbes ; cette division est la suivante :

I. Cystite catarrhale. (*Cystitis catarrhalis.*)

II. Cystite suppurée. (*Cystitis suppurativa*) comprenant
2 groupes très distincts

1° Cystite suppurée ammoniacale. (*Cystitis suppurativa ammoniacalis.*)

2° Cystite suppurée acide ou tuberculeuse. (*Cystitis suppurativa acida et tuberculosa*).

Notons toutefois que Rosving rapporte (1) que déjà en 1889, il a observé une cystite acide avec streptocoques; et plus tard (1890-93) plusieurs cystites acides non tuberculeuses. Il a depuis, abandonné son idée première, et ne regarde plus les cystites acides comme étant exclusivement tuberculeuses.

La publication de Rosving est importante, parce qu'elle établit les bactéries comme les seules et véritables causes des cystites, en s'appuyant sur l'étude approfondie des conditions dans lesquelles les microbes produisent la cystite et des voies par lesquelles ils s'introduisent dans la vessie. Cependant, Rovsing s'est occupé seulement des microbes décomposant l'urine, ce qui a rendu exclusive sa manière de voir et affaibli son point de vue. La question de la cystite était loin de sa solution, il est vrai; mais le mérite de Rovsing est d'avoir influencé favorablement les ouvrages récents et d'avoir justement provoqué une discussion scientifique désirable.

En 1890 Krogius (2) décrit son « *Urobacillus liquefaciens septicus* », qu'il a trouvé dans 3 cas de cystite sur 10. Ce bacille tout particulier se distingue par sa propriété de décomposer énergiquement l'urée et de liquéfier la gélatine. Les expériences sur les animaux l'ont montré très pathogène; l'injection dans la vessie avec ligature de l'urèthre détermine chez les lapins une cystite violente; 8 jours après l'injec-

(1) *Hospitals Fidend,* 1893. No 50.

(2) KROGIUS : Note sur un bacille pathogène trouvé dans les urines pathologiques. *Comptes rendus hebdomad. de la Soc. de Biologie.* N. 27. 1890.

tion, le bacille se retrouve en culture pure, non seulement dans l'urine, mais encore dans les reins. Injecté dans les reins, dans le péritoine ou dans le tissu sous-cutané il tue le lapin; pour les cobayes, il est moins virulent.

La publication de Krogius donna tout de suite lieu à un article de Schnitzler (1), dans lequel il décrit un bacille urinaire offrant la plus grande ressemblance avec celui qu'a trouvé Krogius et qui, plus tard, fut reconnu identique à ce dernier. Dans un ouvrage récent plus considérable (2), ce même auteur donne une description détaillée du microbe en question qui, dans 25 cas de cystite ammoniacale fut trouvé 16 fois, dont 9 fois à l'état de pureté; le bacille se trouvait toujours dans des urines purulentes et fortement ammoniacales. Par différentes expériences sur les animaux, l'auteur est parvenu à des résultats très intéressants; injecté dans le tissu sous-cutané, la bacille se montrait décidément pyogène; une injection dans la plèvre ou dans le péritoine déterminait une grave inflammation purulente fibrineuse qui, le plus souvent, tuait l'animal en quelques jours. L'injection intraveineuse sur les lapins produisait une néphrite aiguë intense, et 24 heures déjà après l'injection, les bactéries se montraient souvent dans l'urine. Le point de vue le plus intéressant encore, c'est que le bacille, introduit tout simplement dans une vessie saine, sans rétention, ni lésion, était en état de provoquer une cystite suppurée ammoniacale. Du reste des recherches consécutives montrèrent que ce bacille était identique au *proteus vulgaris* de Hauser.

En 1891, Morelle (3) publie ses recherches bactériolo-

(1) Schnitzler : Zur Aetiologie der acuten Cystitis. *Ctbl. f. Bacter.* 1890. Bd. VIII. n. 25.

(2) Schnitzler : Zur Aetiologie der acuten Cystitis. Wien. 1892.

(3) Morelle : Etude bactériologique sur les Cystites. Extrait de la Revue « *La Cellule.* » T. VII. 2. fascicule. 1891.

giques sur 17 cas de cystite; le plus souvent (13 fois, dont 6 fois en culture pure) il a trouvé le même bacille, un bâtonnet non liquéfiant, qu'il suppose identique, à *la bactérie septique* de Clado, au *bacterium pyogenes* d'Albarran et Hallé, au *coccobacillus ureæ pyogenes* de Rovsing, et enfin à plusieurs des bactéries de Doyen ; ce qui n'est pas absolument exact, comme nous le verrons plus tard. Cependant, Morelle ne s'en tient pas là ; il a le mérite d'identifier, le premier, son bacille à une espèce déjà connue, à un hôte ordinaire de l'intestin, le *bacterium lactis aërogenes* d'Escherich, trouvé dans les fèces des enfants à la mamelle. Le bacille de Morelle *ne décompose pas l'urée*, ne liquéfie pas la gélatine, développe constamment des gaz par sa culture sur gélose. D'après les expériences faites sur les animaux, il est très pathogène. Indépendamment de ce bacille, Morelle trouva fréquemment les microbes ordinaires de la suppuration, le *staphylococcus pyogenes aureus* (2 fois) et le *streptococcus pyogenes* (5 fois), et aussi quelques autres de moindre importance.

L'année suivante (1892), Krogius (1) publie un nouvel ouvrage considérable sur l'infection urinaire ; il a fait l'examen bactériologique de l'urine de 22 malades souffrant d'affections infectieuses des organes urinaires (cystite, pyélite, pyélo-néphrite) et dans la plupart des cas il a trouvé, comme les observateurs précédents, une seule espèce, un bacille, généralement à l'état de pureté.

Sur 16 malades dont les urines contenaient ce bacille, 5 souffraient d'une simple cystite ; chez 7 autres il y avait de plus une pyélo-néphrite ; dans les derniers cas, il n'y avait pas de cystite et l'examen microscopique ne démontrait que

(1) A. Krogius : Recherches bactériologiques sur l'infection urinaire. *Helsingfors*, 1892.

peu de globules de pus ; par contre, une quantité énorme de bacilles ; c'est pourquoi, Krogius range ces cas sous la dénomination de *bactériurie*. Les urines qui contenaient ce bacille, étaient presque toujours acides, plus ou moins purulentes et d'une odeur fétide. De nombreuses expériences sur les animaux montrèrent que ce bacille possédait des qualités pyogènes et toxiques prononcées.

Les recherches ultérieures de Krogius sont très intéressantes et nous montrent que ce bacille est identique à cette bactérie urinaire si souvent mentionnée, décrite par tant d'auteurs, présentée sous tant de noms différents. Comme Morelle, il le regarde comme identique à l'un des parasites ordinaires de l'intestin, non pas le *bacterium lactis aërogenes*, mais le *bacterium coli commune* (Escherich) : les cultures, les expériences sur les animaux montrent une parfaite concordance. Il fait observer finalement que, sur 71 malades infectés par ce bacille, il n'y avait que 6 cas où l'on pût désigner le cathéterisme comme en étant la cause de l'infection ; dans les autres cas, il ne put déterminer la voie qu'elle avait suivie.

Cette assimilation de la bacétrie urinaire au bacterium coli fut faite à peu près simultanément par d'autres auteurs.

C'est ainsi que Achard et Renault (1) signalèrent à la « Société de biologie » que, dans les reins d'une femme enceinte, atteinte de néphrite, ils avaient trouvé un bacille offrant tout à fait les caractères du *bacterium coli commune*.

Cette communication fut bientôt suivie d'une semblable de Reblaub (2), qui avait été frappé des grandes analogies

(1) Achard et Renault : *Soc. de Biologie, 22 décembre 1891*, et *Semaine médicale*, décembre 1891

(2) Reblaub : *Bull. de la Soc. de biologie.* Séance du 29 décembre 1891.

de la « *bactérie pyogène* » avec le *coli-bacille*. Cependant, d'après lui, il y a quelques petites différences, surtout dans la culture sur gélatine, ce qui lui fait garder une certaine réserve.

Récemment, Haushalter (1), de Gennes et Hartmann (2), Guinon (3) ont communiqué des cas de cystite provoqués par le *bacterium coli*.

Enfin, vient de paraître une étude de Denys (4), dans laquelle il se propose d'apprécier par ses recherches personnelles les opinions divergentes sur le véritable caractère du singulier bacille urinaire. Il trouve à sa disposition 25 cas de cystite, et sur ces 25 cas il a trouvé 17 fois un même bacille, 1 fois associé au *staphylococcus pyog. aureus*, et une fois au *streptococcus pyogenes*. Quand les urines étaient alcalines, il trouvait constamment le staphylocoque doré. Quant à la nature de ce bacille, cet auteur d'accord avec Morelle, dit : « Nous vous croyons donc autorisés à considérer le bacillus lactis aërogenes comme l'agent infectieux ordinaire des voies urinaires. L'agent habituel n'est pas, comme Achard, J. Renault et Krogius le pensent, le bacillus coli communis (5) ».

(1) Haushalter : Cystite bactérienne primitive. *Annales des mal. des org. gén. urin.* 1891. Pg. 264.

(2) De Gennes et Hartmann : *Bull. de la Soc. anat. de Paris*. 1888.

(3) Guinon : Infection urinaire par le coli-bacille etc. *Semaine méd.* 1892. Pg. 508.

(4) Denys : Etude sur les infections urinaires. *Bull. de l'Acad. royale de médecine de Belgique*. 1892. T. VI. N. 1. Pg. 114.

(5) Signalons encore, en 1892, la thèse de Reblaub sur les « Cystites non tuberculeuses, chez la femme ». Sur 16 cas, minutieusement étudiés, l'auteur trouve comme agents pathogènes : la bactérie pyogène (coli-bacille) 6 fois; le staphylococcus pyogenes albus, 4 fois ; l'urobacillus liquefaciens, 2 fois ; le bacillus griseus, 2 fois ; 1 fois le micrococcus albicans amplus ; 1 fois le diplococcus subflavus. L'étiologie et la pathogénie des cystites de la femme, sont étudiées, discutées en détail, dans cet excellent travail. (N. H).

Nous venons d'énumérer les principaux travaux sur ce sujet. Comme on le voit, ils sont assez nombreux. Il en reste un certain nombre d'une moindre étendue que nous ne saurions passer sous silence.

Lundstroem (1) décrit 2 nouveaux microbes de la cystite : le *staphylococcus ureæ liquefaciens* et le *staphylococcus ureæ candidus*, tous les deux ayant la propriété de décomposer rapidement l'urée ; isolés en culture pure d'une urine purulente ammoniacale. L'injection dans la vessie des lapins, avec rétention temporaire, produisit chez ces animaux une cystite légère et de peu de durée.

Mentionnons enfin, que dans un cas de cystite avec incontinence d'urine, Heim (2) a cultivé un bacille aërobie, se colorant par la méthode de Gram, décomposant l'urine et se développant sur la gélatine sans la liquéfier.

Tels sont les principaux des nombreux travaux publiés sur la cystite jusqu'à notre époque (1893).

Ce qui saute aux yeux et captive d'abord l'attention, c'est la quantité énorme d'espèces qu'on a décrites comme susceptibles de produire la cystite. Le nombre de ces espèces dépasse la trentaine et se rapproche notablement de la quarantaine. Il y a quelque chose d'insolite dans cette multiplicité d'influences pathogéniques sur la vessie ; nous ne connaissons aucun organe, qui puisse présenter une flore pathogène aussi riche.

Parmi les nombreuses espèces qu'on a décrites, il y en a sans doute plusieurs qui sont identiques ; elles ont néan-

(1) LUNDSTROEM : *Om Urinamnets Sönderdelning genom mikrober samt om dessas forhallande til cystitis*. Helsingfors 1890.

(2) HEIM : Ein Bakterienfund in saurem Harn. *Sitzungsbericht der Würzburger physik medic. Gesellschaft*. III Sitzung vom 18 mars 1892.

moins reçu des noms différents, car chaque auteur donne volontiers un nom particulier à son ou à ses microbes ; et cela a contribué à augmenter notablement la confusion.

Quoique l'on puisse supposer ainsi qu'une grande partie de ces microbes ne diffèrent que par le nom, il est, par contre, hors de doute que quantité de micro-organismes différents peuvent déterminer, à l'occasion, une cystite. Mais, en réalité, la plupart de ces micro-organismes sont de peu d'importance relativement à une, deux ou trois espèces, que l'on rencontre avec une fréquence particulière et qui jouent un rôle prépondérant incontesté : les vrais microbes de la cystite, avec lesquels il faut compter en pratique, sont en très petit nombre.

En nous rappelant ce qui précède, nous voyons que chaque auteur signale une espèce particulière qu'il a rencontrée beaucoup plus fréquemment que les autres et qui a spécialement attiré son attention. Telle est la *bactérie septique* de Clado, la *bactérie pyogène* d'Albarran et Hallé, le *proteus de Hauser* cité par Schnitzler, tandis que Krogius trouve le *bacterium coli commune*, et que Morelle et Denys attribuent au *bacillus lactis aërogenes* un rôle prépondérant ; Rosving seul fait exception : il a trouvé bien des espèces différentes et aucune d'entre elles ne joue un rôle prépondérant. Doyen avec ses 14 espèces, arrive presque au même résultat. Mais tandis que Rosving donne des caractères distinctifs précis de ses bactéries, il est très vraisemblable, comme nous venons de le faire observer plus haut, que plusieurs des bacilles de Doyen ne sont que des variétés d'une même espèce, la plus fréquente.

En examinant de plus près les organismes trouvés, on est de nouveau frappé d'une divergence singulière. La plupart des observateurs ont surtout trouvé des bacilles, ainsi Clado, Albarran et Hallé, Doyen, Schnitzler, Morelle et Denys, tandis que Bumm dans ses 8 cas de cystite puerpérale ne trouva que des diplocoques ; et Rovsing de même, dans 29 cas, de nombreuses espèces de coques mais aucun bacille net (excepté le bacille de la tuberculose) ; il n'a donc aucune espèce correspondant au bacille urinaire trouvé si fréquemment par les autres auteurs. Cette différence est elle due à la différence des pays et des milieux ? Y aurait-il eu, ici ou là, une sorte d'épidémie causée par un microbe spécial, épidémie d'abord évitée en Danemarck ? Ou bien ne faut-il pas chercher la cause de cette différence dans la différence des cas cliniques étudiés ? Pour le moment, du moins, nous ne saurions résoudre ces questions ; bornons-nous à montrer la divergence essentielle de toutes ces découvertes bactériologiques.

Il y a encore un point sur lequel il faut attirer l'attention. De tous les microbes en question, il en est un que, nous avons pour ainsi dire constamment rencontré, et dont nous avons souvent entendu parler ; on le connaît depuis longtemps, mais sa vraie nature reste encore ignorée. Il a reçu beaucoup de noms, et, tour à tour, a été appelé bactérie urinaire, bactérie septique de la vessie, bactérie pyogène et urobacillus non liquefaciens. Récemment, il a été identifié avec deux microbes intestinaux, le bacillus coli communis et le bacillus lactis aërogenes. Auquel des deux, doit-il être identifié ? Les avis sont partagés et, de part et d'autre rencontrent de nombreux adhérents. Toutefois la question est encore en suspens.

Quel est enfin le rapport entre l'ammoniurie et la cystite ? C'est là un point de la plus grande importance dans l'étude de la cystite ; là dessus les opinions ont varié continuellement et elles ne sont pas encore définitivement fixées. Assurément, il n'y a plus personne qui doute que la décomposition de l'urine ne soit exclusivement due à l'influence des bactéries ; mais ici s'arrête l'accord. La plupart des cliniciens, Guyon au premier rang, considèrent l'ammoniurie comme un phénomène secondaire, qui pourra se présenter dans les différentes formes de cystite ou qui pourra manquer tout à fait. Cependant Rovsing par ses expériences sur les animaux est parvenu à une autre conclusion : la décomposition ammoniacale est, pour lui, le phénomène primitif ; en d'autres termes, la faculté ammoniogène du microbe est une condition nécessaire de son action (excepté pour le bacille tuberculeux). Parfois la cystite serait produite par inoculation directe dans la muqueuse vésicale des microbes pyogènes, décomposant l'urée, et dans ces circonstances, la décomposition de l'urée serait un fait secondaire ; mais d'après Rovsing, ceci arrive bien plus rarement.

En résumé, on voit que la question de la cystite est loin de sa solution ; les opinions divergent, sur plusieurs points des plus importants.

Le désir d'élucider davantage ces questions, et quelques autres, nous a donné l'idée d'entreprendre de nouvelles recherches. Elles me semblèrent d'autant plus justifiées qu'elles feraient pendant à l'ouvrage considérable de Rovsing ; on trouverait là, pour la première fois, deux séries de recherches, non seulement du même pays et de la même ville, mais encore du même hôpital, appuyées sur une matière clinique toute pareille et recueillie à peu d'années d'intervalle. Beaucoup des objections qui auraient pu se dresser contre d'autres travaux de même nature, s'effacent devant des recherches entreprises dans des conditions concordantes aussi favorables que possible.

L'étude clinique et bactériologique soigneuse de 34 cas de cystites : tel est le fond de nos recherches ; il s'y rattache de plus, quelques cas de pyélite et de pyélo-néphrite : souvent, en effet, il est très difficile de distinguer les différentes maladies infectieuses des voies urinaires par leur seul siège anatomique ; et elles doivent plutôt être regardées comme des localisations différentes d'une même maladie. Pour mener à bien notre travail, nous avons été plusieurs fois conduits à examiner les bactéries dans l'urèthre normal, dans le prépuce et dans le vagin.

Notre but serait atteint si nous avions pu réussir à élucider quelques-uns des points obscurs, à éclairer un peu cette importante question de la cystite.

CHAPITRE II

Technique

SOMMAIRE. — Moyen de recueillir stérilement les urines. Expériences de contrôle sur des individus bien portants. L'analyse chimique, microscopique, bactériologique, des urines. Les microbes trouvés, examinés sur les différents milieux. L'anaërobiose. — Méthodes d'expériences sur les animaux.

Quant il s'agit de la recherche des bactéries pathogènes dans les urines, les précautions ordinaires sont insuffisantes et il ne faut épargner ni le temps, ni la peine pour pratiquer l'asepsie la plus minutieuse. Tout ce dont on se servira pour l'examen et qui pourra, d'une façon quelconque, être mis au contact des urines, comme instruments, tubes, etc., doit, bien entendu, être stérilisé. Mais cela ne suffit pas.

Comment recueillir l'urine, dégagée de toute substance étrangère, telle qu'elle se trouve dans la vessie malade même ? Cette question étonnera peut-être : la chose semble si simple. Ce n'en est pas moins une question primordiale qu'il faut nécessairement résoudre avant de procéder à la recherche ; sans cela, elle manquera d'une base solide.

On sait que l'urèthre, à l'état normal, renferme une flore bactérienne très abondante ; il est donc évident qu'il faut se garantir contre celle-ci, car si à l'état normal déjà, on trouvait des bactéries dans l'urine, il serait impossible d'apprécier la valeur des découvertes bactériologiques dans les circonstances pathologiques ; on risquerait de confondre les simples bactéries de l'urèthre normal avec les agents nocifs proprement dits. De quelque méthode qu'on se serve, il faudra exiger formellement que la méthode ait été contrôlée par des essais sur des individus bien portants. Quelque simple et évidente que paraisse cette condition, on l'a souvent éludée.

Les observateurs précédents se sont servi de méthodes très différentes pour recueillir et examiner les urines pathologiques ; chose remarquable, il n'en est presque aucun, qui ait contrôlé l'efficacité de la méthode en l'appliquant à des sujets bien portants. Parmi le grand nombre d'observateurs qui se sont occupés de l'analyse bactériologique des urines, il n'y a que Lustgarten et Mannaberg (1) qui aient fait quelques essais sur ce point. Nous tenons à citer ces expériences, parce que ce sont les seules ; et aussi parce que les conclusions qu'on en a tirées ne résistent pas à la critique.

Après désinfection préalable du méat, ces auteurs demandaient au sujet, individu bien portant, d'uriner ; puis, la dernière portion du jet de l'urine était recueillie et soumise à l'examen bactériologique. On obtenait toujours ainsi une extrême abondante de bactéries ; à peu près égale dans la première et la dernière portion de l'urine émise. Le procédé s'étant montré insuffisant, ils recueillirent les urines avec une sonde stérilisée, après désinfection du méat et de son pourtour ; 5 à 8 gouttes de cette urine furent recueillies dans 4 tubes de gélose liquéfiée qui furent placés, après coagulation, dans l'étuve à la température de 37°. Trois de ces tubes sont restés stériles ; dans le quatrième se développèrent quelques cultures ; les auteurs ne disent pas combien.

(1) Lustgarten et Mannaberg. *Vierteljahrsschrift für Dermatologie u. Syphilis*, 1887.

De là ils tirent cette conclusion un peu inattendue : « Dass aus dem Erfolge dieses Versuches, der Catheterismus als ein Weg bezeichnet werden kann, um für bacteriologische Zwecke brauchbaren Urin zu erhalten. » Ils n'ont pratiqué qu'un seul essai de cathétérisme sur un individu bien portant, et recueilli pourtant une urine non stérile. Sans doute ils n'ont pas obtenu autant de bactéries que par la méthode précédente, mais pourtant il s'est trouvé plusieurs colonies en 5 gouttes. Ils concluent de là que cette méthode est justement propre à l'examen bactériologique. La conclusion opposée nous paraîtrait plus juste.

Cet essai est le seul que nous connaissions, fait en vue d'obtenir l'urine aseptiquement pour l'étude bactériologique ; essai bien insuffisant encore. Il s'agissait donc de trouver une méthode pour recueillir des urines stériles chez le sujet bien portant. Le plus sûr serait évidemment de recueillir l'urine par une ponction aseptique de la vessie, mais quelque bonne que soit cette méthode, au point de vue bactériologique, il est probable que le sujet d'expérience et le chirurgien n'y consentiraient que très rarement.

Il fallait donc chercher autre chose, et tant pour apprécier la valeur des méthodes antérieures, que pour trouver une méthode utilisable, nous avons tenté différents essais. Ils ont tous été pratiqués sur des individus dont les urines étaient normales, et qui n'avaient jamais été atteints d'affections des organes urinaires : ils ont porté en partie sur des individus bien portants, en partie sur des convalescents dont la maladie ne pouvait, selon toute vraisemblance, déterminer le passage de bactéries dans les urines (névralgies, rhumatisme chronique, etc.). Ajoutons d'ailleurs que le plus souvent les mêmes individus ont servi aux différentes séries d'essais.

Avant d'aller plus loin, je ferai une petite remarque.

De quelque façon qu'ait été recueillie l'urine, elle fut toujours immédiatement étalée sur des plaques de gélose, qui furent placées à l'étuve à 37°. Elles étaient visitées tous les jours, et ce n'est qu'au bout d'une quinzaine sans résultats positifs, que l'essai était regardé comme achevé. Pour l'ensemencement, je me servis d'une quantité d'urine relativement considérable, 2 c. c. et plus, jamais quelques gouttes. On comprend facilement que, de cette manière, on peut avoir une idée plus précise des germes contenus dans l'urine. Du reste, je me suis assuré, à plusieurs reprises, que l'addition de 2 c. c. d'urine à la gélose n'amoindrissait en rien sa valeur nutritive, ni n'empêchait le développement des bactéries ; au contraire, j'ai constaté que différentes espèces se développaient aussi bien sur le mélange d'uro-gélose que sur la gélose pure.

Nous allons donner un exposé succint des résultats obtenus dans nos différentes recherches.

Dans *une première série d'essais*, je me servis du procédé suivant : le méat et son pourtour furent soigneusement lavés avec de l'eau phéniquée à 3 pour 100, puis à plusieurs reprises avec une solution d'acide borique, enfin avec des tampons imbibés d'eau stérilisée. Je demandais alors au sujet d'uriner et lorsque le jet commençait à diminuer je recueillais la dernière portion dans un tube stérilisé, bouché par un tampon d'ouate. On pourrait penser que le premier jet, vigoureux, avait nettoyé l'urèthre et que la seconde partie était stérile. Cependant, les essais ne confirmèrent pas cette supposition. L'examen porta en tout sur 7 hommes (pour des raisons faciles à comprendre) et le résultat fut que l'urine se trouvait stérile 2 fois ; 4 fois elle contenait une quantité limitée de germes (2-5-12-22) ; Une fois enfin il y avait une telle quantité de germes que la première plaque était toute couverte de cultures, la seconde semée de nombreuses colonies. Ce dernier cas était celui d'un jeune homme bien portant, qui n'avait jamais eu de maladie grave, et en particulier aucune affection génito-urinaire. Un nouvel essai montra que la même urine recueillie par une autre méthode ne contenait point de germes.

D'après cette expérience j'oserai dire que la méthode sus-mentionnée dont se sont servis quelques observateurs français (Duclaux, Enriquez et d'autres) n'est pas tout à fait sûre et qu'il faut se garder d'attacher trop de valeur aux résultats obtenus dans ces conditions.

La *deuxième méthode* consistait à désinfecter le méat, et à évacuer ensuite l'urine à l'aide d'une sonde stérilisée, la dernière partie du jet étant recueillie pour servir à l'examen ; 6 femmes et 3 hommes furent examinés de cette façon : le résultat fut que l'urine n'était jamais stérile. Dans 3 cas (2 hommes, 1 femme), il n'y avait que peu de germes, 2 à 5 colonies dans les 2 c. c. ; dans les autres cas le nombre dépassait 5, une fois il en avait 22. Cependant, on n'obtenait jamais autant de germes que par la première méthode. Il en résulte donc que cette méthode, spécialement recommandée par Lustgarten et Mannaberg, et dont se sont servis bon nombre d'observateurs, n'offre pas non plus des garanties suffisantes lorsqu'il s'agit d'examens bactériologiques plus minutieux.

Il fallait poursuivre nos recherches, et dans *une troisième série d'essais* l'urèthre fut irrigué 3 fois à canal ouvert, avec une solution d'acide borique à 4 pour 100 avant l'introduction de la sonde stérilisée. Après quoi l'urine fut recueillie comme dans le cas précédent. J'examinai ainsi 4 femmes et 3 hommes. Chez les 4 femmes, l'urine fut une fois stérile; dans les autres cas elle contenait un nombre variable de germes (4, 9 et 15) ; chez les hommes elle était de même stérile 1 fois; dans 2 cas il se développait respectivement 2 et 7 colonies sur les plaques. La méthode se montra donc meilleure que la précédente, bien qu'elle ne donnât pas toujours une urine stérile. Mais il y avait là une sorte d'indication qui faisait espérer d'obtenir davantage en poursuivant la même route.

Dans *une quatrième série d'essais* je fis un abondant lavage de l'urèthre à l'eau boriquée, 10 fois ou davantage. L'irrigation se faisait chez les femmes avec un irrigateur de verre, chez les hommes généralement avec l'injecteur d'Ultzmann ; en introduisant cette sonde dans l'urèthre postérieur on peut avec efficacité nettoyer l'urèthre d'arrière en avant. Comme à l'ordinaire je ne recueillis que la seconde partie du jet. De cette façon j'examinai 4 hommes et 3 femmes et l'urine fut toujours stérile. Pour contrôler à nouveau la valeur de ce procédé, les 4 hommes furent examinés d'après la première méthode : émission spontanée de l'urine et prélèvement de la dernière partie du jet : dans tous les cas l'urine contenait des germes. J'avais donc fini par trouver une méthode sûre, mais elle comportait pourtant quelques inconvénients, étant lente et compliquée, pour ne rien dire du désagrément qu'elle causait au malade.

Il s'agissait donc de trouver une méthode plus pratique. Comme on le voit d'après les expériences sus-mentionnées, c'est dans l'urèthre qu'on risque une infection, et l'idéal serait de prendre l'urine avec une sonde qui ne fut point mise en contact avec l'urèthre. Après quelques vains essais, je parvins à résoudre passablement le problème par la construction d'une sonde double particulière ; le tube extérieur est en métal, fermé au bout par une mince membrane de caoutchouc ; à l'intérieur se trouve une sonde anglaise flexible. Cette sonde double à la même forme et le même diamètre que les sondes ordinaires ; on stérilise l'instrument à la vapeur, et après les précautions ordinaires la sonde est introduite jusqu'à l'orifice vésical ; après quoi la sonde intérieure perce, à l'aide d'une faible pression, la membrane distendue et pénètre dans la vessie ; l'urine est ainsi émise à travers une sonde qui n'a pas touché à l'urèthre. On croirait *à priori* que par là on obtiendrait une urine absolument stérile, mais par des essais sur 2 individus sains il y eut dans les 2 cas des germes dans l'urine (2 et 3) ; la sonde intérieure ne peut pas éviter un contact passager avec l'urèthre ; elle doit encore passer par la membrane couverte de germes : aussi cet instrument n'est-il pas parfait. Il semble pourtant offrir une certaine garantie, le résultat étant assez encourageant dans les 2 cas cités (comparez série d'essais n° 2).

Je me suis donc servi de la sonde en question pour *la cinquième série d'essais* sur 3 hommes et 3 femmes ; après les précautions aseptiques ordinaires, elle fut introduite dans l'urèthre après un seul lavage boriqué, et l'urine se montra dans tous les cas stérile.

Il en résulte qu'en se servant de la sonde sus-mentionnée on peut diminuer le nombre des irrigations et obtenir tout de même une urine stérile.

La conclusion de tout ce qui précède c'est donc, d'abord, que l'urine des individus bien portants est toujours stérile ; et en second lieu, qu'il est bien difficile d'obtenir cette urine stérile, beaucoup plus difficile qu'on ne l'avait cru jusqu'ici. Ce résultat montre comment, en se servant successivement de méthodes de plus en plus perfectionnées, on a obtenu une urine plus pure ; l'impureté provient donc des méthodes imparfaites et non pas de l'urine.

Aussi, ne faut-il pas s'étonner que des opinions si divergentes se soient formées sur la stérilité de l'urine à l'état normal, et que plusieurs observateurs, même à une époque récente, aient signalé des germes dans des conditions normales. Pour prendre un exemple, Enriquez (1) rapporte, en 1891, que dans 16 examens d'urine humaine normale (11 individus biens portants, 5 cadavres) il n'a pas trouvé moins de 6 fois des staphylocoques pyogènes et 1 fois un microbe non pathogène ; il rapporte de même que l'examen du sang du cœur donnait toujours des résultats identiques à ceux de l'urine ; la conclusion serait donc que si l'urine normale est généralement stérile, il y a pourtant des cas où elle pourrait contenir des germes, sans que l'on puisse constater les signes d'une infection générale ni locale. Cependant, Enriquez a pris l'urine d'après la méthode citée dans la série d'essais n° 1, qui n'est pas absolument satisfaisante ; il est donc possible que ses staphylocoques pyogènes proviennent de l'urèthre. Sans doute nous ne nions pas que l'urine puisse contenir parfois, dans quelques cas rares, des germes, même chez des individus bien portants (surtout des femmes) ; nous tenons seulement à appeler l'attention sur ce fait, que les méthodes appliquées n'offrent pas suffisamment de garanties contre une contamination par les bactéries uréthrales.

Nous venons de constater combien il est difficile d'obtenir une urine normale complètement stérile ; la difficulté augmente encore dans les cas pathologiques, où l'urine contient des bactéries pathogènes, car il faut se rappeler qu'une grande partie des bactéries vivant dans l'urèthre normal sont pathogènes et, malheureusement, souvent pathogènes pour la vessie (Rovsing).

Quand il se trouve plusieurs espèces pathogènes dans

(1) Enriquez : Recherches bactériologiques sur l'urine normale. *Soc. de Biologie, Séance du 21 novembre 1891 ; Semaine méd.* n° 57, 1891.

l'urine, si la méthode dont on s'est servi n'offre pas de garantie assez sûre, comment tirer des conclusions certaines ? comment distinguer les espèces réellement pathogènes d'avec les espèces étrangères ?

On comprend maintenant l'importance de ces recherches et ces considérations expliquent pourquoi nous nous sommes arrêté si longtemps sur ce sujet ; nous répéterons que tout dépend d'une méthode sûre, contrôlée par des expériences sur des individus bien portants. Lorsque cette méthode fait défaut, on a le droit d'envisager les résultats obtenus avec un scepticisme que les circonstances ne tardent pas à justifier.

Pour éviter les malentendus, disons que le procédé rigoureux ci-dessus n'est pas également nécessaire pour tous les cas ; nous dirons même, que dans des cas de cystite on pourra souvent se contenter de méthodes plus simples, bien qu'elles n'excluent pas un mélange de germes étrangers. Dans l'urine des cystites, une seule espèce de microbes fourmille généralement à un tel degré que les germes uréthraux ne peuvent influencer notablement le résultat. Pourtant, même dans ces circonstances, une méthode sûre sera d'une grande utilité ; sans cela on pourrait être en doute sur l'origine de quelques colonies étrangères ; elles peuvent être dues à une infection par les bactéries uréthrales ou provenir d'une espèce vivant réellement dans la vessie, et peu nombreuse à côté du microbe dominant.

Il y a d'ailleurs quantité de cas où il faut posséder une méthode absolument sûre. Telles sont les cystites dont les microbes pathogènes (le bacille de la tuberculose, le gonocoque) ne vivent pas sur les milieux nutritifs ordinaires ; en de tels cas, le développement des germes uréthraux pourrait porter à de fausses conclusions ; il en est de même des cas où, pendant l'étude d'une cystite on désire savoir, dans quelle proportion la quantité de germes diminue, ou si, après la guérison, l'urine contient encore des microbes; ajoutons encore l'examen des urines dans les néphrites infectieuses et dans plusieurs autres cas ; bref, on verra facilement combien il est important de pouvoir se fier à sa méthode.

Mes recherches se rapportent à 34 cas de cystite soumis à l'examen bactériologique à l'hôpital Frédéric de Copenhague ; le plus grand nombre, que je sache, dont on ait pu disposer. Pour éviter de devenir exclusif et pour présenter, autant que possible, toutes les formes de cystite, j'ai pris des malades dans les quatre services de l'hôpital, tant de médecine que de chirurgie, et presque sans omettre un seul cas. Pourtant il faut remarquer que les cinq premiers cas furent choisis exprès comme cystites à urine acide, mon intention étant d'abord d'examiner l'étiologie de ces cas, de vérifier s'ils étaient bien de nature tuberculeuse (Rovsing). Ayant acquis l'assurance que les conclusions de Rovsing à cet égard n'étaient pas d'une valeur absolue, je fus tenté d'entreprendre une étude générale de la question de la cystite et j'examinai depuis, indistinctement, les cystites acides et ammoniacales, survenues dans les circonstances les plus différentes ; bref, tout malade entré à l'hôpital et dont la maladie fut diagnostiquée comme cystite. Cependant, je ne me suis pas borné exclusivement aux cystites ; j'ai examiné un certain nombre de cas de pyélo-néphrite et de néphrite infectieuse, souvent inséparables des cystites au point de vue de l'étiologie.

Après ces considérations préliminaires, je vais procéder à la description détaillée de *ma méthode pour recueillir* et *examiner les urines*. Je ne m'arrêterai pas longtemps sur le premier point, la façon de recueillir les urines, puisque j'ai déjà mentionné les précautions nécessaires. J'ai commencé par une désinfection complète du méat, comme il a été dit plus haut ; chez les femmes, j'ai eu soin de laisser en place pendant cinq minutes un tampon trempé d'eau phéniquée, avant d'entreprendre les lavages boriqués. Puis j'ai introduit la sonde stérilisée, chez les femmes sans onction, chez les hommes après avoir trempé la pointe dans de l'huile d'olive stérilisée. La dernière partie du jet fut recueillie dans un tube stérilisé, immédiatement rebouché. En règle invariable, l'analyse fut faite aussitôt après, à la fois chimique, microscopique et bactérioscopique. Ces trois conditions sont nécessaires pour une analyse complète et satisfaisante.

1° De *l'analyse chimique*, je dirai peu de chose. La réaction de l'urine a été prise immédiatement après l'émission ; de même l'odeur, la couleur, le degré de trouble, le dépôt et la densité. L'urine a été examinée encore au point de vue de la présence d'albumine, de sang et de pus ; pour l'albumine je me suis servi de ferrocyanure de potassium et d'acide acétique, ou de sublimé joint à l'acide tartrique, réactif de Spiegler (1), réaction plus sensible que celle de Heller ou de l'ébullition et l'acide nitrique. Pour démontrer la présence de sang dans les urines, je me suis servi généralement de la réaction par le gaïac et les phosphates ; souvent, après des résultats douteux, de l'examen sur cristaux d'hémine. Ce qu'il faut noter particulièrement, c'est que pour une grande partie des cas examinés, je fis tous les jours des appréciations quantitatives d'albumine et d'urée, afin de connaître l'état des reins, notion de première importance, et sur laquelle je ne pouvais me renseigner autrement.

(1) Spiegler : Eine empfindliche Reaction auf Eiweiss im Harn. *Wiener klin. Wochenschrift.* 1892, n° 2.

La quantité d'urée était généralement déterminée par l'uréomètre d'Esbach; quelquefois, quand l'urine était ammoniacale, par la méthode de Liebig.

Pour l'évaluation quantitative d'albumine, je me suis servi généralement des albuminimètres d'Esbach ou de Christensen ; le dernier a cet avantage qu'on peut fixer tout de suite la quantité.

2e Pour *l'analyse microscopique* je centrifugeais (1) toujours les urines; cette méthode donne d'excellents résultats. L'urine fut toujours centrifugée immédiatement après l'émission, dans des tubes stériles et bouchés d'ouate; au bout de très peu de temps, tout ce que contenait l'urine, cellules et autres éléments histologiques, ainsi que les bactéries, se déposait au fond du tube. A l'aide d'un bouchon stérile percé de deux minces tubes de verre on transformait le tube centrifuge en une sorte de petit siphon, et il était facile alors d'enlever le liquide en laissant le sédiment presque sec et intact. Après quoi, le dépôt, puisé avec une pipette de Pasteur stérilisée, était soumis immédiatement à un examen microscopique direct. Une partie du sédiment servait en outre à faire des préparations durables qu'on colorait de différentes manières, en partie à la méthode de Gram suivie d'une recoloration à la vésuvine, en partie en les laissant pendant 24 heures dans des solutions aqueuses des couleurs d'aniline. Ces préparations donnaient un tableau net et distinct des germes contenus dans l'urine; c'étaient en quelque sorte

(1) J'ai fait usage du centrifuge construit par le professeur Gartner de Vienne; celui-ci me semble bien près de l'idéal; en déroulant d'un seul trait, la corde enroulée autour de l'axe, on met le centrifuge en rotation rapide (env. 3000 tours par minute) qui continue pendant environ 15 minutes en diminuant de vitesse.

Gartner : Die Kreiselcentrifuge, *Wiener klin. Wochsnschr*. 1892, no 25.

comme des photographies instantanées d'après l'urine recueillie stérilement ; elles étaient conservées, montées dans le baume du Canada, pour être comparées aux colonies développées sur les plaques.

La méthode de la centrifugation est excellente ; au bout de quelques minutes, on obtient un sédiment qui renferme presque tous les éléments figurés, et les bactéries sont précipitées avant d'avoir eu le temps de se multiplier. Souvent en centrifugeant une urine, dans laquelle, d'après les méthodes ordinaires on n'avait trouvé rien ou presque rien, on est étonné de ce que le liquide renferme dans la petite couche précieuse, au fond du tube. C'est ainsi que j'ai réussi plusieurs fois à démontrer la présence de sang dans l'urine, lors même que les méthodes chimiques les plus rigoureuses donnaient un résultat négatif ; en particulier j'ai souvent trouvé des cylindres dans l'urine dans des cas douteux, ce qui m'a permis de fixer ainsi le diagnostic. Je ferai remarquer par exemple, que dans la plupart de ces « albuminuries dites fébriles », j'ai réussi à constater des cylindres rénaux dans l'urine, en un nombre assez considérable même et dans des cas où les autres examens n'avaient fourni qu'un résultat complètement négatif. Si des recherches ultérieures aboutissaient au même résultat, on pourrait admettre qu'une grande partie des albuminuries fébriles ne sont que des néphrites abortives, causées par l'élimination des substances nocives par les reins.

3e En règle générale *l'examen bactériologique* doit être fait le plus tôt possible. De cette façon, on a plus de chance d'éviter l'introduction de quelques germes atmosphériques qui pourraient survenir, possibilité sans laquelle on ne saurait jamais compter ; l'analyse sera achevée, avant qu'ils aient eu le temps de se multiplier. Aussi je me suis toujours rendu au laboratoire immédiatement après avoir recueilli l'urine pour l'ensemencer sur plaques.

L'ensemencement a toujours été fait sur plaques, d'après la méthode de Koch, et sur les milieux ordinaires, gélose et gélatine. Au bout de quelque temps, des colonies se développaient sur les plaques, et d'ordinaire, la première plaque était tellement couverte de colonies qu'elle ne pouvait pas servir ; ce n'est que sur la deuxième ou troisième plaque que les colonies étaient assez éloignées les unes des autres pour que l'on pût s'en servir dans des recherches ultérieures, et pour des inoculations sur les tubes. Pour s'assurer définitivement de la pureté des cultures obtenues, j'opérais un nouvel ensemencement sur plaques, et ce n'est que lorsque j'avais obtenu ainsi exclusivement des colonies de même nature, que je me croyais autorisé à regarder l'espèce obtenue comme une véritable culture pure. Pour compléter l'étude et préciser la nature des espèces isolées, je les ai cultivées sur divers milieux nutritifs, tels que la gélose, la gélatine, le bouillon, sur la surface de pommes de terre cuites, et sur du sérum. De plus, il était de la plus grande importance d'étudier la croissance des microbes dans l'urine, spécialement pour voir s'ils possédaient ou non la faculté de décomposer l'urée. A cet effet, je me suis servi d'urine normale acide ; plusieurs tubes étaient remplis aussitôt après l'émission, et l'urine ainsi recueillie était facilement stérilisée par une ébullition de 2 à 3 minutes. Avant de m'en servir je m'assurais toujours de la stérilité en la laissant quelques jours dans l'étuve.

Pour voir si la bactérie que j'étudiais avait décomposé l'urée, je ne me contentais pas simplement de rechercher avec le microscope les cristaux de phosphate triple, et de constater le développement de l'ammoniaque par la réaction du papier de tournesol ou celle de l'acide chlorhydrique :

j'ai constamment démontré la décomposition de l'urée par des évaluations quantitatives avant et après l'action des bactéries.

Il est encore un point sur lequel nous devons nous arrêter : c'est la faculté des bactéries de vivre à l'abri de l'air atmosphérique. C'est le mérite de Rovsing d'avoir, le premier, attiré l'attention sur la question de l'anaërobiose et sur son importance pour les microbes vivant dans la vessie. Nous voyons que la question n'a pas encore reçu de solution définitive. S'appuyant sur les recherches de Planer et Pflüger, Rovsing établit qu'il ne se trouve point d'oxygène libre dans une vessie dont le sphincter est normal; partant de là, il croit pouvoir regarder toutes les espèces aërobies comme non pathogènes pour la vessie, puisqu'elles ne pourront pas vivre dans l'urine dépourvue d'oxygène. On peut douter qu'il en soit vraiment ainsi.

Planer (1) qui examina, d'après des méthodes assez imparfaites, les différents gaz contenus dans l'urine, ne trouva qu'une petite quantité d'oxygène; et même, il pense que celle-ci peut provenir de l'air atmosphérique qui s'y serait introduit. Pflüger (2) reprit en 1869 les recherches d'après des méthodes plus perfectionnées, et comme Planer, il ne trouva que très peu d'oxygène dans les urines (0,07-0,08 pour cent) ; il en conclut que l'urine ne contient que des traces d'oxygène, et qu'il n'est pas absolument sûr qu'elles proviennent de l'air atmosphérique ; pourtant il ajoute : « Doch ist dieses unwahrscheinlich, weil dann der Procentgehalt an Stickstoff sehr klein würde. » On voit par là,

(1) Planer : Uber die Gaze des Harns und der Transsudate. *Zeitschr. der k. k. ges. der Aerzte zu Wien.* 1859. n° 30.

(2) Pflüger : Die Gaze der Secrete *Archiv. fur Physiologie.* Bd. II. 1869.

que les observateurs ne s'accordent que sur un point : si l'urine contient de l'oxygène, ce n'est qu'en faible quantité ; nous n'avons aucune certitude qu'elle en soit absolument privée. Il ne doit guère d'ailleurs exister de tissu ou de liquide dans le corps humain qui ne contienne tant soit peu d'oxygène.

Etant donné que l'urine contient un peu d'oxygène, on ne peut déclarer toutes les bactéries aërobies non pathogènes : sur ce point nous savons encore peu de chose ; nous ignorons quel est le minimum d'oxygène nécessaire ou suffisant au développement des formes aërobies ; par contre, nous ne saurions contester que l'urine ne puisse renfermer des anaërobies obligés, tout en contenant des traces d'oxygène. Il est possible que les bactéries puissent s'habituer à vivre là où il n'y a que des traces d'oxygène. C'est ainsi par exemple que nous voyons vivre et se multiplier très bien dans le canal intestinal, où il n'y a que des traces d'oxygène, un microbe aussi aërobie que le bacille du choléra ; dans la partie inférieure du gros intestin, l'oxygène manque complètement.

On verra que tous les microbes de la cystite, examinés pour élucider cette question, étaient facultativement anaërobies ; il n'y aurait d'aërobies vrais que le bacille décrit par Heim ; mais le cas n'est pas convainquant, car le malade était atteint de cystite avec incontinence d'urine. La solution de ce point important demande d'autres recherches. C'est ainsi qu'on pourrait obtenir des résultats précieux en injectant dans la vessie des animaux quelques espèces aërobies ayant la faculté de décomposer l'urée, et en opérant simultanément une ligature de l'urèthre. Rovsing a fait quelques expériences à cet égard avec un *staphylococcus ureæ aërobius*, qui s'est montré hors d'état de provoquer la cystite. Il est très possible que Rovsing ait raison en soutenant qu'il n'y a que les formes anaërobies qui puissent être regardées comme pathogènes pour la vessie, mais il vaudrait mieux, je pense, considérer la question comme encore pendante.

Pour étudier la nature des microbes sous ce rapport, je les ai cependant cultivés à l'abri de l'air, de différentes manières, tantôt sur des couches épaisses de gélose ou de gélatine gélose, tantôt sur la gélose, mais couverts d'une couche épaisse d'huile fraîchement bouillie. Un point en particulier me semble de quelque importance et n'a pas été suffisamment observé par les auteurs précédents, c'est la croissance dans l'urine à l'abri de l'air. Rovsing, et bien d'autres après lui ont cultivé les microbes dans de l'urine acide normale exposée à l'air et ont pu ainsi constater la décomposition de l'urée ; il est cependant évident que, de cette façon, la preuve n'est pas faite que les bactéries puissent décomposer l'urée dans la vessie même ; car elles vivent là dans toutes autres conditions, privées d'air, selon Rovsing. Il y aurait donc bien intérêt à étudier la culture dans l'urine dans ces conditions plus comparables à la réalité pour voir si elles pourraient toujours décomposer l'urée. Pour les expériences de cultures anaërobies, je me suis servi d'urine acide fraîchement bouillie, couverte d'une couche épaisse d'huile (1) ; pour m'assurer de la parfaite stérilité des tubes, je les laissais toujours quelque temps à l'étuve ; j'ajouterai seulement qu'indépendamment de ces expériences je fis toujours des évaluations quantitatives avant et après l'ensemencement.

Enfin le pouvoir pathogène des bactéries trouvées fut expérimenté par des inoculations de cultures pures sur des animaux. Ces expériences furent faites en grand nombre et de façons très différentes ; et je me servis principalement de lapins.

(1) Je me suis servi de petits ballons contenant 50 c. c. et munis d'un long col étroit.

Au cours de mes recherches, j'ai fréquemment, (d'ordinaire tous les jours), sondé l'animal, et pour recueillir les urines j'ai pris les mêmes précautions aseptiques que lorsque j'avais affaire à des hommes. Je me suis servi de petites sondes en métal, courbé en S et d'un calibre correspondant au nº 10 — 11 (Charrière) ; elles s'introduisaient avec beaucoup de facilité et sans déterminer aucune lésion par leur passage. L'urine était recueillie, et je m'en servais pour des analyses chimiques, microscopiques, et bactériologiques, ainsi qu'il a été dit plus haut (1).

Nous avons du reste trouvé que l'urine des animaux bien portants, recueillie de cette façon, était complètement stérile ; chaque animal avant de servir à l'expérience, était ainsi examiné (2).

Pour pratiquer l'injection dans la vessie, la sonde était munie d'un tuyau en caoutchouc adapté au bout de la seringue ; je déterminais une rétention en appliquant une ligature autour de l'urèthre aussi près que possible de la vessie. Pour ces expériences, je me suis servi de lapins mâles.

Pour les autres expériences, comme l'inoculation dans le péritoine, l'inoculation sous-cutanée ou intraveineuse, l'injection dans l'uretère, etc., je rasais toujours la région

(1) L'urine des lapins est, à l'état normal, faiblement alcaline, d'ordinaire très trouble ; mais quelques gouttes seulement d'acide acétique ou d'acide nitrique la clarifient complètement. La réaction alcaline de l'urine ne me semble cependant pas une raison pour rejeter ces animaux comme sujets d'expérimentation ; cette propriété dépend seulement de l'abondance d'alcali végétal ; il en est de même de l'urine de tous les autres herbivores ; et si, on les fait jeûner quelque temps, l'urine deviendra acide et claire.

(2) J'ai là-dessus une opinion contraire à celle de Berlioz (Thèse de Paris 1887), qui trouvait parfois des germes dans l'urine de lapins bien portants même ; mais cela n'exclut pas que ces germes puissent provenir de l'urèthre.

de l'opération qui était brossée ensuite au savon, lavée à l'eau phéniquée à 3 pour 100 ; finalement je lavais l'endroit à l'eau stérilisée. Les tampons employés pendant l'opération étaient simplement en ouate hydrophile stérilisée.

Pour l'injection sous-cutanée et interstitielle je me suis servi de fils de soie imbibés d'une culture fraîche sur bouillon, du microbe en question, ou bien encore j'ai pratiqué une injection sous-cutanée directe, ce qui donnait cependant un résultat moins certain. Pour les injections dans le sang et dans les tissus, je me suis servi tantôt d'une culture fraîche sur gélose, d'ordinaire de 3 jours, lavée dans de l'eau saline stérilisée à 0,6 pour 100 jusqu'à ce que le mélange fut légèrement trouble ; plus souvent, surtout pour les analyses comparatives, par exemple de la virulence d'une même espèce, d'un cent. cube d'une culture sur bouillon de 3 jours que j'avais eu soin d'agiter. Ceci devient de plus en plus actuellement la dose bactériologique.

La seringue dont je me servais avait un piston en moëlle de sureau ou en asbeste ; elle avait été préalablement stérilisée à la vapeur.

Du reste, il va sans dire que je me suis servi de toutes les précautions aseptiques connues, pour les expériences ainsi que pour les autopsies et je ne m'arrêterai pas à une description détaillée.

CHAPITRE III

Observations. Recherches cliniques et bactériologiques.

Mes recherches se rapportent à 34 cas de cystite, en partie simples, en partie compliqués d'une pyélite ou d'une pyélo-néphrite. Nous allons donner un résumé des observations par ordre chronologique, et en même temps, pour chaque malade, la description de l'urine recueillie stérilement et le résultat de l'examen bactériologique. Du reste j'ai examiné fréquemment, souvent tous les jours, les urines des malades, et je ne me suis jamais contenté d'un seul examen des cultures sur plaques ; mais, pour éviter les répétitions inutiles, je ne rapporterai généralement qu'une ou deux analyses des urines faites pour chaque malade.

Obs. 1. — *Jeune femme, couches laborieuses, éclampsie puerpérale, néphrite ; rétention d'urine ; au bout de quelques jours, cystite qui guérit spontanément. Bacillus coli communis dans l'urine.*

A... R. âgée de 20 ans, entre le 12 septembre 1891 à la clinique interne.

La malade qui est primipare venait d'avoir la veille de son entrée à l'hôpital des couches artificielles très laborieuses. Plusieurs fois des convulsions ; du reste elle est dans un état comateux qui augmente beaucoup. Les urines, d'abord très rares et couleur de sang, contiennent environ 12 °/₀₀ d'albumine ; plus tard, elles sont devenues plus abondantes.

A son entrée, la malade est sans connaissance, elle s'agite dans le lit, réagit pourtant au contact ; point de convulsions depuis le matin. Elle est très pâle. Sueurs abondantes. Pupilles égales, contractées ; point de dépôt d'urée sur la peau. Température 40, 2. Respiration 40. Pouls 160, régulier.

L'abdomen est souple, l'utérus se sent jusqu'à l'ombilic, il est contracté. *Vessie dilatée, montant jusqu'à moitié entre la symphyse et l'ombilic ; cathétérisme.*

Le 13 septembre 40,2 à 37,1. Depuis l'entrée elle se trouve dans un état demi-comateux et présente parfois quelques spasmes des extrémités. Aujourd'hui la malade répond, lorsqu'on lui parle ; elle est presque lucide, bien que très apathique.

L'urine recueillie stérilement est jaune foncé, légèrement trouble ; réaction acide, densité 1016, contient 2 °/₀₀ d'albumine, point de sang. A l'examen microscopique, on trouve quantité de cylindres granuleux et hyalins, quelques rares leucocytes et des cellules épithéliales ; en outre de nombreux bacilles mobiles. *Bacterium coli commune.*

Pendant les jours suivants son état s'améliore rapidement et tous les symptômes disparaissent. Elle urine spontanément ; de temps en temps il faut cependant la sonder à cause de rétention. Fièvre constante (39-39,5 le soir) ; diurèse normale.

Le 18 septembre, 39,4 à 38,5. Douleurs aiguës pendant la miction, qui est beaucoup plus fréquente qu'auparavant, *environ toutes les heures jour et nuit* ; sensibilité très vive dans la région vésicale. L'urine est trouble, acide ; forte réaction albumineuse ; elle contient du pus.

21 septembre. *Urine recueillie stérilement* : d'une couleur d'ambre claire ; aspect trouble réaction légèrement acide. Densité 1014. Quantité d'albumine environ 1 °/₀₀. Il n'y a pas de réaction du sang. L'urine se gélatinise fortement par l'addition d'une solution de potasse caustique. A l'examen microscopique on voit

des cylindres granuleux et hyalins en quantité très modérée, des cellules épithéliales des reins et de la vessie, quantité de globules de pus, et une quantité innombrable de bâtonnets mobiles. Point de bacilles tuberculeux. L'urine donne une *culture pure du coli-bacille.*

Le 23 septembre. La miction est toujours fréquente, bien moins de douleurs. Dans l'urine recueillie à la sonde, de nombreuses cellules de pus et d'épithélium, pas de cylindres.

Le 27 septembre. La miction n'est pas plus fréquente, qu'à l'ordinaire, point de douleurs. A l'examen microscopique on ne trouve que quelques rares cellules de pus dans l'urine.

Depuis le 2 octobre la malade est apyrétique et le 25 l'on ne constate plus d'albumine dans l'urine. A la sortie de l'hôpital, 28 octobre, l'urine est claire, acide, sans albumine. *La culture en plaques donne des résultats négatifs.*

Obs. 2. — *Vieille femme atteinte de tuberculose pulmonaire. — Jamais sondée. — Cystite depuis 2 ans. — Urines acides, purulentes ; coli-bacille. — L'autopsie ne démontre aucune tuberculose vésicale.*

F. J. âgée de 70 ans, entre le 16 février 1892 à la clinique interne.

La malade a joui d'une bonne santé pendant son enfance ; elle a eu 11 couches normales. Le mari et plusieurs des enfants sont morts d'affections pulmonaires. Depuis l'âge de la puberté elle a été sujette à une toux, accompagnée de crachats muco-purulents, aggravée pendant la saison froide. Pendant l'hiver dernier, la toux a beaucoup augmenté. En même temps, vives douleurs dans la poitrine ; expectoration abondante. Jamais d'hémoptysie. Le sommeil a été troublé, l'appétit a diminué, elle a dû garder le lit pendant les 6 dernières semaines. Pas de fièvre.

Depuis 2 ans elle souffre de mictions fréquentes et de douleurs aiguës à la fin de la miction. Les urines sont troubles, d'une odeur fétide et déposent un sédiment glaireux.

A son entrée, la malade est très maigre et pâle. Sclérose des artères. On constate une infiltration des deux sommets du poumon, plus prononcée à droite ; 2 petites eschares sur le sacrum. *L'urine* est acide, trouble, contenant du pus ; la réaction de Heller ne donne point d'albumine.

Le 18 février, 37,3 à 36,7 ; toux fatiguante ; expectoration muco-purulente, *contenant de nombreux bacilles tuberculeux.*

L'urine recueillie stérilement est jaune clair, trouble, acide. Densité 1020. Elle ne renferme que des traces d'albumine. A l'examen microscopique on trouve de nombreuses cellules de pus, de plus, quantité de cellules épithéliales polygonales, rondes, piriformes, et une grande abondance de bâtonnets mobiles. Point de cylindres ni de globules rouges. *Des recherches réitérées du bacille tuberculeux donnent des résultats négatifs.* Une goutte de l'urine ensemencée sur des plaques donne naissance à d'innombrables colonies de *bacterium coli commune.*

Cependant l'état s'aggrave, la toux augmente, l'eschare s'étend beaucoup et la malade meurt le 4 mars.

Autopsie le 5 mars (24 heures après la mort) ; montre une tuberculose très étendue des deux poumons, avec emphysème le long des bords.

Reins petits, la capsule se détache avec difficulté, la surface est légèrement granulée. Le tissu rénal atrophié, la substance corticale étroite, la séparation nette. Les vaisseaux restent béants à la coupe.

La vessie un peu distendue, contient une urine trouble, purulente, acide ; la muqueuse d'un rouge bleuâtre foncé, est un peu épaissie, sans ulcères ni tubercules.

Rien dans l'intestin.

L'ensemencement de l'urine vésicale donna une culture pure de coli-bacille, le sang du cœur resta stérile.

Obs. 3. — *Femme épuisée, anémique ; endométrite depuis longtemps ; pneumonie croupale, plus tard cystite sans cause apparente. Bacterium coli commune dans l'urine purulente acide.*

B. P. âgée de 47 ans, entre le 13 mars 1892 à la clinique interne. Pas d'antécédents tuberculeux. Depuis ces dernières années elle souffre d'une endométrite accompagnée d'hémorrhagies et d'écoulement purulent par le vagin ; entrée il y a 8 jours à la clinique de chirurgie ; transportée de là à la clinique interne pour une pneumonie croupale. Convalescence très lente ; elle était fébrile depuis le 3 avril. Anémie très prononcée, on évalua le nombre de globules rouges à environ 4 millions par c. c., la quantité d'hémoglobine seulement à 29 0/0.

L'urine est toujours normale et de réaction acide.

Le 19 avril, 37,5 à 37,1. *Pendant les derniers jours elle est prise de besoins impérieux d'uriner ; miction douloureuse fréquence environ toutes les demi-heures, jour et nuit. La pression du niveau de la vessie est très douloureuse.* L'urine trouble, blanchâtre, d'odeur fétide et de réaction neutre. Faible réaction d'albumine. *La patiente n'a jamais été sondée.* On lui donne :

R. p. acide borique pulvérisé 50 centigr.
en un paquet, 3 fois par jour.

Le 20 avril. *L'urine recueillie avec les précautions aseptiques* est de couleur claire, trouble, d'odeur fétide et d'une réaction fortement acide. Par le repos elle se clarifie complètement, laissant un dépôt très abondant. Densité 1014. Elle ne renferme que des traces d'albumine. Forte réaction de pus, nulle réaction de sang. Au microscope on trouve quantité de cellules de pus et quelques cellules d'épithélium pavimenteux de différentes formes ; point de cylindres, ni de globules rouges. Après coloration au bleu de méthylène et fuchsine, on voit de nombreux bâtonnets assez gros et de longueur inégale parfois attachés bout à bout en courtes chaînes fermées, comprenant jusqu'à 4 individus. *Bacterium coli commune.*

Le même bâtonnet est démontré (par la culture) du fond du vagin, tandis que le sang du lobe de l'oreille reste stérile.

Le 27 avril. *Urine* acide, traces d'albumine, pus en abondance. Mictions moins fréquentes et moins douloureuses.

Le 11 mai. Les 2 derniers jours les mictions ont été moins fréquentes et moins douloureuses ; elle n'a pas uriné pendant la nuit. L'urine contient beaucoup moins de pus qu'auparavant ; elle est acide et d'une odeur désagréable.

Le 7 juin. La miction n'est ni fréquente, ni douloureuse. Urine de couleur claire, légèrement trouble, acide, sans albumine. Elle se gélatinise peu par l'addition de potasse.

Le 16 juin. L'urine est à présent tout à fait claire, acide. La culture sur plaques donne encore des colonies de bacilles.

Le 28 juin. *Sortie de l'hôpital. Urine claire, sans albumine, restant stérile à la culture.*

Obs. 4. — *Vieux prostatique ; rétention d'urine il y a 2 ans. — Cathétérisme. — Cystite et pyélo-néphrite. — Bacillus coli communis dans l'urine acide purulente.*

A. H. âgé de 65 ans, se présente chez moi le 9 mai 1892. Le malade a joui pendant longtemps d'une santé parfaite ; il a 4 enfants bien portants et n'a jamais présenté de symptômes de tuberculose. Unique blennorrhagie à l'âge de 30 ans.

Depuis 3 ans il a des difficultés pour uriner ; en 1870, traité 5 semaines à l'hôpital pour une rétention d'urine aiguë. A plusieurs reprises, cathétérisme et lavage de la vessie. Il sort bien soulagé mais non guéri. Depuis il a souffert de plus en plus de mictions fréquentes et douloureuses. L'urine a été trouble, fétide et très chargée de pus ; parfois elle a contenu un peu de sang, jamais de pierre ni de gravier. Pas de douleurs lombaires ni d'œdème, point de fièvre ; l'état général en somme est assez satisfaisant. Dans les derniers temps il a cependant présenté quelques troubles digestifs.

Lorsque je le vis au début, il me parut maigre, l'air sénile, le teint pâle. L'appétit est nul, la langue sale. Emphysème pulmonaire. Le bas ventre est souple, un peu douloureux au-dessus de la symphyse. La région des reins n'est pas douloureuse à la pression. Par le toucher rectal on constate que *la prostate est notablement augmentée de volume*, de consistance ferme. Miction très pénible ; il met beaucoup de temps pour uriner, et il est obligé de se livrer à de grands efforts ; jet mince et faible. Il urine toutes les demi-heures dans la journée, 4 ou 5 fois la nuit.

L'urèthre est libre. *Directement après la miction, introduction d'une sonde (après lavages boriques); on évacue environ 300 grammes d'une urine trouble, fétide, acide, densité 1015*. Elle laisse un dépôt abondant de couleur gris-jaune. La réaction de Heller donne une plaque d'albumine solide, d'un millimètre d'épaisseur (1,5 °/₀₀ Esbach). Au microscope on voit quantité de globules de pus et de cellules polymorphes de l'épithélium vésical, quelques rares cylindres granuleux, de nombreux bacilles. *L'ensemencement donne une culture pure du bacterium coli commune.*

Traitement : Régime léger. Cataplasmes. Tous les jours évacuation de la vessie, suivie d'un lavage de nitrate d'argent à 1/500.

Amélioration considérable par ce traitement. Les mictions fréquentes diminuèrent (après 10 jours) jusqu'à 6 fois le jour et 1 fois la nuit, les douleurs disparurent complètement. L'urine devient plus claire, mais elle contenait toujours du pus.

Le 2 juin, il sort sur sa demande. L'urine est encore purulente, quoique le dépôt ait diminué considérablement. Réaction franchement acide. *Nombreux bacilles.*

Obs. 5. — *Jeune femme ayant des prédispositions à la tuberculose; début de cystite sans cause apparente. Bacilles tuberculeux dans l'urine.*

C. B., âgée de 23 ans, entre le 21 août 1892 à la clinique interne. Son père est mort d'une affection de poitrine. La mère et 4 frères et sœurs sont bien portants. Point de tuberculose connue chez des parents plus éloignés.

Pendant son enfance, elle offrit des symptômes de scrofule (tumeurs glandulaires au cou, affections des yeux); elle était frêle et petite à l'époque de la croissance. Les règles ont été toujours régulières, non douloureuses.

Au moment de la puberté, elle souffrit de chloro-anémie et depuis 5 ans elle présente des symptômes d'ulcère de l'estomac. L'année passée elle a eu l'influenza. Il y a 15 jours, à la fin d'une menstruation tout à fait normale, *la malade a commencé, sans cause appréciable, à souffrir de besoins fréquents d'uriner, accompagnés de douleurs cuisantes à l'urèthre, surtout à la fin de la miction. Jamais d'incontinence ni de rétention d'urine*. Elle éprouvait en outre des douleurs dans la région hypogastrique, qui était d'une sensibilité très vive. Mictions fréquentes, presque toutes les heures, jour et nuit. Urine très trouble, déposant une couche glaireuse ; à plusieurs reprises la malade y a observé du sang ; la dernière fois la veille de son entrée à l'hôpital. Pas de douleurs de reins ; point de fièvre. Depuis quelque temps troubles dyspeptiques ; amaigrissement. Pas d'infection blennorrhagique.

A son entrée, la malade est maigre, d'aspect anémique. Adénites cervicales. L'examen des poumons ne révèle pas de lésion bien nette. Aspect du ventre normal ; les reins ne sont pas douloureux, mais la pression au niveau de la vessie provoque des douleurs. Urine trouble, contenant de l'albumine et beaucoup de sang et de pus.

Traitement : salol, 50 centigrammes en un cachet, 4 fois par jour.

Le 23 août. Un peu de douleurs aux mictions, très fréquentes cette nuit. L'urine, recueillie avec la sonde est de coloration claire, légèrement trouble, acide ; par le repos elle dépose une couche de 1, 5 cent. d'épaisseur. La réaction de Heller donne un anneau mince et distinct. L'examen microscopique démontre des cellules épithéliales (rondes, ovales, polygonales), de nombreuses cellules de pus ; pas de cylindres, ni de bacilles tuberculeux.

Le 12 septembre. *L'urine est recueillie aseptiquement.* Elle est couleur d'ambre claire, trouble, acide, densité 1014. Au repos elle dépose un sédiment nuageux, peu consistant où l'on voit çà et là de minces écailles blanchâtres. Faible réaction d'albumine, pas de sang. Au microscope, on voit de nombreux globules de pus, souvent agglomérés en petits amas ; de plus des cellules épithéliales polygonales, rondes ou piriformes, pas de cylindres ni de globules rouges. En colorant par la méthode de Ziehl Neelsen en constate *des bacilles tuberculeux* assez nombreux, parfois disposés en petits groupes séparés. Pas d'autres micro-organismes.

L'ensemencement sur la gélose et la gélatine ne produit point de culture.

Le 12 octobre. La miction est encore assez fréquente, mais douloureuse ; parfois des douleurs à la région vésicale. L'urine trouble, acide ; elle renferme toujours du pus. Traces d'albumine.

Le 19 octobre. *L'urine est de couleur claire jaune, dépôt de pus très prononcé, la réaction acide.* La malade sort le 22 pour se rendre à la campagne.

	QUANTITÉ D'URINE par 24 h.	URÉE par 24 h.	ALBUMINE par 24 h.	EXAMEN MICROSCOPIQUE
13 sept.	1.800 c.c.	25 gr. 56	Traces	De nombreuses cellules de pus et d'épithélium. Pas de cylindres. Bacilles tuberculeux.
14 —	1.700 —	23 12	—	—
15 —	1.500 —	27 60	—	—
16 —	1.800 —	23 94	—	—
17 —	1.800 —	26 88	—	—
18 —	1.600 —	27 68	—	Quelques rares globules rouges.
19 —	1.650 —	27 32	—	—

Obs. 6. — *Cystite chez un vieillard, depuis 4 ans, à la suite d'une lithotomie ; pyélo-néphrite : — Bacterium coli dans l'urine.*

H. P. âgé de 74 ans, est entré à la clinique interne le 23 septembre 1892.

Pas d'antécédents héréditaires. Bonne santé habituelle.

Il y a 4 ans qu'il entra à l'hôpital Frédéric pour un calcul vésical. Celui-ci fut extrait par la taille, et depuis il est resté une fistule périnéale, jusqu'à il y a 2 ans. *Depuis la lithotomie, les mictions sont très fréquentes* et le malade souffre un peu en urinant. L'urine, toujours en petite quantité, s'écoule en un jet mince et faible ; elle est fort trouble et de mauvaise odeur, mais elle ne contient pas de sang ni de graviers. Depuis un mois il souffre aussi dans les régions lombaires ; jamais de véritables coliques néphrétiques.

Il n'a gardé le lit que pendant la dernière quinzaine pour des douleurs rhumatismales à la cuisse droite.

Le malade est assez vigoureux ; les artères un peu rigides.

Actuellement il urine presque toutes les heures le jour et il est obligé de se lever 2 ou 3 fois la nuit. L'exploration de la vessie ne révèle la présence d'aucune pierre ; l'exploration des reins est négative. Par le toucher rectal on sent la prostate un peu dure et ferme, mais pas considérablement augmentée de volume. Urine trouble, acide, exhalant une odeur fétide ; elle contient de l'albumine et du pus en quantité notable.

Le 27 septembre *l'urine est recueillie aseptiquement*. Elle est de couleur jaune d'œuf, fort trouble, de mauvaise odeur, de réaction acide, elle laisse au fond du verre un dépôt gris jaune, très abondant, sans se clarifier complètement. Quantité d'albumine 0, 5 0/00 (Esbach). L'examen microscopique démontre du pus en abondance, mêlé de cellules épithéliales de forme et taille différente, polygonales, ovales, piriformes ou fusiformes, et de petites cellules rondes à noyau distinct. On ne remarque pas de cylindres en quantité bacilles ; à la culture *Bacterium coli-commune*. La recherche du bacille tuberculeux donne à plusieurs reprises un résultat négatif.

Pendant son séjour à l'hôpital, le malade fut atteint d'un érysipèle de la face (depuis le 8 jusqu'au 20 octobre) ; du reste il était apyrétique, bien portant ; douleurs insignifiantes à la miction : cystite, en somme, peu prononcée. L'urine reste à peu près dans le même état tout le temps ; parfois elle était sanguinolente ; en général, réaction faiblement acide.

Le 26 novembre. *Le malade quitte l'hôpital* sur son propre désir. L'urine, non altérée, très trouble, purulente, acide. *L'ensemencement donne des colonies innombrables du coli-bacille.*

	QUANTITÉ D'URINE par 24 h.	URÉE par 24 h.	ALBUMINE par litre.	EXAMEN MICROSCOPIQUE
28 sept.	600 c.c.	9 gr. 48	0 gr. 40	Quantité de globules de pus, cellules épithéliales de différentes formes. Pas de cylindres. Bacilles.
29 —	1.100 —	12 87	0 55	—
30 —	1.200 —	13 32	0 48	—
1 oct.	1.200 —	14 28	0 48	—
2 —	900 —	15 12	0 27	—
3 —	900 —	15 12	0 36	—
4 —	840 —	14 36	0 84	—
5 —	800 —	16 »	80	—
6 —	900 —	17 28	1 13	Le même, plus des fragments de cylindres granuleux.
7 —	800 —	15 36	0 40	Quantité de globules de pus et d'épithélium. Pas de cylindres.
8 —	600 —	12 18	1 08	—
9 —	900 —	18 99	2 07	Le même, plus des cylindres granuleux.
10 —	940 —	15 60	0 47	Le même, plus quelques globules rouges.
11 —	1.100 —	17 60	1 65	Quantité de pus et d'épitélium. Quelques cylindres longs et granuleux, quelques-uns hyalins. Bacilles.

Obs. 7. — *Femme avec prédispositions à la tuberculose; depuis 2 ans et demi, douleurs lombaires. — Cystite dans la suite. — Bacille tuberculeux et coli-bacille dans l'urine.*

K. M. R.., âgée de 38 ans, entre le 27 septembre 1892 à la clinique de chirurgie.

Sa mère et sa sœur ont succombé à une affection pulmonaire ; elle s'est toujours bien portée pendant l'enfance et la jeunesse ; jamais de symptômes scrofulo-tuberculeux. Les règles ont été toujours régulières jusqu'à il y a un an ; depuis, ménostasie. Jamais de couches ni d'avortement.

La maladie actuelle a commencé il y a 2 ans et demi, graduellement, sans que la malade en sût la cause ; elle eût alors de vives douleurs dans la région des deux reins, mais plus prononcées du côté droit et aggravées par le mouvement. Les douleurs s'irradiaient vers la symphyse et le membre inférieur droit ; la vessie était un peu douloureuse, mais rien encore du côté de la miction. Aspect de l'urine normal. Les douleurs ont persisté depuis, mais à des degrés différents ; parfois elles venaient par accès et avec une telle violence que la malade était obligée de garder quelque temps le lit. *Il y a 6 mois, elle remarqua que la miction devenait plus fréquente, jusqu'à 8 fois par jour et 2 ou 3 fois la nuit ; elle eut des douleurs aiguës dans l'urèthre à la fin de la miction et après celle-ci.* Urine trouble, laissant un dépôt glaireux ; elle n'a jamais remarqué gravier, ni de sang. En même temps les douleurs lombaires augmentèrent considérablement, et pendant les derniers mois les digestions furent pénibles. Inappétence, bouche amère, parfois diarrhée. Amaigrissement. Pas de symptômes pulmonaires ; depuis 15 jours diarrhée constante. Pas de fièvre.

Examen objectif. La malade est très amaigrie et fatiguée, le teint pâle, jaunâtre, cachectique. A l'auscultation, le murmure vésiculaire est affaibli aux deux sommets ; respiration rude mais pas de râles. L'abdomen à l'aspect normal ; par le palper abdominal on provoque des *douleurs dans la région rénale droite*, et l'on sent peut-être de ce côté plus de résistance mais pas de tuméfaction distincte. *Pas de douleurs ni de résistance au côté gauche. La pression de la vessie est un peu douloureuse.* Par le toucher vaginal, on sent l'utérus petit, souple, facile à déplacer ; il y a une sensibilité vive correspondant à la vessie, du reste, rien d'anormal. Pas de leucorrhée.

Le 29 septembre. L'urine recueillie à la sonde est acide, la dernière portion est jaunâtre, d'aspect purulent et d'odeur fétide. Forte réaction d'albumine et de sang.

Analyse des urines, le 6 octobre. L'urine recueillie stérilement est d'un jaune clair et d'odeur désagréable ; la dernière partie est fortement purulente. Réaction franchement acide ; densité 1010. Au repos, il se forme rapidement un sédiment gris-jaune, épais de 2 cent. sans que le liquide qui surnage se clarifie complètement. Quantité notable d'albumine, 2,3 0/00 (Christensen) ; forte réaction de pus et de sang. L'examen microscopique démontre quantité de globules de pus et des cellules épithéliales de différentes formes, surtout grandes, polygonales, à noyau distinct, de plus, un petit nombre de globules rouges, des cylindres granuleux et hyalins. En outre, on voit en grande abondance des bâtonnets assez gros, de différentes longueurs et à bouts arrondis ; ils se colorent par les couleurs d'aniline ordinaires ; ils se décolorent par la méthode de Gram. En colorant par la méthode de Ziehl-Neelsen on trouve de *nombreux bacilles tuberculeux*, dont plusieurs longs et minces, fréquemment sporophores, souvent disposés en petits amas isolés. *L'ensemencement donne une culture pure du bacterium colicommune.*

Le 7 octobre. Toujours apyrétique. Douleurs lombaires persistantes ; 5 selles liquides, vomissement : Pas de toux. Les forces diminuent.

Marasme et perte de force continus. La malade meurt le 14 octobre.

	QUANTITÉ D'URINE par 24 h.	URÉE par 24 h.	ALBUMINE par 24 h.	EXAMEN MICROSCOPIQUE
6 oct.	750 c.c.	6 gr. 6	1 gr. 7	Quantité de cellules de pus et d'épithélium ; quelques cylindres granuleux dont quelques-uns longs et assez gros, de plus quelques rares cylindres hyalins, dont la surface semble poudreuse. Globules rouges.
7 —	350 —	—	—	—
8 —	400 —	—	—	Cellules de pus et d'épithélium, cylindres assez nombreux.
9 —	350 —	—	—	—
10 —	335 —	—	—	—
11 —	450 —	4 gr. 26	5 gr. 4	Cellules de pus et d'épithélium, globules rouges.
12 —	525 —	4 84	1 05	—
13 —	475 —	4 84	0 95	—

Autopsie le 15 octobre (26 heures après la mort. *Les poumons* se détachent facilement. Au sommet du poumon droit on remarque quelques petits foyers caséeux, entourés de tissu conjonctif couleur d'ardoise et induré, et de nombreuses tubercules miliaires récents formant des groupes, séparés par un tissu pulmonaire perméable ; mêmes lésions au sommet gauche : au hile du poumon, quelques ganglions avec de petits foyers caséeux.

Rate volumineuse, de consistance ferme ; le tissu sec, présente l'aspect de la dégénérescence amyloïde. Le foie est de grosseur, de forme et de consistance normales. Pas de dégénérescence amyloïde : à la coupe, nombreux tubercules miliaires grisâtres. Dans *le canal intestinal*, nombreuses ulcérations tuberculeuses.

Le rein droit est long de 13 cent. ; large de 6 1/2, épais de 4 ; la surface est pâle, lisse, les vaisseaux ne s'y dessinent presque pas. A la coupe on voit le bassinet distendu par une substance puriforme épaisse. Le tissu rénal est ramolli, les pyramides sont d'un rouge violacé, la substance corticale un peu tuméfiée, de couleur jaune-rouge pâle et uniforme ; la striation normale n'est visible que çà et là. La limite entre les pyramides et l'écorce est, en général distincte, çà et là un peu effacée, quelques granulations miliaires gris-blanc, disséminées dans le tissu. Point de tubercules jaunes. Le bassinet dilaté est le siège d'une inflammation caséeuse, avec fausses membranes ; la muqueuse est épaissie, ulcérée irrégulièrement ; par endroits couverte d'une substance caséeuse et purulente. Au sommet du bassinet quelques pyramides ulcérées dont le sommet est transformé, en un noyau caséeux. *Uretère* droit non dilaté. Muqueuse un peu tuméfiée contenant quelques granulations miliaires.

Le rein gauche, un peu plus gros que le rein droit, est entouré d'une capsule de tissu conjonctif très solide ; le rein est transformé en un sac à parois assez minces, contenant une forte quantité de pus verdâtre. A la coupe on voit le bassinet fortement distendu aux dépens du rein, le tissu étant très réduit et les pyramides à la partie supérieure presque toutes détruites par l'ulcération ; il en résulte la formation de grandes cavités en coupole, à limites irrégulières qui se confondent, en partie ; les cavernes sont tapissées d'une membrane pyogénique épaisse, jaunâtre, lardacée. En bas il y a encore des restes des pyramides, principalement remplis de tubercules jaunes et caséeux ; comme au rein droit la substance corticale est un peu tuméfiée, uniformément pâle, jaune-rouge ; çà et là tubercules miliaires.

L'uretère gauche est dilaté ; la paroi épaissie, la muqueuse ulcérée comme au bassinet, et en plusieurs endroits couverte d'une substance caséeuse.

La vessie contient une urine acide, trouble, fortement purulente. La muqueuse est un peu tuméfiée ; à la paroi postérieure 4 ulcérations aplaties à bords légèrement relevés et injectés, variant depuis la grandeur d'un pois jusqu'à celle d'une pièce de 10 centimes ; autour de l'orifice de l'uretère gauche, éruption abondante de tubercules miliaires blanc-jaune, dont quelques-uns sont ulcérés. Cette éruption s'étend depuis le trigone de Lieutand jusqu'à l'orifice de l'urèthre. L'urèthe lui-même est normal.

A l'autopsie, à l'aide d'une pipette de Pasteur stérilisée, je recueillis quelques gouttes d'urine à travers la paroi vésicale préalablement cautérisée. L'urine contenait des bacilles tuberculeux et l'ensemencement donna une culture pure du coli-bacille. L'ensemencement du sang du cœur, de la rate, du foie et des reins donna un mélange de différents bacilles et coques. L'examen microscopique constata de nombreux bacilles tuberculeux dans le pus rénal et dans le tissu rénal même ; en outre quelques autres bacilles en petit nombre ; Bacterium coli commune.

OBS. 8. — *Couches laborieuses, pendant lesquelles il y a cathétérisme ; 4 jours après, cystite ; pyélo-néphrite. — Longue maladie avec brusques accès de fièvre violente ; Urine ammoniacale, contenant le Proteus de Hauser et le Bacterium coli commune ; stérilité du sang recueilli pendant un frisson.*

H. L. R..., âgée de 34 ans, entre le 28 juillet 1892 à la clinique interne.

La malade a accouché pour la première fois il y a 4 semaines et demie ; accouchement très pénible, achevé par le forceps. Hémorragie abondante et ruptures du vagin et du périnée, dont quelques-unes furent suturées. L'enfant était venu à terme et vit. Pendant les couches, cathétérismes.

Quatre jours après l'accouchement, la malade commença à éprouver des douleurs aiguës pendant la miction, et de fréquents besoins. Les douleurs étaient surtout fortes au commencement et à la fin de chaque miction ; l'urine était trouble, d'odeur fétide ; elle contenait du sang, et notamment dans les premières gouttes, beaucoup de pus glaireux, au point d'être parfois gélatineuse et épaisse. L'état général est resté assez satisfaisant, sans fièvre, pas de douleurs à l'abdomen; lochies peu abondantes, sans odeur. Pas d'œdème.

Il y a 8 jours, quand les lochies eurent cessé, la malade essaya de se lever; elle se portait bien ; mais au bout de 2 jours elle fut prise soudainement de frissons violents, suivis de fortes sueurs, ce qui l'obligea de nouveau à garder le lit; fièvre violente continue, surtout le soir (40-41°), sueurs abondantes, état général mauvais ; les autres symptômes sont à peu près restés les mêmes.

A son entrée la malade est pâle, maigre. Elle a de la fièvre. Le ventre est souple, pas douloureux à la pression. Par le toucher recto-vaginal on sent l'utérus dilaté, douloureux au toucher, le corps difficile à déplacer, antéfléchi et dextroversé. Douleur à la pression en arrière de l'utérus où l'on sent quelques cordons durs, mais pas d'épanchement appréciable. Pas de fluctuation dans le ligament large. *L'urine* (recueillie à la sonde) est fortement putride, franchement ammoniacale. Elle laisse déposer une couche abondante de pus ; l'ébullition et la réaction de Heller constatent de l'albumine.

Traitement : Cataplasmes. Lavages boriqués de la vessie et du vagin.

Le 6 août. Urine de couleur claire, trouble, avec sédiment blanchâtre, réaction faiblement alcaline ; elle contient du pus et du sang, faible réaction d'albumine. On donne :

Solution d'acide borique : 3 gr. p. 200 ;
1 cuillerée 4 fois par jour.

Les jours suivants, la malade est prise de temps à autre de frissons violents et la température s'élève jusqu'à 40,2° ; elle souffre aussi dans la région lombaire et la pression au niveau des reins provoque une douleur très vive. Les mictions sont toujours fréquentes et douloureuses, l'urine putride, et de réaction variable. L'examen microscopique montre des leucocytes et des cellules épithéliales, une seule fois un cylindre hyalin. Le 4 septembre, on sent une fluctuation de chaque côté de l'utérus, surtout à gauche ; le corps de l'utérus n'a pas augmenté de volume.

Le 13 octobre. *L'urine recueillie aseptiquement* est jaune paille, trouble, de réaction faiblement alcaline, d'odeur fortement putride. Densité 1010. Au repos le liquide se clarifie un peu sans laisser de dépôt consistant : traces d'albumine. L'examen microscopique décèle de nombreuses cellules de pus et d'épithélium vésical, parfois en couches épaisses, quelques cylindres granuleux, point d'hyalins, de nombreux cristaux ammoniaco-magnésiens, et une infinité de bacilles.

L'ensemencement donne 2 sortes de bacilles : *Le Bacterium coli commune et le Proteus de Hauser*. Un échantillon d'urine placé à l'étuve est franchement ammoniacale, et dégage au bout de 8 heures une odeur infecte.

Dans le cours ultérieur de sa longue maladie la malade eut certaines périodes d'apyréxie complète, pour être prise ensuite de brusque accès de fièvre violente avec température élevée (41°), frissons, vomissements et coloration ictérique de la peau et des muqueuses.

Les douleurs lombaires persistent et l'urine contient du pus en quantité variable, parfois du sang : la quantité d'albumine est en général faible. Résultat de l'examen microscopique comme auparavant ; une seule fois on trouve quelques cylindres rénaux. Peu à peu l'état s'améliore ; les périodes apyrétiques se prolongent, les douleurs lombaires diminuent, les accès de cystite rétrogradent. Elle sort le 3 mars de son propre gré, se portant assez bien. *L'urine acide, contient du pus et des bacilles en grand nombre.*

Pendant les accès de fièvre (une fois pendant un frisson) je recueillis par 3 fois quelques gouttes du sang, qui restèrent toujours stériles.

	QUANTITÉ D'URINE par 24 h.	URÉE par 24 h.	ALBUMINE par litres	EXAMEN MICROSCOPIQUE
14 oct.	1.020 c.c.	12 gr. »	—	Nombre de globules de pus, cellules polygonales et rondes ; quelques rares cylindres granuleux et hyalins.
15 —	1.770 —	17 47	0 gr. 89	Bacilles.
16 —	1.420 —	15 62	—	Cellules de pus et d'épithélium, pas de cylindres.
17 —	2.250 —	14 22	—	—
18 —	1.180 —	8 76	—	—
19 —	1.620 —	10 30	—	—
20 —	1.460 —	10 40	—	—
21 —	1.320 —	14 52	—	Cellules de pus et d'épithélium.
22 —	1.140 —	19 38	—	Idem. Pas de cylindres.
23 —	1.750 —	7 67	—	—

OBS. 9. — *Infirmière convalescente de fièvre typhoïde ; jamais sondée ; cystite. Bacilles typhiques dans l'urine.*

A. C. K. âgée de 20 ans, infirmière non mariée, entre le 20 octobre 1892 à la clinique interne.

La malade venait d'être soignée pour une fièvre typhoïde à marche normale. Le 4 octobre elle était apyrétique et bien portante, le 15 elle se lève : Urines normales. *Au bout de 3 jours, en pleine santé, elle fut prise subitement de mictions douloureuses et très fréquentes, tous les quarts d'heure le jour, 3 ou 4 fois la nuit. La vessie était douloureuse à la pression* ; *fortes cuissons à l'urèthre*, surtout pendant et après la miction. L'urine peu abondante, fort trouble, d'odeur nauséabonde, de réaction acide, contient beaucoup de pus. Pas de cause apparente à la maladie ; jamais de cathétérisme, pas d'antécédents urinaires, ni de symptômes de néphrite. Infection blennorrhagique exclue.

Le 21 octobre. *L'urine* (recueillie à la sonde) est acide, donnant par le repos une couche épaisse de pus ; pas de sang. Sous le microscope on voit de nombreux leucocytes et quelques cellules épithéliales.

Le 22 octobre. Les douleurs et la fréquence des mictions n'ont pas changé. Il existe des douleurs très vives dans la région hypogastrique, pas dans les régions rénales ; point d'œdème. La malade est toujours sans fièvre et ne présente pas de troubles digestifs.

Traitement : Cataplasmes. Limonade à l'acide borique. Suppositoires calmants.

L'urine, recueillie avec des précautions aseptiques, est d'un jaune sale, très trouble, franchement acide, sans odeur prononcée. Densité 1015. Au repos l'urine laisse déposer une couche puriforme consistante, sans se clarifier complètement ; elle contient 1,2 0/0 d'albumine et donne une forte réaction de pus, une réaction de sang très faible.

L'examen microscopique montre quantité de leucocytes granuleux, de nombreuses cellules épithéliales, la plupart de la vessie, mais dont quelques-unes, cubiques ou rondes, pourraient fort bien venir de l'épithélium rénal ; de plus, des globules rouges en assez petit nombre. Malgré des recherches répétées, pas de cylindres. Quantité de bâtonnets ; pas de bacilles tuberculeux. L'analyse bactériologique complète donne une *culture pure du bacillus typhi abominalis*.

Le 24 octobre. Les mictions ont été moins fréquentes, la nuit dernière 1 fois, mais accompagnées de vives douleurs. Toujours sensibilité à la région vésicale. Urine acide, réaction de sang et de pus.

Le 30 octobre. Cuisson insignifiante à la miction, qui n'est plus fréquente. Le dépôt de l'urine diminue toujours ; aujourd'hui, seulement faible réaction de pus.

Le 5 novembre. Bien-être complet. Urine acide, limpide, ne déposant qu'une légère couche nuageuse. L'examen microscopique démontre encore (après l'emploi de la centrifugation quelques rares globules de pus et *l'ensemencement donne de nombreuses colonies de bacilles typhiques*.

Elle se lève le 9 novembre ; mais des accès de cystite reparurent de nouveau si bien qu'elle fut forcée de garder le lit encore quelque temps et ne put sortir que le 19 novembre. A la sortie de l'hôpital, la miction était normale, *l'urine stérile.*

	QUANTITÉ D'URINE par 24 h.	URÉE par 24 h.	ALBUMINE par 24 h.	EXAMEN MICROSCOPIQUE
23 oct.	900 c.c.	12 gr. 15	0 gr. 99	Cellules de pus et d'épithélium. Quelques globules rouges. Pas de cylindres.
24 —	1.040 —	12 79	1 04	—
25 —	640 —	12 08	0 16	—
26 —	760 —	21 28	0 19	—
27 —	1.000 —	24 02	0 25	—
28 —	1.250 —	26 75	0 25	—
29 —	760 —	13 »	0 09	Cellules de pus et d'épithélium, pas de cylindres.
30 —	980 —	16 4—	Traces	—
31 —	780 —	16 06	—	Cellules de pus et d'épithélium en nombre moindre. Pas de cylindres.
1 nov.	1.240 —	24 08	—	—
2 —	720 —	17 28	—	—
3 —	1.000 —	17 6—	—	Globules de pus rares.
4 —	1.020 —	29 17	—	—
5 —	650 —	13 9—	—	—

Obs. 10. — *Femme opérée pour un polype utérin; rétention d'urine, cystite; coli-bacille dans l'urine.*

D. J. âgée de 48 ans, est entrée le 5 octobre 1892 à la clinique de chirurgie pour un polype utérin, qui causait depuis longtemps des hémorrhagies abondantes. A l'entrée, l'urine était acide, sans albumine ni sucre.

Le 7 octobre, chloroformisation. Extirpation de la tumeur, qui est un fibromyome. *Après l'opération, rétention d'urine, cathétérisme tous les jours*, suivi de lavage boriqué de la vessie.

Le 18 octobre. *Besoins fréquents d'uriner. La malade accuse des douleurs aiguës cuisantes pendant la miction. La vessie est douloureuse à la pression.* Les urines laissent un dépôt floconneux assez abondant; à l'examen microscopique, quantité de pus et de cellules épithéliales.

Limonade à l'acide borique. Lavages boriqués de la vessie.

Le 20 octobre. *Les urines, recueillies stérilement,* sont d'un jaune clair sale, fétides, laissent au repos une couche grisâtre consistante en se clarifiant complètement. Réaction acide. Densité 1012. L'urine filtrée ne contient pas d'albumine. Au microscope, on remarque quantité de globules de pus granuleux, de nombreuses cellules épithéliales de la vessie et une extrême abondance de bâtonnets mobiles, courts et gros, parfois rangés bout à bout formant ainsi des chaînettes courtes. *Bacterium coli-commune.*

Le 31 octobre. L'urine acide, ne forme au repos qu'un nuage flottant. Mictions normales. La malade se lève et se porte bien.

Le 4 novembre. Sortie de l'hôpital. Urines limpides. L'ensemencement ne donne pas de culture.

Obs. 11. — *Calcul vésical pendant bien des années sans cystite; lithotomie; pus et bacilles dans les urines.*

F. S., âgé de 58 ans, entre le 7 septembre 1892 à la clinique de chirurgie pour un calcul vésical dont il souffre depuis longtemps.

Les mictions sont peu fréquentes et sans douleurs ; seulement le passage d'une concrétion provoque de violentes douleurs. Parfois interruptions du jet. Il a souvent remarqué que les urines étaient troubles et d'une couleur de sang vif, surtout lorsqu'il s'était fatigué ou qu'il allait en voiture. État général excellent; il a pu rester debout tout le temps et vaquer à sa besogne.

A l'entrée on constate facilement l'existence d'une pierre à l'aide de l'explorateur métallique. Par le toucher rectal on ne sent rien d'anormal. *Les urines sont complètement limpides, de réaction acide.*

Le 19 septembre. *Lithotomie suspubienne* ; extraction de 3 calculs ; sonde à demeure. La suture de la vessie offrit quelques difficultés, ce n'est qu'après plusieurs essais qu'on parvint à saisir la vessie.

Le 28 septembre T. à 38. Sécrétion fortement glaireuse autour de la sonde, *les urines laissent déposer une couche purulente, épaisse de plusieurs m. m. Le malade a de fréquentes envies d'uriner et les mictions sont très douloureuses* ; fréquence : toutes les demi-heures jour et nuit. La sonde est enlevée.

Le 2 octobre. Comme il y a toujours beaucoup de pus dans l'urine, on prescrit des lavages de la vessie avec une solution de nitrate d'argent au 1/500 tous les deux jours.

Le 5 octobre. *L'urine est recueillie stérilement* ; elle est de couleur de xérès clair, uniformément trouble, de réaction acide. Densité 1015. Au repos, elle dépose un nuage léger flottant, pas de sédiment proprement dit. Pas d'albumine. Faible réaction de pus, pas de réaction de sang. En centrifuguant on obtient un dépôt grisâtre mince, tandis que l'urine se clarifie complètement. A l'examen microscopique de ce dépôt, on constate quantité de pus et de cellules épithéliales de différente forme. On ne remarque pas de globules rouges, de cylindres ni d'épithélium rénal. De nombreux bacilles ; *à la culture, bacterium coli commune.*

Le 2 novembre. Urines toujours purulentes. Mictions toutes les heures le jour et la nuit. Instillations vésicales de nitrate d'argent à 3 pour 100.

Le 21 novembre. *Sortie du service. Les urines recueillies stérilement sont acides, presque claires, contenant du pus. Au microscope, la culture donne de nombreuses colonies de bacilles.*

Obs. 12. — *Tabès dorsalis. Depuis 9 ans sondé pour rétention ; cystite ammoniacale. Staphylococcus ureæ liq. dans l'urine.*

M. H. âgé de 57 ans est entré le 30 septembre 1892 à la clinique de chirurgie.

Il y a environ 9 ans que le malade commença à souffrir des symptômes du *tabès dorsalis*, qui depuis sont allé en s'aggravant ; dans ces derniers temps, une hydarthrose du genou droit. A l'entrée, urine normale ; sans sucre, ni albumine.

Le 1er octobre. Arthrotomie, suivie de lavage de l'articulation. Pansement. Gouttière.

Le 2 octobre. *L'urine ne s'est évacuée qu'en petite quantité ; la vessie est distendue, et monte presque jusqu'à l'ombilic. Cathétérisme.*

Le 23 octobre. Dans les derniers jours miction peu abondante, accompagnée de douleurs aiguës. *L'urine est de réaction alcaline et contient du pus.*

Le 27 octobre. Temp. 40 à 38. Depuis hier vomissements continuels, le malade accuse du vertige et des douleurs à la région hypogastrique. Langue sèche ; inappétence ; soif vive. Mictions rares, urine alcaline, déposant du pus. Limonade à l'acide benzoïque, 3 gr. par jour.

Le 1er novembre : 38 à 38,1. Les derniers jours amélioration, cependant nausées fréquentes. Mictions toujours rares. Quantité d'urine évacuée en 24 heures : 450 c. c. m.

Le 6 novembre. *L'urine recueillie stérilement à la sonde* est fort trouble, de couleur brun-jaune sale, exhalant une odeur putride, de réaction ammoniacale. Densité : 1005.

Au repos, elle dépose une couche filante, grisâtre, sans que le liquide qui surnage se clarifie. Dans le sédiment on observe des flocons et lamelles de pus. L'urine filtrée ne renferme pas d'albumine par la réaction de Heller. Au microscope, quantité de pus et des cellules polymorphes de l'épithélium vésical, des cristaux ammoniaco-magnésiens et des microcoques, pour la plupart en grands amas irréguliers. L'ensemencement donne une culture pure du *staphylococcus liquefaciens ureæ*.

Le 10 novembre. Mictions 4 fois par jour, 3 fois la nuit. La quantité d'urine sécrétée en 24 heures est de 200 c. c. environ. La vessie se vide complètement, la suppuration considérablement diminuée.

Le 28 novembre. Le malade quitte la clinique sur sa demande. *L'urine n'est presque plus altérée, elle contient du pus et des coques.*

Obs. 13. — *Uréthrite chronique : cathétérisme, cystite violente. Gonocoque de Neisser dans l'urine acide purulente.*

F. F., âgé de 33 ans, entre le 4 novembre 1892 à la clinique de chirurgie.

Fortes prédispositions tuberculeuses dans la famille. Pendant son enfance le malade a joui d'une bonne santé, pas de symptômes scrofuleux. Il a eu 2 fois du rhumatisme articulaire aigu et souffre à présent d'une maladie de cœur prononcée, (insuffisance mitrale). Il y a 4 mois qu'il contracta sa première blennorrhagie, pour laquelle il fut traité avec des injections d'un liquide rougeâtre (solution de permanganate de potasse ?) ; une seule fois on introduisit une bougie.

Graduellement l'écoulement uréthral diminua et devint muco-purulent ; il y a 2 mois, à la suite d'excès de boissons alcooliques, *il fut pris subitement de besoins impérieux d'uriner et les mictions, accompagnées de fortes douleurs aiguës à l'urèthre et au périnée, étaient d'une fréquence excessive. Les urines ne s'évacuaient qu'en petite quantité, parfois goutte à goutte et avec de grands efforts ; elles étaient fort troubles, parfois sanguinolentes à la fin de la miction.* Traité par des lavages boriqués de la vessie, l'état s'améliora peu à peu, mais il y a 5 semaines, nouvelle aggravation à la suite d'excès de boissons. Depuis, l'état s'est lentement amélioré, les mictions sont devenues moins fréquentes et moins douloureuses, l'aspect de l'urine n'ayant pas changé ; elle contenait du sang 5 jours avant son entrée à l'hôpital.

Aucun cathétérisme n'avait précédé l'apparition des troubles de cystite.

Examen objectif. Le malade est fatigué, maigre et pâle. Température normale. A l'auscultation on constate une insuffisance mitrale ; les poumons paraissent en bon état. Écoulement purulent modéré de l'urèthre ; on trouve dans le pus des gonocoques et encores d'autres coques qui se colorent à la méthode de Gram.

Les testicules, les épididymes et les vésicules séminales n'offrent rien de spécial.

Le 28 novembre. *Les urines recueillies dans 3 verres sont troubles et laiteuses en totalité* ; le premier verre contient en outre quelques filaments allongés et flocons blanchâtres, le dernier est faiblement teinté de rouge. Après lavage boriqué de l'urèthre postérieur (à la sonde irrigatrice d'Ultzmann) *stérilisée,* l'urine évacuée est de couleur d'ambre, d'un trouble laiteux, de réaction franchement acide. Densité : 1020. Par le repos elle se clarifie complètement en déposant une couche jaunâtre, peu consistante, épaisse de 2 c. m. Traces d'albumine. Réaction de sang, faible mais distincte. L'urine agitée avec de la potasse se gélatinifie fortement. Au microscope on trouve dans le dépôt vert-jaunâtre centrifugé, quantité de globules de pus et de cellules épithéliales de la vessie, de plus quelques globules rouges.

Après coloration au bleu de méthylène (et coloration double à l'éosine, bleu de méthylène) on voit *de nombreux diplocoques dans l'intérieur des cellules de pus, rangés autour des noyaux.* Au point de vue morphologique ces coques offrent une parfaite ressemblance avec les gonocoques et *se décolorent complètement par la méthode de Gram*. On ne voit pas d'autres microbes. *L'ensemencement* de l'urine sur des plaques de gélose et de gélatine ne donne pas de culture (1).

La recherche répétée de bacilles tuberculeux donna des résultats négatifs. L'examen *des urines* fut répété avec mêmes résultats le 12 et le 16 novembre.

Le 17 décembre. L'examen *cystoscopique* montre la muqueuse vésicale d'un rouge uniforme ; flocons de pus, en partie adhérents à la muqueuse, en partie flottant dans l'urine qui semble sortir claire de l'orifice des uretères.

Graduellement, l'état du malade s'améliora lentement par des instillations de nitrate d'argent au 1/50 ; les accès aigus diminuèrent, l'urine devint claire. Quantité normale constamment.

Le 21 janvier. Depuis longtemps plus de douleurs à la miction ; urine parfaitement limpide. Au *cystoscope* la muqueuse paraît normale. *Le malade quitte l'hôpital.*

Dans les urines ni globules de pus ni microbes.

Obs 14. — *Depuis 2 ans troubles de cystite croissants ; début sans cause apparente. Pus et bacilles dans l'urine. Extirpation d'une ulcération tuberculeuse de la vessie ; depuis, point de bacilles dans l'urine.*

A. B. marin, âgé de 30 ans, entre le 21 novembre 1892, à la clinique chirurgicale.

Pas d'antécédents héréditaires. Bonne santé antérieure. Unique blennorrhagie à 22 ans, sans complications.

Il y a 2 ans le malade commença *sans cause apparente à souffrir de fréquents besoins d'uriner, accompagnés de fortes douleurs aiguës*. Les symptômes sont allés en augmentant peu à peu ; depuis 6 mois il urine jusqu'à 30 fois par 24 heures et est

(1) L'ensemencement sur des couches profondes de gélose, pour des anaërobies éventuels, ne donna pas non plus de résultats.

obligé de se lever env. 8 fois la nuit. Le jet est assez fort, mais la quantité émise est faible. Il n'a pas observé l'aspect de l'urine. Jamais sondé.

Pas de symptômes pulmonaires, pas de troubles digestifs, ni de fièvre. Il est resté debout tout le temps et il a vaqué à ses affaires. Pas de douleurs lombaires, ni d'œdème.

Examen objectif : Le malade est bien musclé, de forte carrure, d'aspect sain. Rien aux poumons. Les reins ne sont pas douloureux à la pression. La vessie très peu sensible au toucher. Pas d'écoulement de l'urèthre ; canal libre.

Rien à la prostate et aux vésicules. L'épididyme droit est notablement augmenté de volume, assez dur, à surface bosselée, non douloureux. On sent de même le cordon droit épaissi et inégal. Rien du côté gauche. L'urine neutre, à dépôt floconneux, contient de l'albumine et du pus.

27 novembre. *L'urine recueillie dans la vessie* est de couleur jaune-paille, aqueuse, légèrement trouble, sans odeur prononcée, de réaction neutre. Densité : 1011. Par le repos, elle dépose une couche légère, poudreuse, peu abondante, où l'on décèle de petits flocons et lamelles blancs. La réaction de Heller donne un anneau d'albumine très mince, transparent de haut en bas ; l'urine filtrée se trouble légèrement à l'ébullition, elle se clarifie presque complètement par l'addition d'acide nitrique. Faible réaction de sang. A la centrifugation une petite couche blanchâtre, consistante, se dépose au fond des tubes. A l'examen microscopique, infinité de globules de pus, souvent groupés en grandes lamelles, de plus nombreuses cellules épithéliales, assez grandes, polygonales, piriformes, rondes, ayant toutes un noyau distinct, et enfin des globules rouges. Pas de cylindres. En colorant par la méthode de Ziehl-Neelsen, on trouve *des bacilles tuberculeux*, mais en petite quantité. On ne voit pas d'autres microorganismes.

L'urine reste stérile par l'ensemencement sur la gélose et la gélatine.

Le 10 décembre, *introduction du cystoscope de Nitze-Leiter* dans la vessie ; *on voit autour de l'orifice de l'uretère droit une ulcération* aplatie et grisâtre, aux bords irréguliers et entourée d'une zone rouge.

Le 13 décembre, castration avec enlèvement de l'épididyme droit ; le testicule même paraît sain, tandis que la plus grande partie de l'épididyme est changée en une masse caséeuse, grosse comme une noix ; en bas au voisinage de la queue, partie noueuse de consistance ferme et fibreuse. Dans le pus caséeux on trouve au microscope des *bacilles tuberculeux* en petit nombre.

La plaie guérit vite ; le malade sortit pour quelque temps de l'hôpital, mais rentra au service le 11 janvier 1893. Les symptômes vésicaux n'ont pas changé ; urine acide, contenant du pus ; faible réaction d'albumine.

Le 23 janvier. Chloroformisation. *Cystotomie suspubienne.* On voit distinctement l'ulcération en question, de la grandeur d'un pois, un peu irrégulière ; on la saisit avec les pinces et on l'excise. Cautérisation de la plaie au chlorure de zinc. Lavage de la vessie. Drainage. Pansement antiseptique.

Pendant les premiers temps qui suivirent l'opération, l'urine resta claire ; plus tard, elle fut de nouveau purulente ; *la recherche des bacilles à plusieurs reprises* (le 9 février, le 20 février, le 28 mars, le 11 mai, le 17 mai) *donna toujours des résultats négatifs* ; par contre l'on constata maintenant de nombreux streptocoques (*Streptococcus pyogenes*). La plaie vésicale ne montrait aucune tendance de la guérison ; il s'est formé un abcès prévésical et le traitement n'est pas encore terminé. Le malade est debout et assez bien portant ; l'urine s'écoule en partie par l'urèthre, pour la plus grande partie par la fistule vésicale.

Obs. 15 — *Cystite par perforation d'un abcès intrapéritonéal encapsulé ; cancer utérin et intestinal. — Bacterium coli commune dans l'urine.*

W. B., âgée de 40 ans, entre à la clinique de chirurgie le 26 novembre 1892.

Bonne santé pendant l'enfance et la jeunesse. Une fois, il y a 18 ans, couches normales; depuis, 3 avortements; du reste, règles normales.

Durant cette dernière année elle a souffert par intervalles de fortes hémorrhagies vaginales irrégulières, accompagnées, il y a 4 mois, de douleurs violentes à l'hypogastre; elle entra alors à l'hôpital. *Pendant son séjour à l'hôpital, elle ressentit toujours des douleurs aiguës pendant la miction, qui devint très fréquente; en même temps l'urine était trouble, très chargée de pus.* Jamais sondée; pas d'antécédents urinaires.

A la sortie de l'hôpital l'état s'était amélioré, mais la cystite a continué depuis, avec intensité variable; elle entra donc au service de médecine de l'hôpital Frédéric, où l'on constata l'existence d'une tumeur du petit bassin à gauche.

Il y a 6 semaines, la cystite s'aggrava considérablement; une grande quantité de pus dans l'urine; depuis, les mictions sont devenues excessivement fréquentes et pénibles, il y a eu des douleurs très vives au-dessus et un peu à gauche de la symphyse pubienne. La réaction de l'urine est acide, le dépôt constitué par des globules de pus et des globules rouges, quelques rares cellules d'épithélium aplati, pas de cylindres. De temps en temps, des accès de fièvre avec frissons; du reste la température a été normale pendant longtemps.

Examen objectif: La malade est maigre et pâle, pas d'aspect cachectique. L'auscultation des poumons ne révèle aucune lésion. Par l'examen direct de l'abdomen, on constate tout d'abord l'existence d'une tumeur volumineuse de l'hypogastre, du côté gauche, tumeur dure et très sensible à la pression, que le doigt retrouve par le toucher recto-vaginal jusque dans l'excavation pelvienne. On ne sent pas distinctement les limites du corps utérin et ses rapports avec la tumeur, mais en raison de la douleur, toute palpation ultérieure devient impossible.

Les urines sont neutres, contiennent du pus et du sang.

Traitement: Salol, 50 centigrammes, 3 fois par jour.

Le 1er décembre. *Les urines recueillies aseptiquement*

sont d'un brun-jaune foncé, sales et troubles, d'odeur très fétide, de réaction acide. Densité : 1015. Par le repos, les urines se clarifient asssez bien en déposant un sédiment grisâtre compact. Quantités modérées d'albumine. Au microscope, on trouve quantité de globules de pus, mêlés de globules rouges et de nombreuses grandes cellules d'épithélium aplati. Pas de cylindres. La recherche des bacilles tuberculeux donne un résultat négatif. *Les urines contiennent en grand nombre le coli-bacille à l'état de pureté.*

Le 20 décembre. Quand l'urine a été évacuée à la sonde et que l'on presse la partie inférieure de l'abdomen à gauche, il semble s'écouler une urine plus trouble qu'à l'ordinaire. (Perforation de la vessie).

Le 30 décembre. L'état restant à peu près le même, on fait une *incision exploratrice* au dessus du ligament de Fallope gauche ; après l'ouverture du péritoine et le décollement d'une anse intestinale adhérant à la paroi abdominale antérieure, le pus apparaît. Gaze iodoformée. Drainage. L'ensemencement du pus donna une culture pure du coli-bacille.

La malade alla bien d'abord après l'opération ; les douleurs diminuaient. Mais peu à peu l'état s'aggrava : vomissements ; inappétence, prostration profonde. Œdème autour des malléoles et eschare de decubitus au sacrum. Toujours apyréxie. Les derniers jours un *érysipèle* se montre au côté gauche du visage. Décès le 9 février 1893.

Pendant sa maladie, à plusieurs reprises, examen bactériologique des urines, toujours avec les mêmes résultats. Le sang, (recueilli au lobe de l'oreille) se montra stérile.

	QUANTITÉ D'URINE par 24 h.	URÉE par 24 h.	ALBUMINE par 24 h.	EXAMEN MICROSCOPIQUE
11 déc.	640 c.c.	8 gr. 8	0 gr. 3	Quantité de pus et d'épithélium, globules rouges. Pas de cylindres.
12 —	705 —	10 2	» »	—
13 —	535 —	5 67	» »	—
14 —	680 —	8 9	» »	—
15 +	240 —	4 3	» »	—
16 —	630 -	9 29	0 18	—
17 —	640 —	6 53	0 18	—
18 —	835 —	8 85	0 21	—
19 —	645 —	8 39	0 32	—
20 —	775 —	8 11	0 16	—
21 —	1.265 —	10 7	—	—
22 —	1.075 —	7 27	-	—
23 —	900 —	9	—	—
24 —	700 —	8 6	—	—

Autopsie, le 10 février 1893 (20 heures après la mort). En ouvrant l'abdomen, on voit dans la partie inférieure gauche une grosse masse noueuse, qu'un examen plus précis, montre être le corps de l'utérus fortement atteint de cancer et adhérent à l'S iliaque et à la vessie. Autour de ces organes il y a une grande cavité anfractueuse, remplie de pus fétide et de fèces et qui s'ouvre à l'extérieur par l'incision abdominale. L'S iliaque qui forme la limite gauche de l'abcès, communique avec celui-ci par une perforation de la grandeur d'un centime (à la partie inférieure de l'intestin). La paroi de l'intestin est fortement épaissie et infiltrée de substance cancéreuse blanchâtre. *La vessie* petite, aux parois épaissies, la muqueuse décolorée, grisâtre, ça et là couverte de couches de pus. *Près de l'orifice de l'urétère gauche, petite perforation du volume d'un pois, par où la sonde pénètre dans la grande cavité de l'abcès.*

Rein droit d'aspect et de volume normaux; tissu aminci couleur pâle; muqueuse du bassinet et des calices légèrement injectée, d'ailleurs normale.

Rein gauche petit, mou ; la capsule épaissie se détache difficilement de la surface qui est inégale avec des bosselures aplaties et des parties légèrement granuleuses. Couleur pâle, grisâtre, veines marquées. A la coupe le tissu est réduit à 2 centimètres d'épaisseur : la substance corticale est très étroite, d'un gris-jaune uniforme ; pas de limite marquée entre les pyramides qui ont la même couleur pâle et dont les papilles sont aplaties. Le bassinet et l'urétère sont fortement dilatés ; en bas l'urétère traverse la cavité de l'abcès, où une longue partie du conduit est presque oblitérée par des masses cancéreuses; les parois de l'urétère sont également très épaissies. La muqueuse tuméfiée de couleur grisâtre. Rien aux autres organes.

Ensemencement du sang du cœur.
— du foie.
— de la rate.
— du rein droit.
— du rein gauche.

donne une *culture pure du streptocoque pyogène*, associé, pour ce qui concerne le dernier organe, seulement, au coli-bacille. L'examen des urines fournit le même résultat qu'auparavant.

Obs. 16. — *Jeune femme ; fièvre typhoïde ; sondée pour rétention ; cystite, urine acide purulente contenant le coli-bacille.*

A. J..., infirmière, âgée de 23 ans, entre le 22 septembre 1892 à la clinique interne.

La malade fut d'abord soignée pour un rhumatisme articulaire aigu, compliqué d'une maladie du cœur. Pendant la convalescence à l'hôpital elle fut atteinte de fièvre typhoïde. La température s'éleva rapidement, depuis le 4 novembre, jusqu'à 40 et 40,5 le soir et l'état typhoïde devint manifeste. Urine claire et acide sans albumine.

Le 21 novembre. Rétention depuis la veille. Cathétérisme.

Le 22 novembre. Nouveau sondage, urine de couleur sombre, trouble, se clarifiant complètement par l'ébullition, pas de réaction de pus ni d'albumine.

Le 24 novembre. La malade a uriné spontanément ; *il y a eu des douleurs aiguës à la miction. Les urines acides et troubles, donnent aujourd'hui une faible réaction d'albuminé et contiennent des quantités notables de pus.*

Le 26 novembre. *La pression au niveau de la vessie est douloureuse.* La malade éprouve des douleurs à chaque miction, surtout à la fin.

L'urine recueillie aseptiquement est d'un brun jaune foncé, faiblement acide, opaque, densité : 1011. Elle se clarifie au repos en déposant une couche jaunâtre, épaisse d'un centimètre. L'urine filtrée est claire, contenant des traces d'albumine ; par la réaction de Heller, anneau mince. Au microscope, d'innombrables globules de pus mêlés à des cellules d'épithélium vésical ; pas de globules rouges. De nombreux bacilles ; l'ensemencement donne une *culture pure du coli-bacille.*

Lavages boriqués de la vessie.

Le 2 décembre. Miction 3 fois par 24 heures ; douleurs insignifiantes.

Le 24 décembre. Urine complètement claire, neutre, sans pus.

Le 14 janvier 1893. Bien-être complet. *La malade quitte l'hôpital.*

L'urine recueillie aseptiquement est limpide, jaune-clair, acide ; densité : 1010. L'examen microscopique (après centrifugation) constate quelques rares leucocytes et cellules épithéliales, *L'ensemencement d'une goutte d'urine, sur gélose, donne 3 colonies du coli-bacille.*

Obs. 17. — *Prédispositions tuberculeuses ; cystite et pyélite (calculeuse) ; Urine acide, purulente, contenant le coli-bacille à l'état de pureté.*

E. A. âgée de 51 ans, entre le 4 décembre 1892 à la clinique interne.

Prédispositions tuberculeuses dans la famille. Scrofulose pendant la jeunesse ; elle a souffert de chlorose et de troubles dyspeptiques. Plus tard elle a joui d'une bonne santé ; elle a accouché 8 fois et avorté 3 fois.

Depuis 3 ans, elle souffre de temps en temps de leucorrhée. Jamais de maladie vénérienne.

Il y a 2 ans, la malade eut, sans cause apparente, des mictions fréquentes et douloureuses ; en même temps l'urine devint trouble, teintée de sang. Pas de douleurs lombaires, ni d'œdème. Elle fut soignée 15 jours à l'hôpital communal ; depuis elle se porte bien. Urines limpides.

Trois semaines avant son entrée à l'hôpital, *elle fut prise soudainement de ténesme vésical très vif et de fréquence des mictions,* toutes les 5 minutes le jour ; 6-8 fois la nuit. L'urine s'écoulait en très petite quantité, parfois quelque gouttes seulement, et la miction était accompagnée d'une sensation de cuisson très vive. L'urine était fétide, très trouble, teintée de sang ; au repos, elle déposait une couche épaisse et glaireuse d'un blanc jaunâtre, on n'a jamais observé ni pierre ni gravier. La malade n'a pas été atteinte de blennorrhagie ; jamais sondée. Il y avait, au commencement, de fortes douleurs lombaires, surtout du côté droit; en outre des accidents fébriles légers. Jamais de colique néphrétique véritable.

Elle s'est améliorée en gardant le lit et en suivant un régime léger.

La malade est de structure robuste, un peu pâle. Temp. 37,9. Rien aux poumons. La pression au niveau de l'hypogastre est douloureuse. L'exploration des reins est négative. Pas d'œdème.

L'urine jaune-rouge, trouble, d'odeur fétide, de réaction neutre.

L'examen microscopique constate des globules de pus, quelques rares globules rouges, des cellules épithéliales, pas de cylindres. Salol, 1 gr., 3 fois par jour.

Le 7 décembre. *L'urine recueillie stérilement* est sale, gris-jaune, trouble, fétide, franchement acide. Densité 1020. Au repos elle abandonne une couche légère nuageuse, sans que le liquide surnageant se clarifie. Traces d'albumine. *Pas de sang ni à la réaction de gaïac, ni à la réaction d'hémine.* Forte réaction de pus.

	QUANTITÉ D'URINE par 24 h.	URÉE par 24 h.	ALBUMINE par 24 h.	EXAMEN MICROSCOPIQUE
10 déc.	1.100 c.c.	19 gr. 69	Traces	Globules de pus, cellules épithéliales, quelques rares globules rouges, pas de cylindres.
11 —	1.250 —	17 63	—	—
12 —	1.000	16 »	—	Globules de pus, cellules d'épithélium polymorphe, pas de cylindres.
13 —	1.200 —	16 2	—	—
14 —	1.100 —	16 28	—	—
15 —	1.000 —	17 4	—	—
16 —	750	15 »	—	—
17 —	1.100 —	16 17	—	—
18 —	1.100 —	19 36	—	—
19 —	1.400 —	21 56	—	—
20 —	1.300 —	21 6	—	Pus en petite quantité, quelques rares cellules épithéliales. Pas de cylindres.
21 —	1.300 —	22 1	—	—

Par la centrifugation l'urine s'éclaircit tout à fait en déposant une mince couche grisâtre, qui, examinée au microscope, est formée de leucocytes graisseux, de cellules épithéliales de différentes formes, polygonales et ovales, piriformes et fusiformes ; plus *quelques rares globules rouges*. Pas de cylindres. Bacilles mobiles en extrême abondance. *Bacterium coli commune. Recherches répétées du bacille tuberculeux avec résultat négatif.*

Le 13 décembre. Urine acide, très peu trouble, avec des flocons et des filaments blanchâtres. La malade peut maintenant dormir toute la nuit sans uriner.

Le 7 janvier. L'urine trouble, acide, ne renferme plus d'albumine, mais du pus.

Le 14 janvier. L'urine acide, presque claire, se gélatinifiant à peine avec de la potasse. Sortie de l'hôpital. *L'ensemencement d'une goutte d'urine donne 21 colonies de bacilles.*

Obs. 18.— *Rétrécissement blennorrhagique ; cystite sans introduction d'instruments; urine acide, purulente. Bacillus coli communis.*

H. S., âgé de 68 ans, entre le 13 octobre 1892 à la clinique de chirurgie.

Le malade a joui autrefois d'une parfaite santé; blennorrhagie il y a 11 ans. Depuis 2 ans, symptômes de cystite : besoins fréquents et mictions douloureuses, urines troubles. Après un traitement interne, un médecin essaya en vain d'introduire une sonde pour faire des lavages de la vessie. Au bout d'environ 4 semaines il se déclare, à gauche de la racine du pénis, un abcès urineux, qu'on incise. Toujours léger écoulement muco-purulent de l'urèthre et douleurs aux mictions, dont la fréquence a augmenté beaucoup depuis quelque temps (environ 20 fois par 24 heures). Le jet est mince et la force de projection minime; l'urine s'écoule en petite quantité, souvent goutte à goutte. Elle a été très trouble et fétide, déposant une couche épaisse et glaireuse. Il y a 5 jours nouvel abcès au même endroit que le précédent; au bout de peu de temps, il s'ouvrit spontanément dans l'ancienne cicatrice, évacuant un pus liquide. Depuis, le malade a gardé le lit, du reste, l'état général a été satisfaisant; pas de fièvre.

Le malade est d'aspect sénile; à l'auscultation on constate de l'emphysème pulmonaire. Le ventre est souple, pas de douleurs au dessus de la symphyse. Il reste encore une fistule consécutive aux abcès et qui laisse passer un peu d'urine. Tous les explorateurs jusqu'au n° 8 sont arrêtés à l'entrée de la région membraneuse, le n° 7 ne parvient à passer qu'avec peine. Par le toucher rectal on ne constate rien d'anormal, mais le doigt, passé sur le périnée, sent des parties indurées, rugueuses, le long de l'urèthre.

Les urines acides purulentes, contiennent de l'albumine.

Les jours suivants, incision de l'abcès péri-uréthral, et dilatation méthodique des rétrécissements.

Le 3 novembre, introduction de l'explorateur métallique de Thompson; on sent que la vessie est trabéculaire; il ne paraît pas y avoir de calcul. L'injection d'eau boriquée montre que la vessie est irritable.

Le 11 novembre, *uréthrotomie externe* ; après quoi, pendant quelque temps, sonde à demeure. Depuis, les urines sont, par périodes, plus claires; cependant elles contiennent souvent du pus en grande quantité.

Le 11 décembre. L'urine recueillie stérilement, est opaque, de couleur ambrée claire, d'odeur désagréable, de réaction acide. Densité 1016. Par le repos elle s'éclaircit en déposant une couche épaisse, grisâtre. Très faible réaction d'albumine. Au microscope, globules de pus en grand nombre, grandes cellules d'épithélium aplati, infinité de bâtonnets mobiles. Pas de cylindres. L'ensemencement donne le *Bacterium coli commune* à l'état de pureté.

Le 21 décembre. La plaie périnéale est superficielle. Miction 4 à 5 fois par jour, à plein canal. Les urines acides, déposent une petite couche gris-jaune, et renferment du pus, pas d'albumine. *L'ensemencement montre de nombreux bacilles.* Sort de l'hôpital.

Obs. 19. — *Méningite cérébro-spinale; rétention d'urine. Cathétérisme; cystite ammoniacale persistante. Le proteus de Hauser.*

N. P., âgée de 31 ans, est entrée le 24 novembre 1892. Bonne santé antérieure ; la maladie actuelle, méningite cérébro-spinale, a commencé il y a 6 jours. Le lendemain de son entrée à la clinique interne, *rétention d'urine.*

Le 25 novembre. *L'urine qui n'a pas été évacuée depuis l'entrée à l'hôpital est recueillie à la sonde.* Emission d'un litre d'un liquide rouge-brun, acide, sans albumine ni sang.

Le 8 décembre. On est obligé de sonder continuellement la malade, mais *à présent 3 fois par jour à cause de besoins douloureux; douleurs à l'hypogastre, spontanément et à la pression. Les urines ammoniacales, exhalent une odeur fétide ; fortement troubles, elles contiennent quantité de pus.* La réaction de Heller donne une mince plaque d'albumine. Traitement interne avec acide borique, 5 grammes par jour.

Le 20 décembre. *L'urine recueillie aseptiquement* est d'un brun-jaune sale, très trouble, contenant des flocons de pus glaireux; elle exhale une odeur fortement ammoniacale et donne une réaction franchement alcaline. Au repos, elle laisse un abondant dépôt de pus glaireux, sans que le liquide s'éclaircisse complètement. Faible réaction d'albumine; pas de sang. L'examen microscopique constate quantité de leucocytes dégénérés, graisseux, entourés d'une substance glaireuse, de nombreux cristaux de phosphate triple, et de grandes cellules d'épithélium aplati. Quantité de bacilles qui ne se colorent pas à la méthode de Gram. *Proteus de Hauser* à l'état de pureté.

Le 22 décembre. La malade urine spontanément, éprouvant une brûlure intense « comme du feu » à l'urèthre.

Le 27 décembre. Urine toujours d'odeur fétide et très ammoniacale. Miction libre. On prescrit une limonade à l'acide benzoïque, 1 gr. 5.

Le 31 décembre. Les urines paraissent moins troubles, mais sont toujours extrêmement fétides. On supprime l'acide benzoïque. Prescription : salol 3 grammes par jour. Lavages boriqués de la vessie, 2 fois par jour.

Le 7 janvier. Les urines acides contiennent moins de pus, pas d'albumine. Sulfates abondants.

Le 11 février. L'urine recueillie à la sonde se gélatinifie fortement par l'addition de potasse ; examinée au microscope, elle contient de nombreux globules de pus, quelques rares cellules épithéliales. Le dépôt purulent a de nouveau augmenté. On suspend le salol. *Lavage au nitrate d'argent à 1/1000, tous les jours.*

Le 13 février. Aujourd'hui, il y a beaucoup moins de sédiment dans les urines, qui sont franchement acides ; elles sont beaucoup plus claires qu'auparavant et ne donnent qu'une faible réaction de pus.

A la sortie de l'hôpital, le 28 avril 1893, *les urines recueillies stérilement* sont limpides, de réaction acide ; l'ensemencement ne donne pas de culture.

Obs 20. — *Lithotomie, suivie de cystite pendant 12 ans. Urines ammoniacales, contenant le staphylococcus ureae liquefaciens, le coli-bacille et le streptobacillus anthracoides.*

F. L..., âgé de 75 ans, entre le 20 décembre 1892.

Blennorrhagies à plusieurs reprises. Lithotomie (taille hypogastrique) il y a 12 ans, à l'hôpital communal ; ablation d'un calcul du volume d'une noix. En même temps on constate un rétrécissement de l'urèthre. Pendant un an après sa sortie de l'hôpital, une fistule urinaire s'est maintenue au périnée.

Depuis 12 ans le malade souffre continuellement de dysurie, variable selon les saisons, pire pendant la saison du froid. Il a eu des périodes où la fréquence des mictions était presque normale, tandis qu'à d'autres moments, il était obligé d'uriner très souvent. Il a eu toujours des douleurs assez vives, surtout avant la miction, et s'accusant non seulement dans la région vésicale, mais encore dans l'urèthre et vers le gland, qui était d'une sensibilité excessive. La voiture et la marche ne déterminaient pas de douleurs spéciales. L'urine est évacuée par un jet mince sans force de projection, souvent goutte à goutte ; elle a toujours été trouble et fétide, souvent teintée de sang, déposant une couche jaune glaireuse. Le malade n'a observé ni pierre, ni gravier dans l'urine.

L'état général, en somme, est bon ; il a pu vaquer sans interruption à ses affaires. Depuis 3 ans il a lui-même pratiqué des lavages boriqués de la vessie, 3 fois par jour.

A son entrée, homme vigoureux ; les artères sont un peu sclérosées. Les cornées sont entourées d'un disque scléreux. Pas de fièvre.

Il n'existe au niveau des reins, ni spontanément, ni à la pression, aucune douleur. L'urèthre est libre jusqu'à la prostate, qui fait saillie dans le canal et qu'on sent également par le rectum. La sonde exploratrice s'introduit facilement dans la vessie ; on ne sent pas de calcul. Il vide complètement la vessie. Urines ammoniacales fétides très chargées de pus.

Traitement. — Salol, 50 centigr., 3 fois par jour. Lavages à l'acide borique.

Le 21 décembre, au matin, *on recueille stérilement les urines*. Elles sont sales, de couleur jaune clair, exhalant une odeur très fétide, chargées de flocons de pus gris-jaunâtre ; densité 1015, forte réaction ammoniacale. Elles abandonnent au fond du vase un dépôt filant, boueux, épais de 2 centimètres. Faible réaction d'albumine. Au microscope on trouve d'innombrables cellules rondes granuleuses, çà et là de grandes cellules d'épithélium aplati, souvent agglomérées en petites couches, le tout enveloppé d'une substance glaireuse contenant de nombreux cristaux ammoniaco-magnésiens. Pas de cylindres. Quantité de microorganismes, partie microcoques, partie bacilles de longueur différente, qui se décolorent à la méthode de Gram ;

enfin des gros bacilles qui se colorent à la méthode de Gram. La culture donne 3 espèces différentes : *staphylococcus ureae liquefaciens, bacterium coli commune et streptobacillus anthracoïdes*.

Le malade fut traité dans la suite avec des instillations vésicales de 10 grammes de nitrate d'argent à 2 p. 100, alternant avec des lavages à l'acide borique. La fréquence des mictions diminua, ainsi que les douleurs ; à la fin, les urines étaient faiblement acides, mais toujours très purulentes. Pendant son séjour à l'hôpital, la diurèse était presque normale, en tout cas, pas augmentée ; l'évaluation quantitative ne constata que des traces d'albumine, point de cylindres rénaux.

Il sortit, d'après son propre désir, le 7 janvier 1893, pour continuer le traitement à domicile. *Urines acides, très purulentes contenant les mêmes microorganismes qu'auparavant.*

OBS. 21. — *Uréthrite chronique ; rétrécissement blennorrhagique ; introduction de bougies, cystite, pyélite. Urines acides, très purulentes. Bacterium coli commune.*

R., J., âgé de 35 ans se présente chez moi le 22 décembre 1892.

Pas d'antécédents héréditaires. Bonne santé antérieure. Blennorrhagie pour la deuxième fois, il y a 4 ans ; à la suite de la dernière, rhumatisme blennorrhagique localisé au genou droit.

Comme, malgré l'emploi de différends remèdes, la blennorrhagie n'avait pas de tendance à s'améliorer, son médecin essaya enfin l'introduction de bougies, et constata un rétrécissement de l'urèthre : peu de temps après, il y a environ 2 ans maintenant, il a été pris de mictions fréquentes et douloureuses ; en même temps l'urine devenait trouble et fétide, déposant une couche glaireuse au fond du vase. Depuis, les mictions ont été, en général, d'une fréquence excessive ; parfois il survient tout à coup des besoins impérieux, qu'il faut satisfaire aussitôt, sans quoi l'urine s'échappe involontairement. Parfois les mictions se font avec une extrême lenteur et le malade est obligé de se livrer à de grands efforts. Le jet est mince, tortillé ou bifide ; « il urine sur ses bottes ».

Il est amené à l'hôpital se plaignant de douleurs dans l'hypogastre et dans l'urèthre ; les souffrances acquièrent surtout une excessive intensité pendant les quelques minutes qui suivent la miction.

Il a été 2 fois déjà à l'hôpital, il y a 6 mois et 4 mois, la dernière fois à l'hôpital Frédéric. Il fut traité pendant 6 semaines, d'abord par des lavages d'une solution d'acide borique, ensuite par des lavages au sublimé (1 p. 1000). Il sortit amélioré, mais les accès ont augmenté d'intensité depuis.

Examen objectif. Le malade est pâle, maigre ; l'état général assez bien conservé. Pas de douleurs aux reins, qu'on ne sent pas à la palpation. La vessie ne remonte pas au-dessus de la symphyse. Pas d'écoulement par l'urèthre. Bougie à boule n° 14 passe avec quelque difficulté au rétrécissement perinéo-bulbaire.

Le 23 décembre. *Immédiatement après la miction, introduction dans la vessie d'une sonde stérilisée ; évacuation d'environ 200 grammes* d'une urine acide et chargée de nombreux petits flocons et grumaux blancs. Par le repos, le liquide s'éclaircit en laissant un dépôt purulent, épais de 2 centimètres. La réaction de Heller donne une plaque d'albumine mince, transparente ; l'urine se trouble faiblement par l'ébullition et l'addition d'acide nitrique. Sous le microscope, on constate quantité de globules de pus, quelques rares cellules épithéliales, polygonales, rondes, ovales, piriformes et fusiformes, de différente grandeur ; en outre, infinité de bacilles. Pas de cylindres rénaux. La recherche du bacille tuberculeux donna plusieurs fois des résultats négatifs. *L'ensemencement donna une culture pure du bacterium coli commune.*

Le malade fut traité par le cathétérisme suivi de lavages boriqués 3 fois par jour ; en outre, de temps en temps, instillations vésicales de 2 à 4 grammes de nitrate d'argent à 2 p. 100. Au bout d'un mois, amélioration notable des symptômes. Les mictions deviennent moins fréquentes ; à la fin 5 ou 6 fois par jour ; il peut dormir toute la nuit. Les douleurs disparaissent complètement, les urines deviennent plus claires, en contenant toujours du pus, quoiqu'en quantité considérablement moindre. Il contracte cependant une nouvelle blennorrhagie, compliquée d'une épididymite pour laquelle il entra à l'hôpital le 5 février 1893.

Obs. 22. — *Vieux prostatique, rétention complète. Cathétérisme ; cystite et pyélo-néphrite à la suite. Urines ammoniacales, contenant le proteus de Hauser et le streptococcus pyogenes.*

O. O..., âgé de 79 ans, entre le 24 décembre 1892 à la clinique de chirurgie.

Le malade a toujours joui d'une bonne santé auparavant. Jamais d'affections génitales.

Il y a environ 1 mois, le malade a commencé à éprouver des difficultés pour uriner ; depuis 10 jours *rétention complète*, pour laquelle on a pratiqué le cathétérisme 2 fois par jour. *Depuis, il a eu des douleurs violentes à l'hypogastre et des besoins impérieux*, souvent très pénibles ; généralement répit pendant 4 à 5 heures après le cathétérisme. *Les urines ont pris l'aspect de plus en plus trouble, déposant une couche glaireuse, épaisse, d'odeur fétide.* La quantité d'urine émise en 24 heures est en général minime. Le malade a eu parfois des frissons, du reste pas de fièvre. L'appétit est assez bon, une seule fois des vomissements.

C'est un homme d'aspect sénile, les artères fortement sclérosées. *La prostate est notablement augmentée de volume.* L'urine est évacuée le soir à la sonde, aussitôt après l'émission spontanée d'une quantité minime ; on recueille environ 300 gr. d'une urine trouble, d'odeur fétide et de réaction ammoniacale ; surtout la dernière partie est formée presque exclusivement de pus.

Le 26 décembre. *L'urine recueillie aseptiquement* est d'un brun jaune sale, très trouble, complètement opaque ; la dernière partie émise est formée presque exclusivement par un pus épais, glaireux, grisâtre, contenant des filaments flottants jaunâtres. L'urine exhale une odeur ammoniacale pénétrante, et donne une réaction fortement alcaline. Densité, 1020. Au repos, elle dépose une couche épaisse, consistante, visqueuse et glaireuse, de couleur brun-jaune sale, et le liquide qui surnage conserve un aspect trouble et sale. La réaction de Heller donne une plaque d'albumine, épaisse d'environ 2 mm. ; l'urine filtrée est trouble ; par l'ébullition et l'acide nitrique, elle se trouble davantage en formant un dépôt floconneux. Par la centrifugation, on obtient un dépôt compact et visqueux, sans que l'urine s'éclaircisse complètement. L'examen microscopique montre quantité de globules de pus mêlés à de grandes cellules d'épithélium aplati, de nombreux cristaux ammoniaco-magnésiens et d'urate d'ammoniaque, et des amas granuleux amorphes de carbonate de chaux. Quelques rares globules rouges. Infinité de bacilles très mobiles, souvent de longueur assez considérable, et souvent unis en chaînes, parfois très longues ; la même formée parfois par 40 individus. Ils se décolorent complètement à la méthode de Gram. De plus, on voit quantité de coques, souvent agglomérés en pelotes, où l'on ne distingue aucun groupement régulier. Ces coques se trouvent aussi rangés en chaînes ondulées, d'ordinaire pas très longues ; ils se colorent très bien par la méthode de Gram. La culture donne deux espèces de colonies : *le proteus de Hauser et le steptococcus pyogenes.*

Prescription : 3 fois par jour, évacuation de la vessie, et injections de nitrate d'argent à 2 : 100, traitement interne : acide benzoïque. Son état s'améliora considérablement par ce traitement, les douleurs diminuèrent et il put bientôt uriner spontanément. L'urine s'éclaircit et finit par devenir acide ; cependant elle contenait encore du pus à la sortie de l'hôpital le 14 janvier 1893. On lui apprit à se sonder lui-même.

Le malade rentre dans le service le 10 février 1893, repris d'accidents de cystite. Il y a de nouveau rétention d'urine complète, besoins impérieux et pénibles, urines purulentes, fortement ammoniacales. L'état général est en souffrance, le sommeil troublé. Inappétence, soif vive, bouche sèche, pâteuse, amère. Même traitement que la dernière fois.

L'urine examinée au point de vue bactériologique le 19 février, présente les mêmes caractères que le 26 décembre ; seulement, une nouvelle espèce est survenue : *le staphylococcus ureae liquefaciens.*

Phlegmon de scrotum avec gangrène du testicule droit ; escharre de décubitus au sacrum. Le malade meurt le 19 mars. Autopsie impossible.

	QUANTITÉ D'URINE par 24 h.	URÉE par 24 h.	ALBUMINE par 24 h.	EXAMEN MICROSCOPIQUE
21 févr.	500 c. c.	5 gr. 75	0 gr. 38	De nombreux globules de pus, des cellules épithéliales polygonales, ovales et fusiformes, globules rouges. Cristaux. Pas de cylindres.
22 —	400 —	12 8	0 8	id.
23 —	550 —	16 9	0 28	—
24 —	620 —	16 8	0 3	—
25 —	l'urine mêlée d'eau boriquée			
26 —	460 —	8 83	0 12	—
27 —	520 —	9 57	0 13	—
28 —	750 —	11 85	0 38	—
1er mars	860 —	17 2	0 26	—
2 —	400 —	8 72	0 1	—
3 —	610 —	16 2	0 6	—
4 —	700 —	9 2	0 2	—
5 —	720 —	10 67	0 42	—
6 —	720 —	11 17	0 21	—

Obs. 23. — *Rétention d'urine après opération; cathétérisme, cystite ammoniacale légère. Diplococcus ureæ liquefaciens.*

A. H. P. âgée de 21 ans, entre le 10 décembre 1892 à la clinique de chirurgie.

Six mois avant son entrée à l'hôpital, la malade avait fait une chute dans un escalier, suivie de luxation du coccyx avec coccygodynie; le 12 décembre, résection partielle du coccyx avec enlèvement de 3 vertèbres.

Le 13 décembre. *Depuis l'opération, rétention d'urine; hier soir, cathétérisme.*

Le 17 décembre. Elle ne peut pas encore uriner spontanément. *L'urine recueillie stérilement* est acide, claire et laisse par le repos un nuage léger. Après la centrifugation on constate quelques rares cellules de pus et d'épithélium, en outre de nombreux diplocoques. *Un échantillon d'urine placé à l'étuve est alcalin au bout de 5 heures et donne une réaction ammoniacale.*

Lavages boriqués de la vessie tous les jours.

Le 22 décembre. Il faut toujours la sonder. *Les urines offrent une réaction alcaline* et contiennent du mucus. Au microscope on voit des masses granuleuses, quelques rares cellules de pus, des cristaux de phosphate triple.

Le 25 décembre. Depuis quelques jours elle urine spontanément; elle accuse des douleurs aiguës pendant la miction et après celle-ci. La pression au-dessus de la symphyse n'est pas douloureuse.

L'urine est de nouveau recueillie stérilement. Elle est jaune-clair, trouble, d'odeur désagréable, *alcaline*, déposant une couche blanchâtre peu consistante. Elle ne se gélatinifie pas distinctement par la potasse caustique; elle ne donne presque pas d'albumine par la réaction de Heller; ni par le ferrocyanure de potassium et l'acide acétique. L'examen microscopique direct du sédiment ne démontre que quelques rares globules de pus et des cristaux de phosphate triple; par contre, après la centrifugation, on voit de nombreux leucocytes, des cellules d'épithélium vésical, des cristaux ammoniaco-magnésiens, des masses amorphes granuleuses de phosphates et du carbonate de chaux ; de plus, une infinité de coques, le plus souvent réunis deux à deux ou en groupes irréguliers, et aussi en chaînes courtes. L'ensemencement donne une culture pure du *diplococcus ureae liquofaciens.*

Le 28 décembre. Pendant les dernières 24 heures elle a uriné 5 fois sans douleurs. Les urines sont plus claires, de réaction neutre et ne déposent qu'une mince couche blanchâtre.

Le 14 janvier. *Sort de l'hôpital. L'urine recueillie à la sonde* est de couleur claire et tout à fait limpide, faiblement alcaline, mais pas ammoniacale. Par l'ensemencement, elle reste *stérile.*

Obs. 24. — *Cystite chez une femme opérée, survenue sans cause appréciable. Urines acides, purulentes ; coli-bacille.*

D. E. âgée de 27 ans, entre le 1er novembre 1892 à la clinique de chirurgie pour une tumeur grosse comme une tête d'enfant qui s'est développée à la crête iliaque gauche dans une période de 18 mois. Le 12 novembre, extirpation de la tumeur, qui se trouve être un fibrosarcome périostal. Urine toujours normale.

Six semaines après l'opération, pendant qu'elle est encore alitée, la malade éprouve soudain, *sans qu'on ait jamais introduit d'instruments dans la vessie et sans cause apparente,* des besoins impérieux d'uriner : elle a des mictions fréquentes, de jour comme de nuit. Jamais de douleurs lombaires, ni d'œdème. Elle n'a jamais eu d'affections génitales ; mais il y a un écoulement vaginal grisâtre très abondant. Le mari est sain ; elle a 5 enfants bien portants.

Le 28 décembre. La malade a uriné 17 fois pendant les dernières 24 heures. La pression de la vessie n'est pas douloureuse. L'urine est acide, contenant du pus, du sang et de l'albumine ; Au microscope on trouve quantité de globules de pus, quelques rares globules rouges, quelques cellules d'épithélium pavimenteux et des bacilles.

Le 29 décembre. *L'urine recueillie stérilement* est de couleur jaune paille, trouble, de mauvaise odeur, de réaction acide. Densité : 1020. Par le repos, elle laisse déposer une couche épaisse de pus. L'urine donne un anneau d'albumine mince, à peine visible, à la réaction de Heller. Faible réaction de sang. L'examen microscopique constate quantité de globules de pus, grandes cellules épithéliales à noyaux distincts, et quelques rares globules rouges. Pas de cylindres rénaux. Grand nombre de bacilles ; à la culture *bacterium-coli*. Des recherches répétées du bacille tuberculeux donnent un résultat négatif.

Le 1er janvier 1893. Mictions 5 fois hier, 5 fois la nuit passée, sans douleurs. Les urines contiennent toujours du pus.

On prescrit :

Sol. de chlorate de potasse, 10 grammes p. 300 :

Une cuillerée à bouche 5 fois par jour.

Le 10 janvier. *Sortie de l'hôpital. L'urine recueillie stérilement* est acide, légèrement trouble, contenant une quantité minime de pus à l'examen microscopique ; l'ensemencement donne des colonies nombreuses du *coli-bacille*.

Obs. 25. — *Vieux prostatique ; rétention d'urine incomplète. Accidents de cystite sans cathétérisme. Urines acides, purulentes, avec le bacterium coli, à l'état de pureté.*

J. R.. âgé de 66 ans, entre le 7 décembre 1892 à la clinique de chirurgie.

Bonne santé antérieure. Jamais de blennorrhagie. Depuis un an, il souffre de plus en plus de mictions fréquentes et douloureuses ; *jamais il n'a été introduit dans la vessie de sonde ni d'autres instruments*. Peu à peu la fréquence des mictions monte jusqu'à 50 fois en 24 heures, 8 à 10 fois la nuit, en même temps les douleurs augmentent, s'irradiant du bas ventre vers le gland et le périnée. Le malade est obligé de faire de violents efforts pour expulser l'urine qui est trouble et fétide, s'écoulant par gouttes et en très petite quantité.

Rétention complète il y a 3 jours ; depuis, il a été sondé le matin et le soir. Depuis 8 jours il souffre de fortes douleurs lombaires, jamais d'œdème. L'état général est resté assez satisfaisant, pas de fièvre, pas de troubles de la digestion. Il a d'ordinaire l'intestin paresseux et il emploie fréquemment des laxatifs.

Le malade est sénile ; avec sclérose prononcée des artères. La vessie est distendue, montant presque jusqu'à l'ombilic. *La prostate est considérablement augmentée de volume et dure*, surtout le lobe gauche. Par la sonde de Nélaton on évacue environ 1000 gr. d'une urine trouble, de réaction acide ; réaction d'albumine distincte ; ni sang, ni sucre.

Cathétérisme 2 fois par jour. Faradisation, cataplasmes, suppositoires calmants.

Le 22 décembre. Le malade commence à uriner spontanément : 125 grammes en 4 fois. Urines acides, purulentes.

Le 28 décembre. Il a uriné 10 fois hier et 12 fois cette nuit en tout 550 grammes ; le sommeil est troublé par d'impérieux besoins. Pas de douleurs au-dessus de la symphyse.

L'urine recueillie stérilement est de couleur jaune clair, légèrement trouble, d'odeur désagréable, de réaction faiblement acide ; elle laisse un dépôt nuageux peu consistant, épais de 3 cent.; densité 1006. Elle contient de l'albumine. L'examen microscopique décèle quantité de globules de pus et de cellules épithéliales de différentes formes, polygonales, piriformes et fusiformes ; pas de globules rouges, pas de cylindres rénaux. Bacilles nombreux : *Bacterium coli commune*.

1er janvier. L'urine examinée au microscope, contient des cellules de pus et d'épithélium pavimenteux, pas de cylindres. Bacilles nombreux.

Peu à peu l'état s'améliore par le traitement local : solution de nitrate d'argent à 2 p. 100 et lavage avec une solution d'acide borique ; émulsion camphrée à l'intérieur. La douleur et la fréquence des mictions diminuent considérablement, l'urine devient plus claire, tout en contenant encore du pus. La réaction est toujours neutre ou acide.

Le 12 février. *Le malade sort de l'hôpital.* On lui conseille de se sonder lui-même et de pratiquer toujours les lavages boriqués. *Urines acides contenant du pus ; l'ensemencement donne une culture pure du bacterium coli commune.*

	QUANTITÉ par 24 h.	URÉE par 24 h.	ALBUMINE par 24 h.	EXAMEN MICROSCOPIQUE
5 févr.	2.230 c. c.	8 gr. 35	0 gr. 55	Globules de pus, épithélium aplati, pas de cylindres.
6 —	1.900 —	11 32	0 68	—
7 —	2.725 —	12 42	0 6	—
8 —	2.700 —	9 74	1 2	Globules de pus, cellules épithéliales, quelques rares cylindres hyalins.
9 —	2.350 —	11 2	1 5	Globules de pus, cellules épithéliales, quelques rares globules rouges, pas de cylindres.
10 —	2.100 —	10 8	1 5	Globules de pus, cellules épithéliales.
11 —	2.050 —	10 7	1 »	Globules de pus et cellules épithéliales, un seul cylindre hyalin assez gros.
12 —	2.800 —	11 1	» 7	Pus et épithélium, pas de cylindres.

Obs. 26. — *Lithiase rénale ; rétention d'urine aiguë. — Cathétérisme. — Cystite ammoniacale. Diplococcus ureæ lique-faciens.*

C. P..., âgé de 37 ans, entre le 2 janvier 1892 à la clinique de chirurgie.

Le malade a joui d'une bonne santé pendant l'enfance et la jeunesse ; jamais de maladies vénériennes.

Depuis 3 ans, il souffre de douleurs aux deux côtés de l'abdomen, siégeant sous le rebord costal et revenant par accès violents.

Jamais aucun trouble urinaire ; une seule fois, il y a deux mois, tout à coup, il fut pris de rétention, de douleurs violentes suivies de l'émission d'un calcul rugueux, de la grosseur d'un pois.

La miction a, du reste, été normale jusqu'à il y a 10 jours ; *après un trajet en voiture il y eut alors soudain rétention d'urine complète. Cathétérisme évacuateur* le malade resta au lit pendant 24 heures. Depuis, il a pu uriner spontanément, mais les mictions sont devenues d'une fréquence excessive et accompagnées de douleurs aiguës, qui se font sentir dans toute l'étendue du canal. L'urine a pris un aspect trouble et glaireux ; pendant les derniers jours, il y a eu un peu de sang dans la dernière portion. Une ou deux fois il a rendu de petits graviers avec ses urines. Jamais d'œdème. Rien du côté des organes digestifs.

A son entrée à l'hôpital, c'est un homme assez vigoureux. Température 37,2. L'abdomen est non douloureux ; la vessie n'est pas distendue. Reins insensibles à la pression. En appuyant fortement sous le rebord costal gauche, on provoque cependant une douleur modérée. Pas d'écoulement par l'urèthre. L'urine de couleur claire, trouble, offre une réaction alcaline ; elle contient du pus et donne une mince couche d'albumine par la réaction de Heller.

Le 4 janvier. On introduit facilement l'explorateur métallique de Thompson. Après l'évacuation d'une urine épaisse, glaireuse, gris-jaune, contenant quelques particules de sable, on procède à l'exploration de la vessie. Elle est légèrement trabéculaire ; on ne sent pas de concrétions.

Lavages boriqués de la vessie.

Avant d'instituer le traitement, *les urines sont recueillies aseptiquement*. Elles sont d'un brun-jaune sale, contenant des filaments grisâtres, exhalant une odeur désagréable. Réaction fortement alcaline ; Densité 1024. Elles abandonnent au fond du vase un dépôt filant, visqueux, d'une coloration gris-sale. Traces d'albumine, pas de sang.

Au microscope, le dépôt centrifugé est constitué principalement par des cristaux de phosphate triple, souvent gros et bien développés, mêlés de globules de pus et d'épithélium pavimenteux ; quelques rares globules rouges, des amas amorphes de carbonates et de phosphates. De plus une infinité de coques en gros amas, tantôt liés deux à deux, tantôt en courtes chaînes de 6 individus au plus. *Diplococcus ureae liquefaciens l'état de pureté.*

Le 5 janvier. *Urine* faiblement acide, contenant un dépôt abondant de pus.

Le 18 janvier. *L'urine* recueillie à la sonde est acide, légèrement trouble. Mictions 6 à 7 fois par 24 heures, sans douleurs.

Le 8 février. Au repos, l'urine ne laisse qu'un sédiment léger. La pression au niveau de la vessie n'est pas douloureuse et l'exploration des reins reste négative. Aucune douleur à la miction. Etat général bon ; pendant son séjour à l'hôpital, le malade a augmenté de forces et d'embonpoint. Il a sa sortie.

L'urine recueillie aseptiquement est neutre ; elle ne contient pas d'albumine, mais à l'examen microscopique on constate quelques rares cellules de pus et des coques. *L'ensemencement donne le même résultat qu'auparavant.*

Obs. 27. — *Rétrécissements multiples de l'urèthre ; introduction de bougies ; cysto-pyélo-néphrite. Urines acides, purulentes, contenant le streptocoque pyogène. Mort d'un érysipèle facial.*

F. F., âgé de 64 ans, entré le 4 janvier 1893 à la clinique de chirurgie.

Bonne santé habituelle jusqu'au commencement de la maladie présente. Entre sa vingtième et sa vingt-huitième année le

BIBLIOTHÈQUE

malade a eu plusieurs blennorrhagies passées depuis à l'état chronique.

Il y a 14 ans, il a remarqué que le jet urinaire diminuait de force, devenait faible, tortillé, et que la miction se faisait avec une extrême lenteur. Un médecin constata un rétrécissement, et le traita par l'introduction de bougies, ce qu'il a fréquemment pratiqué depuis, lui-même.

Il y a 4 mois, des abcès urineux se forment. A plusieurs reprises, on les incise en donnant issue à un pus mêlé de sang et d'urine fétide. Les urines ont été pendant toute la maladie, troubles, déposant une couche glaireuse abondante ; une seule fois, après l'introduction forcée d'une bougie, elles continrent du sang pendant 36 heures. Il a eu continuellement de fréquents besoins d'uriner, jour et nuit, mais pas de douleurs prononcées à la miction.

Le malade ne s'est presque pas alité ; pas de douleurs lombaires, pas d'œdème.

A son entrée, l'état général est assez bon ; la température normale. Sclérose avancée des artères.

Le ventre est souple, la vessie n'est pas douloureuse à la pression.

Au voisinage de la verge et sur le périnée on trouve des saillies rouges, fluctuantes en un point, et des fistules consécutives aux abcès urineux. On constate des rétrécissements multiples dans la traversée périnéale ; il en est un plus étroit, qu'on ne franchit qu'avec une bougie nº 7. Hypertrophie notable de la prostate. Par le toucher rectal, combiné avec le palper abdominal, on ne sent pas de pierre dans la vessie.

Urines faiblement acides, contenant du pus, du sang, de l'albumine.

Le 7 janvier. *L'urine recueillie aseptiquement* avec la sonde anglaise nº 10, est de couleur jaune très clair, presque sans odeur, déposant au repos une couche blanc-jaune épaisse. *La réaction est faiblement acide.* Densité 1012. Quantité d'albumine 2 0/00 (Esbach). Au microscope, on trouve quantité de globules de pus, souvent réunis en amas, puis de nombreuses cellules épithéliales grandes et nucléaires, rondes, polygonales, fusiformes, piriformes. Pas de cylindres urinaires. Dans le dépôt, on constate une infinité de streptocoques qui ressortent encore davantage après coloration à la méthode de Gram ; ils sont rangés en longues chaînes tortillées, et sinueuses, souvent formées de beaucoup d'individus ; parfois agglomérés en groupes. *L'ensemencement donne des colonies nombreuses du streptococcus pyogenes.* Point d'autres micro-organismes.

A la clinique, on procède à la dilatation méthodique des rétrécissements. L'état général reste assez satisfaisant, apyrétique le plus souvent. Le 19 janvier il y eut une élévation de la température à 39,4, et il se déclara un érysipèle facial avec des abcès sous-cutanés. *L'urine se maintenait acide et fortement purulente.* Mort le 31 janvier.

	QUANTITÉ par 24 h.	URÉE par 24 h.	ALBUMINE par 24 h.	EXAMEN MICROSCOPIQUE
8 janv.	1.700c.m.	10 gr. 84	3 gr. 4	Pus et épithélium, pas de cylindres.
9 —	1 200 —	8 84	2 6	—
10 —	1.750 —	12 6	3 5	Pus et épithélium, quelques rares globules rouges et cylindres granuleux.
11 —	1.800 —	13 26	2 7	Pus et cellules épithéliales, quelques rares cylindres granuleux et hyalins.
12 —	1.400 —	11 74	2 5	Pus et épithélium, quelques rares globules rouges, un seul cylindre granuleux.
13 —	1.500 —	12 18	2 6	Pus et épithélium ; pas de cylindres.

Autopsie le 1er janvier (42 heures après la mort).

La vessie est remplie d'une grande quantité d'un liquide

trouble et fétide ; la paroi épaissie, trabéculaire ; la muqueuse décolorée, d'un vert-grisâtre, couverte de filaments de pus verdâtre ; à plusieurs endroits, on voit des ulcérations aplaties irrégulières atteignant presque la grandeur d'un centime. Le rein droit, mesuré dans des différents diamètres, est de 8, de 5 1/2 et 2 1/2 ctm. ; il est enveloppé d'une épaisse couche de graisse, adhérente à la capsule rénale, qui ne se détache de la surface qu'avec difficulté. En plusieurs endroits, des débris du tissu rénal restent adhérents à la capsule. La surface est un peu rugueuse, çà et là granuleuse. A la coupe, on voit le rein transformé en capsule à parois relativement épaisses, distendue par une urine trouble ; le tissu rénal forme une coque épaisse de 1 à 2 cent. ; la structure est quelque peu effacée, l'écorce étroite, de couleur gris-jaune uniforme ; les pyramides sont basses, d'un rouge violacé, les papilles entièrement aplaties. Pas de points jaunes, ni de stries radiaires dans le tissu. Partout, les lumières des artères restent béantes à la coupe. Le bassinet et l'urétère dilatés; la muqueuse épaissie et décolorée n'est pas ulcérée. Le rein, le bassinet et l'urétère gauche offrent les mêmes caractères que ceux du côté droit ; seulement la dilatation n'est pas si avancée.

En ouvrant l'urèthre on trouve trois rétrécissements dans la région perinéo-bulbaire ; le dernier forme un anneau fortement fibreux avec une très petite lumière.

<table>
<tr><td>Culture du sang du cœur
de la rate
du rein droit
du tissu musculaire</td><td>donna des résultats négatifs.</td></tr>
</table>

Culture du rein gauche donna : des bacilles et des coques

— de l'urine — : des streptocoques, des diplocoques et le bacillus pyocyaneus.

— du pus d'un abcès urineux : des streptocoques et le bacillus pyocyaneus.

— du péritoine — : des bacilles grossiers et différents coques.

Au microscope, la couche supérieure de la muqueuse se trouve être, à la coupe, le siège d'une forte infiltration cellulaire, formant souvent de grands amas de cellules rondes, même dans le tissu sous-muqueux ; à plusieurs endroits l'épithélium de la surface s'était détaché. En colorant les coupes avec le violet de gentiane à la méthode de Gram, et par une coloration double au carmin, on décéla parmi les cellules, des streptocoques, mais en petit nombre seulement.

OBS. 28. — *Vieux prostatique; apparition brusque de cystite sans introduction d'instruments. Bacterium coli dans l'urine. Néphrite chronique.*

J. N., âgé de 72 ans, entre le 19 janvier 1893 à la clinique de chirurgie.

Il a joui pendant longtemps d'une santé parfaite, pas d'affections génitales, rien du côté des reins.

Depuis plusieurs années il a eu des symptômes légers de dysurie. Sa maladie présente débuta soudainement il y a 8 semaines, par des mictions fréquentes et très douloureuses, l'obligeant à uriner toutes les 5 minutes aussi bien le jour que la nuit. L'urine s'écoulait goutte à goutte; il ne parvenait à expulser quelques gouttes qu'au prix des plus grands efforts. En même temps, les urines devenaient troubles, d'une odeur infecte. *Il n'a jamais été sondé.*

Le malade, sénile, a les artères fortement sclérosées. Température normale. L'appétit a diminué. Constipation habituelle.

La prostate est notablement augmentée de volume. La vessie n'est pas douloureuse à la pression. Le canal est libre. Pas d'œdème des extrémités.

Lavages de la vessie au nitrate d'argent à 1/500.

Le 20 janvier. *Avant de commencer le traitement, les urines sont recueillies aseptiquement.*; elles sont d'une couleur jaune d'œuf, très troubles, d'odeur fétide, de réaction *franchement acide.* Densité 1020. Elles ne s'éclaircissent pas, même par le repos prolongé, tout en déposant une épaisse couche glaireuse blanchâtre. Les réactions de Heller, le sublimé à l'acide tartrique, donnent une plaque d'albumine distincte, épaisse d'un millim. Sous le microscope, on voit des quantités considérables de pus, de nombreuses cellules épithéliales, rondes et polygonales, pyriformes, coniques et fusiformes; pas de cylindres ni de globules rouges. Infinité de gros bâtonnets, l'ensemencement donne une *culture pure de bacterium coli commune.*

	QUANTITÉ par 24 h.	URÉE par 24 h.		ALBUMINE par 24 h.		EXAMEN MICROSCOPIQUE
7 févr.	900c.m.	16 gr.	»	0 gr.	45	Globules de pus, cellules épithéliales de différentes formes, pas de cylindres.
8 —	980 —	16	86	0	49	—
9 —	700 —	11	62	0	53	—
10 —	750 —	10	5	0	37	—
11 —	750 —	10	8	0	37	—
12 —	720 —	10	58	0	36	Pus et épithélium, particules de cylindres granuleux, quelques rares cylindres pâles, hyalins.
13 —	900 —	12	96	0	68	—
14 —	830 —	11	7	0	62	—
15 —	880 —	13	99	0	66	—
16 —	880 —	14	78	0	44	Pus, épithélium ; quelques rares globules rouges, cylindres hyalins, cylindroïdes.
17 —	960 —	15	65	0	48	—
18 —	830 —	13	78	0	42	Pus, quantité de cellules épithéliales, cylindres hyalins assez longs, cylindres granuleux.
19 —	980 —	14	7	0	24	—
20 —	780 —	12	7	0	39	Pus, épithélium vésical, globules rouges, cylindres finement granuleux, cylindres hyalins.

Le 12 février. La fréquence des mictions a diminué considérablement depuis quelque temps. Le malade reste debout presque toute la journée et se porte bien. Urines acides, toujours très purulentes.

Le 8 mars. Il urine 8 fois par 24 heures sans douleurs. Toujours du pus dans l'urine. Il *sort de l'hôpital* sur sa demande.

L'urine recueillie stérilement est fortement purulente, de réaction acide, contenant, à l'examen microscopique, des leucocytes, différentes espèces de cellules épithéliales, de longs cylindres hyalins, de nombreux bacilles. La culture donne le même résultat qu'auparavant.

Obs. 29. — *Rétrécissement blennorrhagique ; cystite depuis 3 ans. Urines acides, purulentes, contenant le coli-bacille et le streptocoque pyogène.*

S. L..., âgé de 44 ans est entré le 20 janvier 1893 à la clinique de chirurgie.

Blennorrhagies dans la jeunesse. Depuis trois ans les mictions sont fréquentes et douloureuses, les urines troubles et fétides, jamais sanguinolentes.

Le jet a diminué de calibre et de puissance, difficulté croissante de la miction, qui devint de plus en plus lente et pénible. Jamais de rétention complète. Depuis quelques jours, le malade est obligé de se livrer à de grands efforts, n'expulsant que quelques petites quantités d'une urine fortement trouble. Fièvre, inappétence, soif vive.

A l'entrée il est apyretique, pas de douleurs des reins. La pression au niveau de la vessie n'est pas douloureuse. On constate 3 rétrécissements, dont le dernier à l'entrée de la région membraneuse n'admet qu'une bougie n° 9.

Les urines recueillies stérilement à l'aide d'une sonde anglaise, sont de couleur de vin de Xérès, présentant un trouble uniforme léger avec de petits flocons de pus. Réaction acide, densité 1016. Au repos, le liquide se clarifie complètement en laissant un petit dépôt nuageux. Pas d'albumine, faible réaction de pus.

Au microscope, quantité de globules de pus, souvent réunies en grandes plaques, nombreuses cellules d'épithélium pavimenteux, bacilles en grand nombre et chaînettes de streptocoques.

Le 22 janvier on pratique l'*uréthrotomie interne.*

Le 23 janvier. Le malade se porte bien. On passe facilement une bougie métallique de Lister nº 9. Urines claires, acides. *Les urines prises aseptiquement* sont légèrement troubles, contenant du pus à l'examen microscopique. L'examen bactériologique donne les mêmes résultats qu'auparavant. *Le malade quitte l'hôpital.*

Obs. 30. — *Lithiase rénale et cancer de la vessie avec dysurie; cathétérisme. Violente cystite ammoniacale. Proteus de Hauser et bacterium coli commune dans l'urine.*

M. L..., veuve, âgée de 64 ans, entre le 31 janvier 1893 à la clinique de chirurgie.

Pas de tumeurs dans la famille. Bonne santé pendant l'enfance et la jeunesse ; 6 couches normales, la dernière il y a 26 ans.

Depuis 28 ans, la malade souffre à la miction, qui souvent ne se fait qu'avec une difficulté extrême. Les urines sont parfois couleur de sang, déposant une couche brun-rouge, mais d'ordinaire elles sont tout à fait limpides, d'aspect normal. Pendant sa maladie, elle accuse de brusques accès de violentes douleurs, commençant sous le rebord costal droit et s'irradiant en bas vers la symphise. Pendant les accès elle a rendu plusieurs fois des graviers avec ses urines, qui étaient alors fortement teintées de rouge. Elle eut, il y a 2 ans, un violent accès du même caractère ; *elle fut alors sondée* par un médecin, et quelques temps après, l'urine devint purulente, contenant souvent du sang. Depuis un mois l'urine contient beaucoup de pus et les mictions ont été fréquentes et très douloureuses.

La malade est d'aspect normal, très grasse, apyrétique. Le ventre est souple ; la pression au niveau de l'hypogastre provoque de vives douleurs. L'exploration des reins est négative. Pas d'œdème.

Urines ammoniacales, fétides, contenant du pus en grande quantité.

Le 2 février. On procède à l'exploration de la vessie. On ne sent pas de calcul ; la vessie ne peut recevoir qu'une quantité minime d'eau boriquée.

Suppositoires opiacés. Lavages à l'acide borique. Cataplasmes.

Le 3 février. *L'urine est recueillie aseptiquement.* Elle est de couleur brun-foncé sale, très trouble, d'une odeur ammoniacale pénétrante, déposant une abondante couche visqueuse grisâtre, gélatineuse. Densité 1015. La réaction de Heller donne une plaque d'albumine mince, faiblement transparente en haut. Forte réaction de sang.

A l'examen microscopique, on trouve d'innombrables gros cristaux ammoniaco-magnésiens bien formés, des cristaux d'urate d'ammoniaque et d'urate acide d'ammoniaque, de nombreux globules rouges, des globules de pus fortement granuleux, des cellules épithéliales de différentes formes et des masses amorphes granuleuses. Extrême abondance de bacilles, paraissant appartenir à 2 espèces différentes. L'ensemencement donne *le proteus de Hauser et le bacterium coli commune.*

Pendant les jours suivants, aucune amélioration. La malade a toujours des douleurs violentes et des mictions extrêmement fréquentes jour et nuit. Urines ammoniacales purulentes. Traitement interne : capsules de copahu, plus tard acide salicylique ; traitement local avec injections d'une émulsion d'iodoforme, d'eau boriquée et d'une solution de nitrate d'argent (à 2 p. 100).

Le 12 mars. Anesthésie. *Incision vésico-vaginale* ; le doigt introduit dans l'incision sent la paroi interne de la vessie très bosselée, couverte d'éminences aplaties, surtout du côté gauche.

Un peu de ce tissu est enlevé pour être soumis à l'examen microscopique, qui donne le diagnostic : *cancer*.

L'état ne s'améliora que très peu après l'opération. Elle mourut le 22 mars.

	QUANTITÉ par 24 h.	URÉE par 24 h.	ALBUMINE par 24 h.	EXAMEN MICROSCOPIQUE
15 mars	700c.m.	10 gr. 7	0 gr. 22	Cristaux de phosphate triple, d'urate et d'urate acide d'ammoniaque, pus, cellules épithéliales et globules rouges. Pas de cylindres.
16 —	600 —	6 96	0 3	—
17 —	1.000 —	11 9	Traces	—
18 —	1.550 —	9 6	—	—
19 —	600 —	7 72	—	—
20 —	700 —	6 81	0 45	—
21 —	300 —	4 11	0 15	—

Autopsie le 23 mars (16 heures après la mort). La *vessie* contractée, contient une petite quantité d'urine trouble et fétide. Les parois sont épaissies, la muqueuse est décolorée, verdâtre avec de nombreuses ecchymoses, couverte de couches de pus grisâtre. Sur une partie de la paroi postérieure et supérieure, surtout autour de l'orifice de l'urétère droit, la muqueuse est notablement épaissie, blanchâtre à la coupe, infiltrée et dure. Il y a ici une perte de substance irrégulière, de la grandeur d'une pièce de 2 francs environ, et dont le fond présente des dépressions sinueuses, couvertes de débris de tissu grisâtre, gangréné ; les bords sont durs et tuméfiés, décollés. Près de cet ulcère il y a sur la muqueuse plusieurs excroissances molles et rougeâtres atteignant la grosseur d'une fève, quelques-unes à surface lisse, d'autres à surface ulcérée. *Utérus* normal.

Le *rein gauche* de volume et d'aspect normal : *rein droit* 12-6-4 centimètres. Le tissu est mou, la capsule se détache facilement. La surface légèrement bosselée ; çà et là des dépressions plus profondes, couleur rouge, jaune clair. A la coupe, forte dilatation du bassinet et des calices, par suite de laquelle le tissu rénal est réduit à une mince coque de 1 à 1/2 ctm. d'épaisseur. La substance corticale est pâle ; la structure effacée, la limite des pyramides n'est pas distincte ; celles-ci sont très basses et aplaties, sans papilles nettes. La muqueuse du bassinet et des calices fortement décolorée, d'un vert grisâtre avec de nombreuses ecchymoses, en partie dendritiques, en partie punctiformes ; pas d'ulcérations. En bas, dans un des calices, on trouve un calcul oval, de forme irrégulière et du volume d'une fève. La muqueuse de l'urétère présente le même caractère que celle du bassinet ; l'urétère lui-même est fortement dilaté, de la grosseur du petit doigt. En bas, à son embouchure dans la vessie, ses parois sont infiltrées et épaissies par des masses cancéreuses, la lumière est presque complètement oblitérée. Les autres organes n'ont pas été examinés.

Examen bactériologique. L'ensemencement de petits morceaux du tissu rénal et du sang du cœur sur bouillon ne donna pas de cultures. L'urine de la vessie et du bassinet droit donna une culture des 2 mêmes espèces de bacilles que l'on avait trouvés pendant la vie de la malade.

Obs. 31. — *Vieux prostatique avec dysurie ; cathétérisme; cystite. Le streptococcus pyogenes dans l'urine, plus tard d'autres espèces. Néphrite chronique. Urémie.*

A. L. N., âgé de 74 ans, entre le 3 février 1893 à la clinique de chirurgie.

Bonne santé antérieure. Jamais de dysurie. Jamais de maladies vénériennes.

Le début des accidents ne remonte guère qu'à 6 mois. Pendant quelques jours, mictions fréquentes et difficultés pour uriner, mais pas de douleurs ; l'urine était toujours claire et ne contenait pas de sang. Les accès disparurent spontanément au bout de quelques jours, et depuis le malade a été tout à fait bien portant jusqu'à il y a une quinzaine ; alors des accès tout semblables ont reparu. Il n'éprouvait pas de douleurs, et *ce n'est qu'hier, après qu'un médecin lui eut pratiqué le cathétérisme évacuateur, qu'il fut pris de douleurs vives, aiguës*, apparaissant à chaque miction et s'irradiant le long de l'urèthre jusqu'au bout de la verge. Depuis une quinzaine, la quantité d'urine émise à chaque miction va toujours en diminuant.

Le malade est maigre, du reste, l'état général est assez bien conservé ; pas de fièvre. Déformations arthritiques des doigts des mains et des pieds. La vessie n'est pas distendue. Il a sans cesse envie d'uriner, ne parvenant à expulser qu'une petite quantité en jet mince, sans force de projection. Par le toucher rectal on constate une *hypertrophie notable de la prostate*. On passe facilement une sonde métallique ordinaire dans la vessie, en évacuant 345 c. c. d'une urine trouble et chargée, surtout la dernière portion. L'*urine* contient du pus et du sang ; réaction fortement acide.

Le 4 février. *Urine recueillie aseptiquement*. Elle est d'un jaune clair, trouble, acide, presque inodore. Au repos, elle s'éclaircit en abandonnant une mince couche gris-blanc. Forte réaction d'albumine, de pus et de sang. Quantité d'albumine 1 0/0 (Esbach). Au microscope, quantité de globules de pus, de globules rouges, quelques rares cellules d'épithélium pavimenteux, pas de cylindres rénaux. Point de bacilles tuberculeux ; de nombreux streptocoques, souvent en longues chaînes ondulées et sinueuses ; fréquemment celles-ci semblent formées de diplocoques, deux à deux, rapprochés l'un de l'autre. Les coques pris séparément sont ronds ou légèrement ovalaires ; dans la même chaîne on remarque parfois des coques de grandeur inégale. L'ensemencement donne *une culture pure de streptocoque pyogène*.

Les jours suivants rétention d'urine complète; cathétérisme matin et soir; lavages à l'acide borique. Le malade est somnolent, parfois il divague et s'agite la nuit, il souffre de maux de tête et de fréquents vomissements; parfois défécations involontaires.

Le 11 février, l'urine est de nouveau recueillie aseptiquement. Elle est cette fois alcaline, donne une faible réaction d'ammoniaque, et contient du pus, du sang et de l'albumine. L'*ensemencement donne 3 espèces : le streptococcus pyogene, le streptobacillus anthracoïdes et le staphylococcus liquefaciens ureæ.*

Le malade mourut d'urémie le 13 février.

	QUANTITÉ par 24 h.	URÉE par 24 h.	ALBUMINE par 24 h.	EXAMEN MICROSCOPIQUE
9 févr.	165c.m.	1 gr. 93	1 gr, 6	Quantité de cellules de pus, d'épithélium vésical et rénal. Quelques cylindres granuleux et hyalins. Christaux d'oxalate de chaux.
10 —	175 —	1 86	1 7	—
11 —	130 —	1 34	1 3	Pus, épithélium, globules rouges, cylindres granuleux et hyalins.
12 —	On avait jeté l'urine			
13 —	50 —	0 36	0 95	—

Autopsie le 14 février. Les deux reins sont enveloppés d'épaisses capsules de graisse; ils sont très petits et atrophiés, de 7 cent. de longueur et de 3 cent. de largeur. La capsule fibreuse est épaissie; elle ne se détache qu'avec difficulté de la surface, qui est irrégulièrement granulée. A la coupe, le tissu rénal se montre atrophié, de 1/2 à 1 cent., par places de quelques mm. seulement. La structure est entièrement effacée. Dans les papilles on voit de nombreux dépôts de petites concrétions fines. Le bassinet n'est pas dilaté, la muqueuse est normale ; l'urétère, de même. La *vessie* contient environ 50 grammes d'un liquide fortement trouble ; la muqueuse est injectée, veloutée, épaissie. Les faisceaux musculaires sont hypertrophiés. La prostate est augmentée de volume ; le lobe moyen fait saillie à l'entrée de la vessie.

Diagnostic post-mortem. Néphrite chronique interstitielle avec atrophie. Cystite. Diathèse urique. Hypertrophie du ventricule gauche du cœur. Artériosclérose de l'aorte. Emphysème, œdème et hypostase pulmonaire.

OBS. 32. — *Fracture de la colonne vertébrale; rétention d'urine; cathétérisme, cystite. L'urine contient un microbe non pyogène, décomposant l'urée : diplococcus ureæ liquefaciens ; mais elle est d'abord acide et purulente. Plus tard, d'autres micro-organismes se présentent.*

H. E., âgé de 43 ans, est entré le 13 février 1893.

Peu de temps avant son entrée à l'hôpital, le malade fit une chute de 15 pieds dans la cale d'un vaisseau, d'où résulta une fracture de la colonne vertébrale. Paralysie complète des deux extrémités inférieures, anesthésie complète, les réflexes sont abolis.

Le 10 février. Il n'a pas uriné depuis son entrée, vessie distendue ; on évacue à la sonde 400 gr. d'une urine acide, claire, sans albumine. Depuis, il faut le sonder régulièrement.

Le 15 février. *L'urine est recueillie aseptiquement pour la première fois.* Elle est acide, louche, contenant au microscope (après la centrifugation) des globules de pus, de l'épithélium vésical et quelques globules rouges. *L'ensemencement donne une culture pure du diplococcus liquefaciens ureæ. L'urine placée à l'étuve devient vite ammoniacale.*

Le 17 février. *L'urine* acide, contient du pus et des bactéries.

Le 21 février. *Hier le malade s'est vivement plaint de dou-*

loureux besoins d'uriner, qui ont obligé à le sonder 3 fois. L'urine acide contient du pus et du sang.

Le 25 février. *L'urine est recueillie aseptiquement pour la seconde fois*. Elle est brun-jaune clair, louche, de réaction alcaline. Densité 1030. Traces d'albumine. Au microscope, on décèle (après centrifugation), de nombreuses cellules rondes granulées, de grandes cellules d'épithélium vésical, quelques rares cristaux ammoniaco-magnésiens et des phosphates. Par coloration on voit quantité de bâtonnets, tantôt courts, assez grossiers, tantôt de très longs filaments ondulés, le plus souvent formés de plusieurs bacilles rangés bout à bout ; ces derniers se colorent très bien par la méthode de Gram, mais non pas les autres. De plus l'on voit de nombreux coques, ordinairement accouplés deux à deux. L'ensemencement donne : *le diplococcus ureæ liquefaciens, le streptobacillus anthracoïdes et le coli-bacille.*

Après une longue maladie, amenant un décubitus gangréneux à l'os sacré, le malade meurt le 27 mars.

Autopsie le 29 mars (31 heures après la mort). La *vessie* est remplie d'une urine chargée, purulente, alcaline. La muqueuse épaissie, par places fortement injectée et présentant quelques rares petites ecchymoses. Reins et uretères normaux. Poumons œdémateux ; hypostase des lobes inférieurs. La fracture est transversale, s'étendant en bas et en avant à travers la douzième vertèbre dorsale, tant à travers le corps vertébral que l'arc vertébral

12 heures après la mort *on ouvrit l'abdomen* et on enleva pour servir à l'*examen bactériologique* des échantillons du tissu des deux reins et de la rate qu'on ensemença sur bouillon : l'urine fut étalée sur plaques de gélose. Un échantillon de sang du cœur fut puisé par une pipette de Pasteur stérilisée à travers le quatrième espace intercostal.

L'ensemencement : du sang du cœur
de la rate
des reins

ne donna pas de culture. L'ensemencement de l'urine donna le même résultat que le 25 février.

Obs. 33. — *Cystite survenue sans cathétérisme ; l'urine contient le bacillus coli en quantité énorme. Bactériurie.*

H. A., âgée de 38 ans, entrée le 22 février 1893 à la clinique de chirurgie.

Pas d'antécédents héréditaires ; elle a joui d'une parfaite santé pendant l'enfance et la jeunesse. Cinq couches normales, la dernière il y a 7 ans. Après les deuxièmes couches, il y a 13 ans, prolapsus du vagin.

En 1891 elle fut prise, sans cause appréciable, de besoins fréquents d'uriner. L'urine prit un aspect trouble et une odeur fétide. Ces accès diminuèrent bientôt, mais l'urine conservait toujours l'aspect trouble et l'odeur particulière.

Il y a 6 semaines, à la suite d'une pneumonie aiguë, les besoins fréquents d'uriner reparurent et la miction prit une fréquence excessive. Urines fortement troubles, teintées de sang, d'odeur extrêmement fétide. *La malade n'a jamais été sondée, elle n'a jamais eu d'accès d'incontinence ni de rétention.* Son médecin ordonna un traitement interne à l'acide borique et des lavages boriqués de la vessie.

Examen objectif : La malade est maigre et un peu affaiblie. Température normale. A l'auscultation, on constate les restes d'une pneumonie au lobe droit inférieur. Les reins ne sont pas sentis au palper ; les régions lombaires ne sont pas douloureuses à la pression. Pas d'œdème.

Le 23 février. *L'urine recueillie aseptiquement* est d'un jaune pâle, aqueuse, opalescente et conserve ce même état trouble sans laisser aucun dépôt notable. Elle est de réaction neutre et d'odeur fétide ; elle ne renferme pas d'albumine. Densité 1012.

La centrifugation donne un fin dépôt blanc ; à l'examen microscopique on ne voit que quelques rares globules de pus et cellules épithéliales. Pas de cylindres. La plus grande partie du dépôt est formée d'une énorme quantité de bacilles de différente longueur. Ils flottent librement dans l'urine, et ce sont eux principalement qui lui donnent son caractère trouble. *L'ensemencement donne une culture pure du bacterium coli commune.*

Lavages de la vessie au nitrate d'argent à 1,500.

Le 22 mars, Bien-être complet. On suspend les lavages.

Le 23 mars. Hier elle éprouva des besoins impérieux d'uriner, 'urine plus trouble, laissant un dépôt nuageux, assez abondant. L'ensemencement d'une goutte d'urine donne naissance à d'innombrables colonies de bacilles.

Le 1er avril. *Sortie de l'hôpital* sur sa demande. Mictions 4 à 5 fois par jour, sans douleurs. *L'urine* encore un peu trouble, déposant une mince couche nuageuse. Après la centrifugation on trouve quelques rares leucocytes et cellules épithéliales; l'ensemencement donne toujours des colonies du bacterium coli commune.

	QUANTITÉ par 24 h.	URÉE par 24 h.	ALBUMINE par 24 h.	EXAMEN MICROSCOPIQUE
5 mars	1.115 c.c.	16 gr. 95	—	Quelques rares cellules de pus et d'épithélium. Pas de cylindres.
6 —	1.450 —	16 82	—	—
7 —	675 —	—	—	—
8 —	850 —	—	—	—
9 —	1.425 —	15 9	—	—
10 —	1.550 —	14 6	—	—
11 —	1.225 —	11 28	—	—
12 —	1.460 —	12 79	—	—
13 —	1.185 —	13 75	—	Cellules de pus et quelques rares globules rouges, cellules épithéliales de différentes formes ; pas de cylindres.
14 —	1 100 —	11 36	—	De nombreuses cellules épithéliales, polygonales, rondes, cylindriques se terminant en fil, fusiformes, piriformes. Globules de pus, quelques rares globules rouges. Pas de cylindres urinaires.

Obs. 34. — *Cystite survenue brusquement sans cause appréciable ; urine acide, purulente, contenant le bacterium coli commune à l'état de pureté. Atrophie granuleuse de reins.*

C. S., cordonnier, âgé de 57 ans, entré le 6 mars 1893 à la clinique de chirurgie.

Pas d'antécédents tuberculeux. Bonne santé antérieure ; pas d'affections génitales. Il avoue des habitudes d'alcoolisme invétérées.

Il y a 8 jours, après avoir été exposé, lors d'un incendie, plusieurs heures au froid et à l'humidité, *il se sentit pris soudain, le soir, de frissons de fièvre ; en même temps il éprouva des douleurs à l'hypogastre et des besoins d'uriner impérieux.* Mictions fréquentes, toutes les 10 minutes, accompagnées d'une sensation de cuisson assez vive dans toute l'étendue du canal. L'urine prit un aspect trouble, exhalant une odeur fétide. Cet état s'est maintenu depuis ; pourtant la fréquence et la douleur des mictions ont diminué un peu. *Il n'a jamais été sondé.*

Sommeil agité. Inappétence. Constipation habituelle.

Examen objectif : C'est un homme assez vigoureux. La langue est sale, l'appétit nul. Température 38,5. L'auscultation ne révèle rien du côté des poumons ; pas d'affections osseuses ni articulaires. Les reins ne sont pas douloureux à la pression ; l'hypogastre est sensible au toucher, l'abdomen du reste normal. Pas d'écoulement de l'urèthre. *L'urine* acide, trouble. contenant du pus.

Le 10 mars. *L'urine recueillie aseptiquement* est jaune clair, trouble, fétide, déposant une couche purulente compacte, où l'on voit quantité de petits flocons blancs. Réaction franchement acide ; densité 1010. L'urine renferme 0,9 °/₀₀ d'albumine (Esbach). A l'examen microscopique on démontre quantité de globules de pus et d'épithélium vésical, quelques rares globules rouges ; infinité de bacilles. Pas de cylindres rénaux. La recherche des bacilles tuberculeux reste négative. A la culture on obtient des colonies du *bacterium coli commune*.

Le 12 mars 38,7 à 37,7. L'exploration de la vessie ne révèle la présence d'aucune pierre.

Lavages de la vessie au nitrate d'argent à 1.500.

Le 28 mars. Apyrexie complète. L'urine presque claire, de réaction acide. Mictions 13 fois par 24 heures. Il se porte bien.

Le 29 mars. *Sortie de l'hôpital. L'urine recueillie stérilement* est acide, contenant au microscope (après centrifugation) des cellules de pus et d'épithélium, pas de globules rouges, ni de cylindres. L'ensemencement donne de nombreuses colonies du *bacterium coli commune*.

	QUANTITÉ par 24 h.	URÉE par 24 h.	ALBUMINE par 24 h.	EXAMEN MICROSCOPIQUE
11 mars	1.780 c.c.	19 gr. 58	0 gr. 89	Quantité de pus et de cellules épithéliales, quelques rares globules rouges.
12 —	2.020 —	21 6	1 »	—
13 —	2.530 —	26 6	1 27	Pus, épithélium vésical et rénal, quelques rares cylindres hyalins.
14 —	1.950 —	22 6	0 99	Pus, épithélium, globules rouges ; un long cylindre hyalin.
15 —	2.280 —	24 39	0 57	Pus, cellules épithéliales de différentes formes. Pas de cylindres.
16 —	1.910 —	21 97	0 48	—
17 —	1.700 —	20 91	0 43	Pus et épithélium, quelques rares globules rouges, cylindres hyalins en petit nombre.
18 —	1.930 —	21 81	Traces	
19 —	1.810 —	13 21	—	Pus et épithélium, globules rouges. Pas de cylindres.
20 —	1.780 —	21 56	—	Pus et cellules épithéliales.

Obs. 35. — *Hypertrophie prostatique; rétention d'urine complète. Cystite à la suite de cathétérisme. L'urine acide, purulente, contenant le bacillus coli communis en culture pure.*

P. N..., concierge, âgé de 67 ans, entre le 20 avril 1893 à la clinique de chirurgie.

Bonne santé antérieure, pas d'antécédents urinaires.

Premier début de la maladie actuelle remonte à 5 ans : Le malade était tout à fait bien portant, lorsque *brusquement il eut une rétention d'urine complète, pour laquelle il fallut le sonder*. Immédiatement après le cathétérisme il se manifesta une cystite, et il fut soigné pour celle-ci pendant six semaines à l'hôpital Frédéric. Depuis, il y a eu parfois des rétentions avec un intervalle de tantôt six mois, tantôt quelques jours. Pendant ces intervalles, il n'a pas eu de gêne notable, la miction a été un peu fréquente, mais non douloureuse. Il y a quinze jours, *nouvelle rétention, suivie de cathétérisme; depuis, il a eu des douleurs aiguës pendant la miction qui a augmenté de fréquence jusqu'à 20 fois par 24 heures*. En même temps l'urine a pris un aspect fortement trouble.

Il est amené à la clinique par une nouvelle rétention, avec fortes douleurs.

Le malade est d'apparence normale; les artères sont un peu sclérosées. La pression au niveau de la vessie et au périnée provoquait des douleurs extrêmement vives ; des besoins impérieux et pénibles. La *prostate est considérablement augmentée de volume*, dure, non douloureuse. La vessie est distendue; avec la sonde de Mercier, qui passe facilement, on évacue 1 litre d'une urine trouble, acide, purulente ; dans la dernière portion, quelques gouttes de sang.

Cataplasmes. Piqûre de morphine, 1,5 centig.

Pendant les jours suivants, il urinait spontanément et les douleurs s'évanouirent. Il se leva le 25 avril.

Le 29 avril. Hier il a eu de nouveau des envies fréquentes

d'uriner et pendant la nuit la miction a pris une telle fréquence qu'elle constitue presque une véritable incontinence.

L'*urine recueillie aseptiquement*, est d'un brun-jaune sale, trouble, fortement acide. *Quoiqu'il eût uriné directement avant d'être sondé, on évacua environ 600 grammes.* L'urine abandonne un dépôt mince purulent, ne s'éclaircissant pas, même après un repos de 24 heures. Elle ne renferme pas d'albumine. Au microscope, on trouve des globules de pus et des globules rouges, des cellules épithéliales en petite quantité, pas de cylindres rénaux. Quantité de bacilles. *Bacterium coli commune.*

Les jours suivants, l'état s'améliorait, les douleurs disparaissaient complètement et la fréquence des mictions diminuait jusqu'à 6 à 8 fois par 24 heures. L'urine s'éclaircit un peu, restant tout de même trouble et acide ; à la sortie, le 12 mai, elle contenait de nombreux bacilles, toujours de la même espèce.

	QUANTITÉ par 24 h.	URÉE par 24 h.	ALBUMINE par 24 h.	EXAMEN MICROSCOPIQUE
1 mai	1.300 c.c.	17 gr. 3		Globules de pus et globules rouges, quelques rares cellules épithéliales, pas de cylindres.
2 —	900 —	17 28		—
3 —	850 —	20 49		—
4 —	930 —	23 9		Globules de pus, cellules épithéliales, quelques rares globules rouges.
5 —	1.300 —	27 17		—
6 —	1.025 —	21 32		Globules de pus, quelques rares cellules épithéliales.
7 —	1.000 —	22 66		—

CHAPITRE IV

Résultats des examens bactériologiques

Description détaillée des espèces bactériennes trouvées, avec les expériences sur les animaux, qui s'y rapportent. Le bacille urinaire identique au bacterium coli commune.

Nous allons donner un résumé succint des résultats obtenus par l'examen bactériologique des 35 cystites sus-mentionnées, dont 19 chez des hommes, 16 chez des femmes. Remarquons d'abord qu'il y eut toujours des microbes dans l'urine, tant que durait la cystite ; dans bien des cas, les microbes demeuraient dans l'urine, longtemps même, après la guérison apparente de la cystite. Souvent il n'y avait qu'une seule espèce ; c'est ainsi que dans 28 cas, l'urine contenait une culture pure ; 5 fois il s'y trouvait 2 espèces ; dans les 2 derniers cas, 3 espèces étaient associées. Dans quelques rares cas, le nombre des espèces variait pendant le cours de la maladie, le cathétérisme ayant introduit de nouvelles espèces : 2 fois (numéro 31 et 32) de 1 à 3 espèces, 1 fois (numéro 22) de 2 à 3 espèces. Dans 1 cas (numéro 14), le premier examen donna une culture pure de bacilles tuberculeux ; plus tard, après l'excision de l'ulcère tuberculeux, on ne trouva plus de bacilles tuberculeux, mais des streptocoques.

3 fois seulement, l'ensemencement de l'urine sur les milieux nutritifs habituels ne donna pas de culture ; dans 2

cas (numéros 5 et 14) on trouva le bacille de la tuberculose, la troisième fois (numéro 13) le gonocoque de Neisser.

On a vu, par les observations précédentes, que dans plusieurs cas j'ai trouvé, après la mort, dans l'urine de la vessie les mêmes microbes que pendant la vie ; en quelques rares cas, ils se trouvaient dans le bassinet et dans les reins, jamais dans le sang du cœur.

Nous avons trouvé en tout *9 espèces différentes*, ainsi distribuées :

	fut trouvé	en culture pure	
Bacterium coli commune....	24 fois	17 fois	
Streptococcus pyogenes.......	4 —	3 —	
Proteus Hauser.............	4 —	1 —	
Le bacille tuberculeux.......	3 —	2 —	
Diplococcus ureæ liquefaciens.	3 —	2 —	(nouvelle espèce)
Staphylococcus ureæ liquefaciens....................	3 —	1 —	
Streptobacillus anthracoïdes..	3 —	0 —	(nouvelle espèce)
Gonococcus Neisser..........	chacun 1 fois en culture pure.		
Bacillus typhi abdominalis...			

Ce qui frappe tout d'abord, c'est la fréquence prédominante du bacterium coli commune : dans les 2 tiers des cas. Comparés à ce dernier, les autres microbes jouent un rôle beaucoup moins important, car *le streptococcus pyogenes*, qui se trouve ensuite le plus fréquemment n'a été rencontré que dans 4 cas.

En somme on a trouvé dans la plupart des cas une même espèce : le bacterium coli commune.

En comparant les résultats que j'ai obtenu à ceux des observateurs précédents, on voit qu'ils sont en parfait accord. Nous avons vu que Albarran et Hallé ont trouvé « la bactérie pyogène » en non moins de 47 cas sur 50 (1);

(1) Le nombre des cystites pures, parmi ces 50 cas, n'est pas indiqué.

que Doyen a trouvé, dans la plupart de ses examens d'urine des bacilles non liquéfiants, que l'on pourrait regarder, sans doute, comme des variétés d'une même espèce ; que Krogius a trouvé le bacterium coli dans 16 cas sur 20 d'infection urinaire ; Morelle, le bacterium lactis aërogenes dans 13 cystites sur 17 (6 fois à l'état de pureté) ; et enfin Denys ce même bacille dans 17 cas sur 25. Et comme nous allons voir plus tard que ce bacille urinaire, mentionné par tous ces auteurs (et par bien d'autres encore) sous des noms différents, n'est, en réalité, qu'une seule et même espèce identique au bacterium coli commune trouvé par nous, il y a donc concordance absolue entre tous ces résultats.

Schnitzler sur 26 cas, dont 25 cystites ammoniacales, trouva dans la grande majorité des cas le proteus de Hauser ; mais il dit lui-même, pour expliquer ce fait, qu'il a surtout examiné des femmes opérées pour cancer de l'utérus, c'est-à-dire dans des conditions cliniques toutes particulières.

Parmi tous les auteurs il en reste un seul, notre compatriote Rovsing, dont les résultats sont en complet désaccord avec les nôtres, bien qu'on ait pu s'attendre *a priori* à une concordance parfaite. D'un côté, Rovsing n'a point trouvé de bacille, correspondant au coli-bacille ; excepté le bacille de la tuberculose il n'a pas trouvé de bacilles caractérisés ; d'un autre côté, je n'ai pas trouvé, pas plus que les autres observateurs, les nouvelles espèces décrites par Rovsing. Il existe donc une divergence profonde entre les résultats obtenus par Rovsing et les miens, quoique les examens aient été entrepris, non seulement dans le même pays, mais au même hôpital.

Comment expliquer cette divergence ?

L'idée d'« épidémie » se présente tout d'abord à l'esprit ; est-il possible que dans les autres pays (France, Belgique,

Finlande, etc.,) les auteurs aient observé pendant une *épidémie*, causée par un bacille urinaire particulier, et que cette épidémie qui nous avait jusqu'ici épargnés, fût enfin arrivée en Danemark ?

Cette explication serait peut-être acceptable ; mais elle nous paraît cependant peu vraisemblable. En considérant en effet, que, dans la grande majorité des cas, les cystites sont dues à l'introduction de germes étrangers, par le cathétérisme ou quelque autre manœuvre analogue, on voit tout de suite, qu'en général, ce sont les médecins eux-mêmes qui déterminent la maladie. Ils introduisent ainsi tantôt tel microbe, tantôt tel autre dans la vessie ; une maladie, la cystite, dépendant de tant de circonstances fortuites, s'accorde mal avec l'idée d'épidémie.

Une autre explication nous paraît bien plus naturelle : si l'on admet qu'un microbe particulier vive très fréquemment et en grand nombre sur les muqueuses voisines de la vessie, ce microbe aura beaucoup plus de chances de s'introduire dans la vessie que d'autres micro-organismes, plus rares et moins nombreux.

En comparant au nôtre l'ouvrage de Rovsing, en en faisant une étude attentive, nous sommes aussitôt frappés par un fait qui peut expliquer les divergences : Rovsing a examiné en grande majorité des *cystites ammoniacales* (*26*), seulement *3 cystites acides* (bacilles tuberculeux) ; par contre, nous avons eu à observer non moins de *25 cystites acides*, seulement *9 ammoniacales* : déduction faite des 5 premiers cas que nous avons choisis volontairement comme cystites acides, il nous reste 30 cas de cystites, recueillis indifféremment dans les divers services de l'hôpital, pendant la période de notre travail, soit : *21 cystites acides et 9 cystites ammoniacales.*

On voit donc qu'il y a une différence caractéristique entre la matière clinique de Rovsing et celle dont j'ai disposé, et je crois trouver là, la cause de cet étrange désaccord.

En résumé, on peut donc dire que quantité de différentes bactéries peuvent déterminer accidentellement la cystite, mais que quelques rares espèces jouent un rôle prépondérant et doivent, en raison de leur fréquente apparition, être regardées comme les microbes proprement dits de la cystite.

Nous procéderons à une description détaillée des bactéries trouvées ; pour celles qui sont déjà connues je ne mentionnerai que les détails qui me semblent importants et qui n'ont pas été relevés jusqu'ici.

Le bacille urinaire. Bacterium coli commune

Ainsi que nous venons de le voir, ce bacille a été trouvé avec une fréquence frappante ; rien d'étonnant donc qu'il ait attiré au plus haut degré mon attention, et que je n'aie épargné ni mon temps, ni ma peine pour mieux connaître, par une étude approfondie, cet organisme singulier.

On l'a trouvé dans quantité de cystites très différentes, chez l'homme comme chez la femme ; cystites différentes par leur début, par leurs caractères symptomatologiques et clinique, par leur marche et leur durée. On l'a trouvé dans toutes sortes d'urines de cystite, acide, neutre, fétide, ammoniacale : il y a cependant une chose à remarquer : *L'urine était presque toujours acide (rarement neutre) lorsque ce bacille s'y trouvait à l'état de pureté.* S'il se trouvait dans une urine ammoniacale, on pouvait être sûr qu'il n'y était pas seul ; il y était alors toujours associé à une ou plusieurs espèces de microbes décomposant l'urée. Point commun à tous les cas en question : l'urine contenait toujours du pus quand ce bacille était présent ; la quantité pouvait varier considérablement, depuis quelques rares cellules de pus (n° 33) jusqu'à de grandes quantités (n° 15) ; mais par un examen minutieux on constatait toujours la présence du pus ; en outre, l'urine avait d'ordinaire une odeur fétide particulière plus ou moins prononcée, parfois nettement féculente.

Ainsi trois caractères de l'urine bactérienne : *acide, purulente, fétide.*

Dans l'urine cystitique, le bacille se trouvait ordinairement en grande quantité, parfois en quantités énormes ; en un cas (33) le caractère trouble de l'urine était dû presque exclusivement à des myriades de bacilles, tandis qu'il n'y avait que très peu d'éléments cellulaires : le cas se rapproche donc beaucoup de cette *bactériurie*, décrite en détail par Roberts (1), Schottelius et Reinhold (2), Ultzmann (3), Krogius (4).

Dans l'urine fraîchement recueillie, les bacilles se montraient toujours mobiles à différents degrés. Ces bactéries étaient animées d'un mouvement d'oscillation, de balancement, plus ou moins saccadé, ordinairement peu énergique.

Les bacilles présentaient, du reste, un aspect très différent ; tantôt ils étaient très courts comme des coques légèrement ovoïdes ou des coccobacilles ; tantôt c'était de longs bacilles bien développés, parfois même en filaments assez longs. Très fréquemment l'on voyait deux individus, rarement plusieurs, placés bout à bout. Ils ne furent jamais trouvés dans les cellules de pus, mais très près de celles-ci, parfois enveloppant une cellule, ou y adhérant par un bout ;

(1) ROBERTS. *The British médical Journal*, 1881, p. 359.

(2) SCHOTTELUIS et REINHOLD. *Berliner klin. Wochenschr*, 1888, p. 118.

(3) ULTZMANN : *Vorlesungen über Krankheiten der Harnorgane.* Wien, 1888. Heft. p. 9.

(4) KROGIUS : Bactériurie, *Annales gen. urin.* 1894.

fréquemment on voyait de grandes agglomérations qui se montraient, à un examen plus attentif, composées d'un amas confus de bacilles courts.

Dans quelques rares cas de cysto-pyélo-néphrite, on constata le microbe en question, après la mort, dans l'urine de la vessie et du bassinet ; en outre, sur des coupes colorées de la paroi vésicale et du tissu rénal.

Par contre, l'on ne réussit jamais à le démontrer dans le sang, ni pendant la vie, ni après la mort.

En culture pure le bacille affecte un polymorphisme accusé, et il faut connaître à fond ses différentes formes pour ne pas s'y tromper. Le plus souvent on le voit comme un bâtonnet court et grossier à bouts arrondis, 3 à 4 fois plus long que large ; la grosseur est d'ordinaire de 0, 5 à 0,8 μ. la longueur de 1,2 à 5 μ. Généralement il se montre comme un *coccobacillus*, parfois l'on peut à peine le distinguer d'un coque. Du reste on remarque toutes les formes transitoires vers le bacille typique bien développé, et parfois l'on trouve (sur les pommes de terre) des bacilles filiformes d'une longueur de 35 à 40 μ. Les bâtonnets se colorent facilement aux couleurs ordinaires d'aniline basique ; j'ai obtenu les plus belles préparations en me servant de solutions aqueuses de fuchsine phéniquée de Ziehl, et de violet-gentiane aniliné d'Ehrlich. On remarquera que les bacilles absorbent de différentes façons ces substances colorantes ; parfois ils se colorent fortement et uniformément dans toute leur longueur ; mais très souvent la coloration se produit faiblement ou par taches ; surtout l'on voit souvent des bâtonnets courts se colorer aux deux bouts, laissant au milieu un intervalle clair, ce qui ferait songer, au premier coup d'œil, à un diplocoque. Les taches incolores qui se trouvent souvent dans les bâtonnets d'une certaine longueur, sont irrégulières comme forme, et comme grandeur et ne sauraient être regardées comme des spores, pas plus que les corpuscules clairs et ronds que l'on voit parfois au bout des bâtonnets. De telles cultures présentent, en effet, très peu de résistance à la chaleur. Fait important au point de vue diagnostique : les bacilles se *décolorent complètement par la méthode de Gram.*

Les cultures sur plaques se développent très vite ; sur la gélose (à la température de 37°) on distingue déjà au bout de 6 à 8 heures de nombreuses colonies punctiformes. Le lendemain de l'ensemencement de l'urine il y avait toujours une culture visible et la première plaque était d'ordinaire presque couverte d'une couche uniforme de bacilles. Dans la profondeur de la gélose on voit les colonies comme de petits points ronds ou ovalaires, jaunes ; à un faible grossissement, comme des amas brunâtres légèrement granuleux. A la surface le développement est plus rapide ; dès que les colonies y parviennent, elles se répandent vite, formant des disques ronds d'un gris mat et à bords distincts ; après peu de temps, toutes les colonies se confondent. En soulevant le couvercle d'une de ces plaques, il se dégage toujours une odeur âcre et suffoquante très particulière.

Sur plaques de gélatine il y a des cultures visibles au bout d'une semaine ; les colonies présentent un aspect caractéristique : dans la profondeur, on voit de petites granulations arrondies ou ovoïdes blanches ou légèrement jaunâtres ; à un faible grossissement elles se présentent comme des corpuscules ronds et granuleux d'un brun clair. A la surface il se forme des colonies transparentes, d'un blanc bleuâtre, à surface sèche et à contours irréguliers. L'on remarque souvent une partie centrale plus opaque et foncée, entourée d'un ou de plusieurs anneaux transparents concentriques, et enfin une zone périphérique irrégulière ; parfois on distingue des stries radiaires dans la colonie. A la lumière réfléchie, la surface est irisée.

Ce mode de culture sur gélatine est celui que l'on observe généralement, et est caractéristique de *la variété transparente*, (Krogius). Mais la bactérie en question, si polymorphe sous le microscope, ne l'est pas moins en culture et, par cette raison, le bacille est facilement méconnu. La seconde variété, dite *variété opaque* (Krogius) se distingue de la première par la culture sur gélatine. Elle forme à la surface des colonies circulaires, bombées, complètement opaques, d'un blanc mat et d'un aspect humide ; elles s'étendent lentement et n'atteignent jamais la même grosseur que les autres, au plus, la grosseur d'un pois ; elles gardent pendant tout le développement la forme ronde et la surface bombée, l'aspect opaque.

Le développement des 2 variétés présente le même caractère dans les *cultures par piqûre sur gélatine* ou dans les cultures *par stries sur gélatine inclinée.*

La variété transparente, forme ordinaire, présente au bout de quelques jours à la surface de la gélatine, une colonie mince, blanchâtre, en languettes et lambeaux irréguliers, transparente et irisée, s'étendant lentement vers les parois du verre ; elle se développe aussi, mais moins bien, dans la piqûre, qui paraît comme une strie blanchâtre, granulée, souvent détachée en bas en petites granulations blanchâtres séparées. Une ou deux fois seulement j'ai vu quelques rares bulles de gaz dans la profondeur de la gélatine, hors de la piqûre. Dans les vieilles cultures, les couches supérieures sont troubles et nuageuses. Jamais de liquéfaction de la gélatine.

La variété opaque forme à la surface, dans les cultures par piqûre sur gélatine, une petite colonie circulaire, bombée et opaque, et tout pareillement sur la gélatine inclinée une strie sailllante d'une blancheur opaque. La gélatine ne se liquéfie jamais.

En général, il me semble avoir remarqué que, dans les milieux acides, les bacilles prennent la forme de courtes bactéries, tandis que dans les milieux alcalins, c'est plutôt la forme allongée qui domine (1).

L'apparition de ce bacille singulier sous deux variétés tellement différentes mérite bien l'attention des observateurs; on dirait presque deux espèces différentes. Et pourtant malgré tout c'est un même microorganisme sous des aspects

(1) Cette remarque intéressante est exacte. Nous avons indiqué déjà le fait dans notre « Note sur une bactérie pyogène, etc. » en 1888. « D'une manière générale, écrivions-nous alors (p. 17) la réaction acide « du milieu, favorise le développement rapide de l'organisme sous sa « petite forme : la réaction alcaline a l'effet inverse, la bactérie prend « une forme allongée... »

Une élégante expérience faite à cette époque par notre ami le Dr Paul Bosviel, et restée inédite, montre bien cette influence des variations de composition du milieu, sur le développement et la forme de la bactérie :

Deux longs fils de platine, stérilisés, et chargés d'une culture pure de la bactérie, sont enfoncés parallèlement et à distance, dans un tube large, rempli de gélatine peptone ordinaire. Les deux extrémités libres des fils, sortant du tube de chaque côté du bouchon d'ouate, sont mis en communication avec les conducteurs d'une pile au bichromate, de 6 éléments. On fait passer le courant pendant quelques instants : dégagement de gaz autour des pôles dans la gélatine, plus abondant au pôle négatif. On interrompt le courant; on laisse la culture se développer dans les conditions ordinaires de temps et de température.

En vérifiant la culture après quelques jours, on constate des différences notables entre les deux stries développées autour des fils de platine :

Au pôle positif (oxygène, acide) la culture est abondante et formée d'organismes courts presque cocciformes.

Au pôle négatif (hydrogène, alcalin) culture plus faible retardée : organismes bacillaires allongés.

Bien que l'interprétation de cette expérience prête à la discussion, bien qu'on ne puisse affirmer que la différence de réaction du milieu nutritif aux deux pôles agisse seule, cette expérience nous a paru intéressante à rappeler ici (N.H.).

différents. C'est ainsi qu'il m'est arrivé de voir, par des ensemencements multipliés, une variété se charger en une autre et se maintenir telle pendant plusieurs générations, pour retourner ensuite, sans cause apparente, à la forme originelle ; en outre, on a réussi parfois à transformer une variété en une autre par la culture sur certains milieux nutritifs, en changeant le sol. C'est ainsi que j'ai vu, après des cultures répétées sur le lait, la variété transparente passer à la variété opaque, et cette dernière cultivée dans l'urine acide, passer à la variété transparente (1 fois). De plus, j'ai pu isoler, chez le même malade (n° 15), à des époques différentes, tantôt la forme transparente, tantôt la forme opaque ; une seule fois je les ai trouvées toutes les deux sur la même plaque ; après la mort j'ai obtenu de différents organes différentes variétés. Enfin j'ai trouvé différentes formes transitoires entre les deux variétés, ce qui prouve qu'elles ne sont pas toujours essentiellement différentes : ces caractères ont été signalés déjà par Schmidt et Aschoff.

Ces caractères dépendent peut-être, pour la plupart, de la nature du milieu où on cultive l'organisme ; peut-être n'y a-t-il là qu'une question de nutrition ; mais il y a toujours quelque chose de capricieux dans ces changements de formes que l'on ne saurait jamais prédire.

Sur les autres milieux nutritifs le développement des deux variétés du bacille est tout à fait pareil.

Dans les cultures par piqûres sur gélose le développement est rapide ; à la surface, il se forme une couche d'un gris mat, qui s'étend vite aux parois du verre et qui devient plus tard comme un enduit blanc sale, où l'on remarque parfois de petits cristaux. Dans la profondeur, le développement est également rapide ; il se forme une bande granulée et jaunâtre, et, très fréquemment, on constate un développement de bulles de gaz au fond de la gélose, surtout lorsque la couche est profonde. Pourtant, ce développement de gaz n'est pas constant.

Dans les cultures anaërobies en couches profondes de gélose (à 37°) il y a, au contraire, constamment une formation de gaz abondante ; le bacille se développe rapidement dans toute la profondeur, et déjà le lendemain on trouve de grosses bulles de gaz en grande quantité dans toute la couche, la plupart au fond de la culture, les bulles devenant moins nombreuses à la surface ; dans la couche supérieure d'un ctm. d'épaisseur, on ne trouve point de bulles. Le développement de gaz peut être assez considérable pour faire crever toute la couche de gélose ; une fois j'ai trouvé, le lendemain d'une inoculation, le tampon d'ouate bouchant le tube soulevé par le gaz, et un peu de gélose expulsée.

Sur *bouillon* les cultures se développent avec une extrême rapidité : déjà au bout de 5 heures à l'étuve, le bouillon présente un trouble léger qui a beaucoup augmenté le lendemain. Il se forme peu à peu un dépôt granuleux grisâtre, en même temps que le bouillon conserve son apparence trouble. A la température ordinaire de la chambre, le liquide se trouble au bout de 24 à 36 heures. Les vieilles cultures sur bouillon présentent une couleur brunâtre ou jaunâtre foncée.

Dans une urine acide stérilisée le développement et très rapide : après 4 à 6 heures à l'étuve, le liquide présente un trouble commençant qui va s'accentuant de plus en plus. Au bout de quelques jours l'urine s'est tout à fait éclaircie, laissant un dépôt de bactéries grisâtre, peu abondant qui remonte facilement dans le liquide et vient surnager.

Un point très important, c'est la relation qui existe entre le bacille, l'urée et la réaction de l'urine ; de nombreuses expériences ont montré qu'en règle générale, *l'urine reste indéfiniment acide* ; même au bout de 4 mois, l'urine a été aussi fortement acide qu'au moment de l'inoculation. En même temps, nous avons constaté le fait correspondant : que le *bacille ne possède pas la faculté de décomposer l'urée;* par une évaluation quantitative il a été impossible de constater une diminution de la quantité d'urée. Et les résultats étaient tout pareils, soit que le bacille fût cultivé dans une urine stérilisée, bouillie, ou dans une urine fraîche, recueillie stérilement. Deux fois seulement il y eut une exception à la règle, les bacilles (n°s 25 et 35) décomposaient lentement l'urée en rendant peu à peu l'urine faiblement alcaline ; le premier au bout d'une quinzaine, le second au bout d'une semaine. Dans ces 2 cas j'ai vérifié par de nouveaux ensemencements la pureté des cultures. Comme, sous tous les autres rapports, les 2 bacilles en question se comportaient tout à fait comme le coli-bacille, je n'ai pas trouvé de raison pour les classifier comme une espèce particulière, pour ce seul fait. La décomposition était du reste très faible : pour le bacille n° 25, au bout de 15 jours, 1 gr. 73 d'urée 0/00 ; pour le bacille 35, au bout de 7 jours, 0 gr. 96 d'urée 0/00.

Dans les cultures anaërobies dans l'urine, sous une couche épaisse d'huile, le développement s'opère tout à fait de la même façon ; l'urine se trouble rapidement ; mais l'urée n'est pas décomposée, et la réaction reste acide pendant un espace de temps illimité, toujours à l'exception du cas des 2 bacilles mentionnés (1).

Cultivé *dans une urine stérilisée, alcaline*, urine normale acide, rendue faiblement alcaline par l'addition de carbonate de soude, le bacille se développe parfaitement,

(1) Nous soutenons, avec Krogius, une opinion contraire. Nous croyons que la culture du bacterium coli fait passer graduellement l'urine acide à la neutralité, et même à l'alcalinité, par transformation de l'urée en carbonate d'ammoniaque. Le pouvoir ferment du bacille est lent, faible, très variable suivant les échantillons, constant cependant.

Dans un travail fait en collaboration avec M. Dissard, (Soc. de Biolo-

tout à fait comme dans l'urine acide; ici encore l'urée ne se décompose pas, la réaction reste alcaline pendant longtemps.

Sur *pommes de terre cuites* il se forme d'ordinaire au bout de 3 jours un enduit visqueux, plus ou moins humide, brun ou d'un gris-jaune sale, envahissant peu à peu toute la surface. Les vieilles cultures présentent une couleur brunâtre, foncée, et renferment souvent de petites bulles de gaz.

A la surface du *sérum coagulé* il se forme un enduit pulpeux, gris-sale, du reste sans particularités caractéristiques.

Si l'on inocule le bacille dans du lait stérilisé à la température de 37°, il se produit une coagulation de la caséïne, ordinairement au bout de 24 à 48 heures, parfois après un espace de temps plus long. La caséïne précipitée forme un coagulum consistant et blanchâtre, renfermant un grand nombre de creux et de bulles de gaz, flottant dans un liquide légèrement louche.

Je me suis étendu sur la description de ce bacille, parce qu'il me paraît important de le connaître à fond; il faut surtout remarquer son polymorphisme particulier et accusé qui se manifeste non seulement au microscope par une grande variété de formes, mais aussi par son aspect macroscopique sous 2 variétés différentes. Il est vraisemblable que ce ba-

gie, 8 mars 1893, et Annales génit. urin., mai 1893) nous avons développé cette opinion, en l'appuyant sur de très nombreuses expériences. Nous pensons avoir démontré que les procédés usuels de dosage par l'hypobromite de soude, sont incapables dans ces conditions, de donner des renseignements exacts sur les variations du chiffre de l'urée. Les carbonates d'ammoniaque, et les composés albuminoïdes formés dans l'urine en fermentation coli-bacillaire, sont attaqués par le réactif, comme l'urée, et dégagent leur azote : nous avons indiqué comment, en se mettant en garde contre ces causes d'erreur, on peut constater la diminution constante du chiffre de l'urée sous l'influence de la culture du coli-bacille. (N. H.).

cille singulier, a du être cause de beaucoup de confusions.

Je vais maintenant rapporter les expériences sur les animaux, qui ont permis de constater les propriétés pathogènes marquées de ce bacille. Afin d'éviter des répétitions fatigantes, et pour donner une idée d'ensemble, je me bornerai à rapporter quelques-unes, seulement, des nombreuses expériences sur les animaux, choisissant celles qui me semblent les plus typiques, pour certains groupes de faits. Je le ferai d'autant plus facilement que Krogius vient de publier, dans son ouvrage, un rapport détaillé d'expériences très minutieuses faites avec cette même bactérie et, en partie, exécutées d'après le plan même que j'ai suivi.

INOCULATIONS DANS LE TISSU SOUS-CUTANÉ

1. — Le 16 octobre 1891. *Lapin*. Inoculation sous la peau de 1 c. c. de culture sur gélose de 5 jours (du malade I), lavée dans de l'eau salée à 6 0/00. Il se forme un abcès rempli de pus épais qui contient sous le microscope et à la culture, le bacille injecté.

2. — Le 19 octobre 1892. *Lapin*. Implantation d'un fil de soie imbibé d'une culture sur bouillon de 3 jours (du malade VII), sous l'aponévrose musculaire, à la région interscapulaire. Guérison par première intention de la plaie. Abcès au bout de 8 jours.

3. — Le 22 novembre 1891. *Souris blanche*. Injection à la racine de la queue de 3 gouttes d'une culture sur bouillon de 10 jours (du malade I). Abcès.

4. — Le 26 février 1892. *Souris blanche*. Inoculation sous la peau du dos, d'une culture sur gélatine de 5 jours (du malade II). Abcès.

5. — Le 1er février 1893. *Souris blanche*. Injection de 2 gouttes du sang du cœur du lapin n° 16. Mort le 3 février. Le sang et les organes donnent des cultures pures.

6. — Le 28 mars 1893. *Lapin.* Injection sous-cutanée de 0,5 c. c. d'une culture sur bouillon de 15 jours (du malade 34), filtrée à travers le *filtre de Chamberland* (1). Pas d'abcès.

7. — Le 28 mars 1893. *Lapin.* 1 c. c. du même liquide. Pas d'abcès.

8. — Le 28 mars 1893. *Souris blanche.* Injection sous-cutanée de 0,1 c. c. du même liquide. Pas d'abcès.

9. — Le 28 mars 1893. *Souris blanche.* 0,2 c. c. du même liquide. Pas d'abcès.

INOCULATIONS INTRAVEINEUSES

10. — Le 16 octobre 1891. *Lapin.* Injection de 0,5 c. c. d'une culture sur bouillon de 3 jours (du malade I). Fièvre (40,5°) ; et diarrhée, amaigrissement ; mort le 7 novembre 1891. Pendant la vie on constate le bacille *dans le sang* et à plusieurs reprises *dans l'urine recueillie aseptiquement* qui est alcaline (pas ammoniacale !) contenant des traces d'albumine ; au microscope quelques rares leucocytes et cellules épithéliales cubiques aplaties. Pas de cylindres rénaux.

A l'autopsie, on trouve un abcès glandulaire au côté gauche du cou, les reins légèrement gonflés et hyperhémiés avec *des abcès miliaires dans la substance corticale.* La muqueuse du duodénum et de l'intestin grêle est vivement injectée, parsemée d'ecchymoses, le contenu intestinal liquide, sanguinolent, contenant quelques rares bulles de gaz.

L'ensemencement du sang du cœur, du foie, de la rate, des reins, du pus glandulaire, de l'urine, donna des résultats positifs.

11. — Le 16 octobre 1891. *Lapin.* Injection de 1 c. c. de la même culture que le précédent. Température 38,6. Au bout de 18 heures, 40,1. Prostration profonde, dyspnée, spasmes aux membres inférieurs, diarrhée. Mort le 17 octobre. Congestion de

(1) La stérilité vérifiée par ensemencement.

tous les organes. *L'ensemencement du sang du cœur et de tous les organes donna une culture pure du bacille.* Une goutte du sang du cœur injectée sous la peau du dos à une souris, produisit un abcès.

12. — Le 19 octobre 1892. *Lapin*. Injection d'une culture sur gélose de 5 jours (du malade 7), lavée dans de l'eau salée à 6 °/₀₀. Prostration, fièvre, diarrhée. L'animal survit. *Le bacille ne passe pas dans l'urine*, qui est sans albumine.

13. — Le 9 décembre 1892. *Lapin*. Injection de 1 c. c. d'une culture sur bouillon de 3 jours (du malade 15). Fièvre et diarrhée. L'animal survit. *Le bacille ne se trouve pas dans l'urine*, qui est normale.

14. — Le 28 décembre 1892. *Lapin*. Injection de 1 c. c. de culture sur bouillon de 3 jours (du malade 21). Pas de fièvre. La santé n'est pas troublée. Le bacille ne se trouve pas dans l'urine.

15. — Le 26 décembre 1892. *Lapin*. Injection de 1 c. c. d'une culture sur bouillon de 3 jours (du malade 20). Température 38,6.

Le 27 décembre. Température 39,1. Apathie, inappétence, de temps en temps de violents frissons. L'urine acide, presque claire, contient des traces d'albumine ; à la centrifugation on décèle quelques rares leucocytes. *L'ensemencement de l'urine donne un résultat positif* : 16 colonies de bacilles dans une goutte. Le 1er janvier 1893, l'animal est apyrétique et l'urine stérile. Échantillon du sang, également stérile.

16. — Le 26 janvier 1893. *Lapin*. Injection de 1 c. c. d'une culture sur bouillon de 3 jours (du malade 28). Température 38,6.

Le 27 janvier. Température 39,8. Collapsus notable, dyspnée. Diarrhée. Spasmes. Cathétérisme. Pas d'urine.

Le 28 janvier. Température 35,2. Le lapin meurt 42 heures après l'injection. Congestion des viscères, en particulier des reins qui sont peut-être légèrement gonflés. Entérite aiguë.

L'ensemencement du sang du cœur et des organes donna un résultat positif. *L'urine était stérile.*

17. — Le 11 février 1893. *Lapin*. Injection de 1 c. c. d'une culture sur bouillon (du malade 30) ; *en même temps contusion de la région rénale gauche*. Fièvre (40, 1°) ; bacilles dans le sang et dans l'urine. Mort le 25 février. Rein gauche notablement augmenté de volume ; la substance corticale contient 3 abcès de la grosseur d'un pois, le tissu environnant est pâle, grisâtre, sans structure distincte. Le rein est tout enveloppé de pus, *périnéphrite suppurée* ; et l'on suit le trajet de la suppuration jusqu'à un abcès rempli de pus caséeux, de la grosseur d'un œuf de poule, situé entre les muscles lombaires et pénétrant en un point jusqu'à la peau.

Des coupes du rein, colorées au carmin décélèrent, dans la substance corticale une forte infiltration cellulaire formant des taches, et une augmentation du tissu conjonctif interstitiel ; çà et là de petits abcès microscopiques. Les cellules des canaux contournés étaient en plusieurs endroits granuleuses et sans limites distinctes ; les noyaux ne se coloraient que faiblement. Dans le pus et dans la substance corticale, on constata, au microscope, des bacilles en petit nombre, rangés surtout dans le tissu interstitiel entourant la capsule de Bowmann, et entre les canaux, parfois à l'intérieur de ceux-ci mêmes.

L'ensemencement du sang du cœur, de la rate, du foie, des reins, du pus de l'abcès rénal, de l'urine, donna un résultat positif.

18. — Le 14 mars 1893. *Lapin*. Injection dans les veines de l'oreille de 1 c. c. d'une culture sur bouillon de 3 jours (du malade 34), en même temps *ligature de la verge pendant 18 heures*. Pas de cystite. Le bacille ne passa pas dans l'urine.

19. — Le 18 mai 1893. *Lapin*. Narcose. Ligature de l'uretère gauche avec du catgut. Température 38,2 au commencement de l'expérience. Pas de fièvre. La plaie guérit par première intention. L'urine reste stérile. Au bout d'une semaine, injection dans la veine auriculaire d'un demi-centimètre cube d'une culture sur bouillon de 3 jours (du malade 35). Fièvre (jusqu'à 40,5) et diarrhée ; gonflement marqué du rein gauche, mort le 30 mai.

Le rein gauche est fluctuant, de la grosseur d'une main d'enfant fermée. La capsule se détache facilement ; à la surface de nombreux points de pus jaunes, entourés d'un bord rouge plus foncé. A la coupe, on voit les petits abcès s'étendre jusque dans la substance corticale ; le tissu rénal est gonflé, rouge foncé, la substance corticale surtout, est large et pas distinctement séparée des pyramides. Le bassinet et les calices fortement dilatés, remplis d'un liquide trouble, brunâtre, contenant quelques rares flocons de pus. La muqueuse rougeâtre, fortement injectée. Sous le microscope on démontra une forte infiltration cellulaire autour des vaisseaux et des glomérules, formant çà et là de larges bandes dans le tissu conjonctif interstitiel ou de véritables abcès. L'épithélium des tubes contournés et des tubes collecteurs était, en certains endroits, fortement granuleux, atteint de dégénérescence graisseuse.

L'ensemencement du sang du cœur, des reins, du rein gauche, du pus rénal, de l'urine du bassinet donne le bacille injecté en culture pure.

20. — Le 28 mars 1893. *Lapin*. Injection intraveineuse de 1 c. c. d'une culture sur bouillon, filtrée (voir exp. 6). Fièvre, apathie pendant quelques jours ; de temps en temps contractions fibillaires des muscles ; diarrhée. L'animal survit.

21. — Le 28 mars 1893. *Lapin*. Injection de 2 c. c. du même liquide. Fièvre (40,8). Convulsions arrivant à une contraction tétanique ; la respiration d'abord accélérée ; plus tard, irrégulièrement saccadée. Mort le 30 mars. Congestion des viscères, la muqueuse de l'intestin grêle injectée, les ganglions mésentériaux un peu gonflés. L'ensemencement du sang du cœur et des organes ne donna pas de culture.

INOCULATIONS INTRAPÉRITONÉALES

22. — Le 16 mars 1893. *Lapin*. Injection de 1 c. c. d'une culture sur bouillon de 3 jours (du malade 34). Mort le 17 mars. Légère injection du péritoine ; du reste pas d'altérations. Forte congestion des viscères.

L'ensemencement du sang du cœur, de la rate, du foie, des reins, de l'urine, donne le bacille à l'état de pureté. Des préparations sur lamelles de la surface du péritoine montrent une infinité de bacilles.

23. — Le 19 mars 1893. *Lapin*. Inoculation de 0,5 c. c. de la culture du sang du cœur provenant du lapin précédent. Pas de péritonite.

24. — Le 14 mars 1893. *Lapin*. 1 c. c. d'une culture sur bouillon de 3 jours du (malade 34). Légère élévation de température avec diarrhée les deux jours suivants ; pas de symptômes de péritonite.

Le 19 mars, nouvelle injection de 1,5, c. c. de bouillon de culture provenant du sang du cœur du lapin nº 22. Pas de fièvre, pas de péritonite ; l'animal se porte toujours bien.

25. — Le 19 mars 1893. *Lapin*. 1 c. c. du bouillon de culture (du malade 34). Température 39 .

Le 20 mars. Température 35,6. Mort 30 heures après l'injection. Autopsie immédiate. Dans le péritoine une petite quantité d'un liquide trouble, séro-fibrineux ; les intestins sont distendus et fortement injectés, çà et là couverts de petites lamelles fibrineuses jaunâtres.

L'ensemencement du sang du cœur, du foie, de la rate, des reins, du péritoine, donne un résultat positif. L'urine stérile. Les préparations sur lamelles du liquide péritonéal font voir une quantité innombrables de bacilles.

26. — Le 16 mars 1893. *Souris blanche*. 0,05 c. c. de la même culture. Mort le 17 mars, au bout de 28 heures. Pas de péritonite. L'ensemencement du sang du cœur, des reins, du foie, de la rate, donna des cultures pures.

27. — Le 16 mars 1893. *Souris blanche*. 0,1 c. c. de la même culture. Mort au bout de 18 heures. Culture pure du sang et des différents viscères abdominaux.

INJECTIONS DANS LA VESSIE

28. — Le 19 octobre 1892. *Lapin*, 3 c. c. d'une culture sur agar-agar de 5 jours (du malade n. 7) lavée dans de l'eau salée, formant un liquide légèrement trouble.

Le 20 octobre. L'urine ne contient pas de pus, l'ensemencement donne de nombreux bacilles.

Le 22 octobre. L'urine comme le 20, encore des bacilles, mais en quantité moindre.

Le 24 octobre. L'urine stérile.

29. — Le 16 octobre. *Lapin*. 3 c. c. d'une culture sur agar-agar de 3 jours (du malade n. 1), lavée dans de l'eau stérilisée. *Ligature de la verge*.

Le 17 octobre. L'animal est souffrant, la vessie douloureuse à la pression. On ôte la ligature au bout de 18 heures. L'urine renferme de nombreuses cellules de pus, de l'épithélium vésical et quelques rares globules rouges. Quantité de bacilles.

Le 19 octobre. Besoins fréquents et douloureux. L'urine contient du pus et des bacilles en grande quantité.

Le 21 octobre. L'urine contient quelques rares globules de pus, l'ensemencement décèle des bacilles.

Le 23 octobre. Urine stérile, sans pus. Bon état général.

30. — Le 19 octobre. *Lapin*. 3 c. c. d'une culture sur bouillon de 3 jours (du malade n. 7).

Le 20 octobre. L'urine recueillie aseptiquement est alcaline, sans pus, renfermant quantité de bacilles. *Ligature de l'urèthre pendant 12 heures*.

Le 21 octobre. Le lapin a un fort ténesme vésical, urine par petits jets. L'urine alcaline (non ammoniacale!) contient au microscope du pus et des cellules épithéliales, de nombreux bacilles.

Le 23 octobre. Globules de pus et bacilles dans l'urine.

Le 24 octobre. Idem.

Le 26 octobre. L'urine se montre stérile, ne contient pas de pus.

31. — Le 13 février 1893. *Lapin*. Injection dans la vessie de 3 c. c. d'une culture sur bouillon de 3 jours (du malade n. 29), en même temps : *Contusion instrumentale de la muqueuse* (par un mandrin en fil d'acier, introduit par la sonde) Température 38,4.

Le 14 février Température 39,8. L'urine contient de nombreuses cellules de pus, des globules rouges et de l'épithélium vésical, l'ensemencement donne de nombreux bacilles.

Le 18 février. Température 40,1. Besoins fréquents et pénibles. L'urine contient toujours des cellules de pus, des cellules épithéliales, des globules rouges et des bacilles.

Le 22 février. Température 39. L'urine trouble, alcaline, elle s'éclaircit presque complètement par l'addition d'acide ; au microscope, quelques rares globules de pus et cellules épithéliales ; par l'ensemencement, des bacilles.

Le 8 mars. Température 38,4. Mictions normales. L'urine stérile.

32. — *Expérience (de contrôle).* Le 13 février 1893. *Lapin. Contusion instrumentale de la muqueuse vésicale*, comme dans l'expérience précédente ; pas d'injections de bactéries. Pendant les 2 premiers jours, l'urine est sanguinolente, mais sans pus ; stérile à l'ensemencement.

33. — Le 14 mars 1893. *Lapin.* Injection dans la vessie de 3 c. c. *d'une solution de nitrate d'argent*, à 5 0/0, suivie d'irrigations abondantes d'eau stérilisée. Puis, injection de 3 c. c. d'une culture sur bouillon (du malade n. 32). Température 37,7.

Le 15 mars. Température 38,7. Mictions fréquentes par petits jets douloureux. L'urine fortement trouble, contient des filaments blanchâtres. Au microscope, on trouve quantité de cellules de pus, des globules rouges et de l'épithélium vésical ; infinité de bacilles.

Le 20 mars. Température 39, 2. Emission en petite quantité d'une urine glaireuse, purulente, contenant au microscope du pus, de l'épithélium vésical, des globules rouges et des spermatozoïdes ; l'ensemencement donne de nombreuses colonies de bacilles.

Le 26 mars. Température 38,8. L'urine contient des cellules épithéliales, des globules blancs et rouges, quelques rares cylindres hyalins et différents cristaux. Nombreux bacilles.

Le 17 avril. Température 38,9. L'urine ne contient pas d'éléments cellulaires, reste stérile à l'ensemencement.

34. — *Expérience comparative.* Le 14 mars 1893. *Lapin.* Injection de la même façon et de la même quantité de la solution de nitrate d'argent que dans le cas précédent.

Le 15 mars. L'urine contient de nombreux globules rouges, quelques rares leucocytes. Stérile à l'ensemencement.

Le 17 mars. L'urine contient quelques rares globules rouges et blancs. Stérile.

Le 18 mars. L'urine est normale.

35. — Le 21 mars 1893. *Lapin.* Application dans la région vésicale d'une compresse glacée qu'on laisse en place pendant une heure. Pas de fièvre, pas de symptômes cystitiques ; l'urine reste stérile.

36. — Le 22 mars 1893. *Lapin.* Evacuation de la vessie ; injections par la sonde, *d'eau (stérilisée), tantôt glacée, tantôt chaude.* Ensuite, injection de 3 c. c. d'une culture sur bouillon du sang du cœur, du lapin 25. Température 39,2.

Le 23 mars. Température 39,6. Le lapin est souffrant ; il a des besoins douloureux ; l'hypogastre est sensible à la pression. Par le cathétérisme, évacuation d'une petite quantité d'une urine glaireuse, blanchâtre, contenant au microscope, de nombreux globules de pus, des cellules d'épithélium vésical et quelques rares globules rouges. Bacilles.

Le 24 mars. Température 39,2. L'urine comme le 23.

Le 29 mars. Température 39,1. L'urine contient quelques rares cellules de pus et d'épithélium. A l'ensemencement : des bacilles.

Le 2 avril. L'urine stérile.

37. — *Expérience comparative.* Le 22 mars 1893. Injections d'eau froide et d'eau chaude comme dans l'expérience n° 36.

Le lapin n'eut pas de symptômes de cystite ; 48 heures après, il y avait du sang dans l'urine qui restait stérile.

38. — Le 9 avril 1893. *Lapin*. L'urine, comme à l'ordinaire, d'abord vérifiée stérile. Température 39,3. Evacuation de la vessie, lavages boriqués abondants. Narcose. Ouverture de l'abdomen. *Cystotomie*. Introduction par l'incision de 2 *calculs vésicaux* anguleux, de la grosseur d'une fève, préalablement stérilisés à la vapeur. On ferme la plaie vésicale avec des sutures de Lembert. Sutures étagées de la paroi abdominale. Pas de fièvre après l'opération. Le lendemain, le lapin était plein de vie sans aucun symptôme de cystite.

Le 13 avril. L'urine trouble, alcaline, s'éclaircit complètement à l'acide acétique ; au microscope, on trouve des globules rouges, pas de globules de pus. *Reste stérile à l'ensemencement.*

Le 26 avril. La plaie abdominale est guérie. Le lapin est bien portant. L'urine stérile. *Injection dans la vessie de 3 c. c. d'une culture sur bouillon* (du malade n° 35). Température 38,5.

Le 27 avril. Température 39,3. L'urine est trouble, elle contient des flocons blanchâtres filamenteux. Au microscope, de nombreuses cellules de pus et d'épithélium et des globules rouges. L'ensemencement d'une goutte donne de nombreux bacilles.

Le 6 mai. Température 39. Evacuation à la sonde d'une petite quantité d'une urine trouble, contenant de nombreux globules de pus et des cellules épithéliales ; ces dernières, parfois en couches épaisses constituées par des parties nécrosées de la muqueuse. Bacilles. L'expérience fut interrompue en ce point ; le lapin fut traité par des injections vésicales de nitrate d'argent à 1 0/0, qui firent disparaître lentement la cystite. Les calculs diminuaient graduellement, paraissaient enfin complètement dissous dans l'urine alcaline (1).

(1) Nous avons aussi observé, avec Albarran, cette dissolution graduelle d'un calcul, introduit par la taille dans la vessie du lapin. Dans notre cas, le calcul artificiel était un caillou de rivière arrondi, lisse, dur, du volume d'une petite amande, stérilisé. A l'autopsie de l'animal, après

39. — Le 28 mars. *Lapin.* Injection dans la vessie de 3 c. c. d'une culture sur bouillon, filtrée (voir plus haut n° 6). Pas de cystite. L'urine reste stérile.

40. Le 28 mars. *Lapin. Injection de 5 c. c. d'une culture sur bouillon filtrée, en même temps, ligature de l'urèthre.* L'urine renfermait pendant les premiers jours quelques rares globules rouges et blancs ; mais il n'y eut point de symptômes cystitiques. L'ensemencement donna toujours des résultats négatifs.

INOCULATION DANS LA CAPSULE GRAISSEUSE DU REIN

41. — *Lapin.* Le 19 mars 1893. Anesthésie, Incision sur le côté gauche jusqu'à la graisse périrénale, injection de 1 c. c. d'une culture sur bouillon (du malade n° 33). Suture. Guérison par première intention. Le lapin meurt le 29 mars ; l'on trouve un grand *abcès périnéphrétique* qui contient des bacilles sous le microscope ainsi qu'à l'ensemencement.

INOCULATION DANS L'URETÈRE

42. — Le 13 février 1893. *Lapin.* Température 38,5. Anesthésie. *Ligature de l'uretère gauche* (par la méthode d'Albarran) ; après quoi, injection dirigée vers le rein de 1 c. c. d'une culture sur bouillon de 3 jours.

La plaie guérit par première intention.

Fièvre (40,5), amaigrissement, diarrhée, mort le 4 mars. Rein gauche doublé de volume, les anses intestinales avoisinantes adhèrent légèrement à sa face antérieure. Du reste, pas de péritonite. Le rein est entouré d'un abcès périnéphrétique, la cap-

15 jours, nous ne retrouvâmes qu'un fragment du corps étranger, érodé irrégulier, friable, adhérent à la paroi vésicale ; ce fragment représentait à peine le tiers du volume primitif du calcul : l'expérience avait été faite aseptiquement, sans injection microbienne. (N.H.).

sule rénale, elle-même, est fortement épaissie, limitant l'abcès du côté de la surface du rein. A la coupe, on voit le tissu rénal considérablement gonflé, tant la substance corticale, que les pyramides ; la limite qui les sépare n'est pas marquée ; la structure un peu effacée, la couleur uniformément pâle. Le bassinet et les calices sont dilatés ; ils contiennent un liquide purulent, la muqueuse est œdématiée, marbrée d'ecchymoses. Rein droit hyperhémié ; le dessin du reste normal.

L'ensemencement du sang du cœur, de la rate, du foie, des reins, du pus de l'abcès périnéphrétique, de l'urine du bassinet gauche, donne des résultats positifs. L'urine dans la vessie est stérile.

Au microscope on constate sur une coupe du rein gauche une assez forte infiltration cellulaire des pyramides, ainsi que de la substance corticale ; le tissu conjonctif interstitiel semble augmenté de largeur ; dégénérescence graisseuse de l'épithélium des tubes droits et contournés. Les cellules sont fréquemment détachées et réunies en agglomérations granuleuses ; çà et là il se trouve des bacilles dans la lumière des vaisseaux et dans le tissu, pourtant pas en grand nombre.

Nous allons maintenant résumer *les résultats obtenus par les expériences sur les animaux*. Il paraît d'abord que le bacille possède des propriétés décidément *pyogènes* : injecté sous la peau des lapins et des souris, il forme d'ordinaire de grands abcès remplis d'un pus épais et caséeux ; les souris meurent parfois d'infection générale. De plus, le bacille a des propriétés *septiques* ; injecté dans le sang, il peut tuer les lapins dans un espace de temps variant de 24 à 48 heures ; il se retrouve alors dans le sang du cœur et dans tous les organes. L'animal succombe à une septicémie aiguë ; les symptômes sont : collapsus profond, fièvre, diarrhée, souvent accompagnés de spasmes et de dyspnée ; parfois on observe une température au-dessous de la normale. Cet état peut se terminer par la guérison ou la mort. A l'autopsie l'on constatait ordinairement une forte congestion de tous les organes et de plus, des lésions intestinales accusées : une longue partie de la muqueuse de l'intestin grêle était d'un rouge vif, marbrée de nombreuses ecchymoses, gonflée et œdématiée ; le contenu, liquide, mêlé de gaz, parfois sanguinolent. Les plaques de Peyer sont tuméfiées, de même les ganglions mésentériques avoisinants. Le cœcum et le côlon ascendant présentent parfois aussi des signes d'entérite. On n'a pas constaté d'augmentation notable de la rate.

Des altérations anatomiques toutes pareilles furent produites par l'injection d'une culture sur bouillon qui ne renfermait plus de bactéries, ce qui démontre l'action efficace des substances toxiques du bacille.

En plusieurs cas, l'animal survécut à l'injection ; il n'y eut alors qu'une légère élévation de la température, plus ou moins prononcée, accompagnée d'une indisposition passagère, d'apathie, d'inappétence et de diarrhée, parfois, il n'y eut presque aucune altération de la santé de l'animal, pas même de fièvre ; souvent, le seul symptôme fut une légère diarrhée (1).

(1) Les toxines du coli-bacille ont été déjà étudiées. Gilbert a publié à la Société de Biologie une note importante sur les « Poisons produits par le bacille intestinal d'Escherich ». (*Soc. Biol. 25 fév. 1893*).

Il employait des cultures de bacterium coli, (fraîchement extrait des selles d'un homme adulte et sain), sur bouillon peptonisé normal.

Ces cultures, filtrées à un âge variable, injectées dans la veine de l'oreille du lapin, se montraient douées de propriétés toxiques évidentes. La mort de l'animal survenait entre 39 et 94 centimètres cubes.

Après une première phase d'affaiblissement presque comateuse, l'animal présente des convulsions violentes et une augmentation de l'excitabilité : puis survient une contracture tétanique extrême, avec myosis, et enfin la mort.

Si l'on interrompt l'injection avant la dose mortelle pendant la pre-

Par des examens répétés du sang des animaux infectés, on constata, si l'animal survivait à l'inoculation, que le bacille disparaissait assez vite du sang ; en général, il ne s'y trouvait que pendant les 2 premiers jours, et en quantité de moins en moins forte ; exceptionnellement le troisième ou même le cinquième jour.

Inoculé dans le péritoine, le bacille se comporte aussi de différentes manières ; il peut tuer l'animal au bout d'environ 20 heures par une septicémie foudroyante, avant qu'il se soit produit aucun symptôme de péritonite (expérience 22). A l'autopsie, le péritoine semble tout à fait intact et pourtant, l'examen microscopique décèle, loin du point de l'inoculation, une infinité presque incroyable de microbes ; de sorte qu'on supposerait qu'ils se sont multipliés considérablement en cet endroit, supposition confirmée par la démonstration du bacille dans le sang et tous les organes. Cette

mière ou la deuxième phase, l'animal peut se rétablir ; mais fréquemment, il succombe plus ou moins tardivement après avoir présenté de la polyurie, de la diarrhée, de l'hypothermie.

J'ai fait en 1891-1892 de nombreuses expériences pour étudier les toxines de la bactérie pyogène urinaire (coli-bacille) isolée des urines purulentes, et cultivée dans *l'urine normale acide stérilisée par filtration.*

Quelques résultats de ces expériences restées incomplètes et inédites, sont intéressants à rapprocher des faits établis par Gilbert.

La culture sur urine, filtrée au filtre Chamberland, était injectée dans la veine de l'oreille du lapin à la dose de 20 à 40 centimètres cubes ; dose insuffisante à produire la mort immédiate. Sur 20 animaux ainsi noculés, 14 moururent plus ou moins tardivement, du 2e jour à la 5e semaine, après avoir présenté de la diarrhée, de l'amaigrissement, une grosse perte de poids, un état cachectique marqué. Les autres se rétablirent.

La mort immédiate survint par une dose de 80 cent. cubes avec convulsions, raideur tétanique, et myosis.

Les poisons produits dans l'urine par le coli-bacille, semblent dont analogues à ceux qui se forment dans sa culture sur bouillon. (N.H.)

mort rapide, *sepsis péritonealis acutissima*, offre un grand intérêt, et il se pourrait qu'elle eût un pendant chez l'homme.

Chez les lapins, l'injection peut aussi déterminer une péritonite généralisée à exsudat variable, tantôt séro-fibrineux (expérience 25), tantôt séro-purulent, avec fausses membranes ; et l'animal en meurt. Mais, en général, l'injection n'entraîne aucune péritonite et les animaux restent bien portants, parfois atteints d'une indisposition passagère (expérience 24).

Il n'en est pas de même des souris : quelque différentes que fussent les cultures, quant à la virulence et l'origine, quoiqu'elles fussent complètement hors d'état de nuire aux lapins, elles tuaient toujours les souris par inoculation intrapéritonéale au bout de 12 à 48 heures de septicémie aiguë, même quand on se servait d'une seule goutte de culture sur bouillon (1).

Nous allons maintenant considérer de plus près les effets pathogènes du bacille sur *les organes urinaires*, ce qui est ici la question principale.

On constata que l'introduction répétée du bacille dans la vessie saine, fonctionnant normalement, ne produisait pas le moindre symptôme morbide (exp. 28 et plusieurs autres) ; les bacilles vivaient et multipliaient dans l'urine tout à fait comme dans un ballon à expérience, sans que l'animal en souffrît le moins du monde. Peu à peu ils étaient emportés par les évacuations d'urine d'une façon purement mécani-

(1) Cette sensibilité de la souris fournit un bon moyen de donner ou de rendre aux cultures du coli-bacille, une virulence dont elles manquent : après passage par l'organisme de la souris, une culture, d'abord inoffensive pour le cobaye ou le lapin, devient apte à produire, chez ces animaux la péritonite et l'infection générale mortelles.

Nous avons indiqué ce fait dès 1888. (Albarran et Hallé. Note sur une bact. pyog., etc., p. 13). (N. H.)

que. Par contre, si l'on provoquait simultanément une rétention d'urine ou une lésion de la muqueuse par une action traumatique, ou si l'on créait une irritation chimique, thermique ou mécanique (exp. 29 à 37), il survenait toujours une cystite qui se terminait d'ordinaire par la guérison, au bout de quelque temps, en supprimant la rétention ou en éloignant le traumatisme. Pendant la maladie, l'urine contenait *toujours du pus et des bacilles en grande quantité*, elle était ordinairement de réaction alcaline; *jamais de décomposition ammoniacale*. Cela est tout à fait en correspondance avec les cas de cystite observés à la clinique, où l'urine était généralement acide ou neutre, jamais ammonicale, quand le bacille se trouvait seul.

Outre la cystite en question, on réussit à provoquer, par des expérimentations de différente nature, une pyélite purulente (exp. 19, 42) une néphrite suppurée (exp. 17), des abcès rénaux miliaires (exp. 10, 19), la néphrite diffuse aiguë (exp. 42), et enfin la périnéphrite suppurée (exp. 17, 40, 41). De plus, on réussit à démontrer plusieurs fois (exp. 10, 16, 19, 42) pendant la fièvre survenue dans ces cas, des bacilles dans le sang, jusqu'à la mort de l'animal et après celle-ci.

Après avoir injecté le bacille dans le sang, *généralement on ne le trouvait pas dans l'urine*, il n'était pas éliminé par les reins (exp. 12, 13, 14, 16, 18, 25 et bien d'autres) ; en quelques rares cas d'infection généralisée seulement, (exp. 15 et 22), l'urine contenait une culture pure ; dans le premier de ces cas, il semblait qu'il y eût une petite affection rénale passagère. Dans le contenu intestinal, on trouvait toujours le bacille en grande quantité ; probablement, il était, en partie, éliminé par cette voie (1).

(1) Si le bacille ne passe pas généralement dans les urines après

Ainsi qu'on peut voir par ce qui précède, j'ai réussi à provoquer, par des cultures pures de ce bacille, tout à fait les mêmes accidents qu'il détermine chez l'homme, ce qui établit, d'une façon indiscutable, son importance pathogène.

Après avoir décrit ce bacille, il nous reste à voir s'il est identique avec une ou plusieurs des espèces antérieurement décrites, question d'un grand intérêt. Qu'on se rappelle le bacille urinaire aux noms variés mentionné par les différents observateurs ; il est donc bien naturel de tenter un essai pour mettre de l'ordre dans ce chaos.

Nous allons donc comparer notre bacille urinaire avec les bacilles décrits auparavant, pour ranger dans une même catégorie tout ce qui est identique.

I. COMPARAISON DU BACTERIUM COLI COMMUN AVEC « LA BACTÉRIE PYOGÈNE. » (ALBARRAN ET HALLÉ) ET LA BACTÉRIE SEPTIQUE DE LA VESSIE (CLADO). — Les deux bactéries en question ont toujours passé pour identiques ; d'un côté, Albarran et Hallé, de l'autre côté Clado les déclarent une même espèce, opinion qui se retrouve chez tous les auteurs suivants. Cependant il y aurait peut-être lieu de révoquer en doute cette manière de voir. Je ferai remarquer un point qui, jusqu'ici, semble avoir échappé à l'attention des observateurs: *« la bactérie pyogène » se décolore à la méthode de Gram, tandis que « la bactérie septique » s'y colore.* Clado lui-même recommande cette méthode pour déceler le bacille dans les coupes de tissus où la démonstration est particulièrement difficile (l. c. p. 47).

injection dans le sang, il en est autrement dans l'infection générale produite par inoculation intra-péritoniale.

Toujours, dans nos expériences de 1888, nous retrouvâmes à l'autopsie des animaux ainsi inoculés, la bactérie dans les urines. (Note, etc., p. 12) (N. H.)

On pourrait donc penser que les deux bactéries appartiennent à deux espèces indépendantes. Qu'il y ait aussi une différence dans la description des cultures (1), c'est un point auquel je ne m'arrêterai pas, puisque la première différence paraît décisive. Du reste, la description que donne Clado de son bacille, est loin d'être complète, et l'on connaît, en somme, trop peu les propriétés de ce microbe, que nous ignorons, pour quel motif, Clado a choisi parmi plusieurs autres.

Nous nous bornerons donc au bacterium pyogenes, et il faut admettre qu'il existe, sous tous les rapports, un parfait accord entre les propriétés morphologiques et biologiques de ce bacille et celles du nôtre : Les expériences sur les animaux et l'apparition des deux bacilles dans des circonstances pathologiques pareilles (dans l'urine acide purulente) coincident également dans les 2 cas. Nous n'avons pu trouver qu'une seule différence : savoir la croissance dans une urine stérilisée où le bacterium pyogenes « fait passer graduellement l'urine acide à la neutralité par la transformation de l'urée en carbonate d'ammoniaque ». On se rappellera que notre bacille urinaire ne possédait qu'exceptionnellement et très faiblement la propriété de décomposer l'urée ; le plus souvent, il n'altérait pas la réaction de l'urine. Nous ne croyons pas, cependant, qu'on ait le droit d'ériger entre ces deux espèces identiques, quant au reste, une limite fondée sur cette seule différence ; d'autant moins qu'il paraît, comme nous le verrons plus tard, que la faculté de décomposer l'urée peut, non seulement varier en énergie, mais se perdre complètement. Quand on a étudié de près les propriétés des microbes, on ne trouve là rien

(1) Le bacille de Clado possède ainsi la propriété de rendre bien vite alcalin le milieu nutritif.

d'étonnant ; on sait que le caractère d'une espèce peut varier dans certaines limites ; que, par exemple, un même bacille, dans des circonstances différentes, peut être tantôt virulent, tantôt complètement hors d'état de nuire, tantôt pyogène, tantôt non-pyogène, chromogène ou non, etc., toutes propriétés qui ne sauraient être regardées comme moins importantes que la faculté de décomposer l'urée. Il ne serait donc pas étonnant que la propriété faiblement prononcée de décomposer l'urée puisse se perdre, et comme la ressemblance est, du reste, si grande et si marquée, nous n'hésitons pas à déclarer le bacterium coli identique au bacterium pyogenes.

II. Comparaison avec « le bacille non liquéfiant » de Krogius. — Quant aux rapports entre notre bacille et celui que Krogius vient de décrire, cette question ne suscitera aucune difficulté. Krogius a démontré, lui-même, par un examen direct des cultures, ainsi que par des expériences sur les animaux, la complète identité de son bacille avec le bacterium pyogenes ; la question est ainsi résolue, et le bacille de Krogius ne saurait être différent du nôtre. Du reste, j'ai pu faire une comparaison directe avec une culture originelle du « bacille non liquéfiant » de Krogius, ce qui a confirmé jusqu'aux moindres détails l'identité (1). De même que Albarran et Hallé attribuent à la « bactérie pyogène » la faculté de décomposer l'urée, Krogius accorde à son bacille la même influence, seulement la décomposition est faible et imparfaite, mettant parfois 20 jours à s'opérer. Or, j'ai constaté que le bacille de Krogius qui servait à mes

(1) C'est avec l'aide de Rovsing que j'ai pu obtenir cette culture et les cultures originales des observateurs précédents : je le prie d'agréer mes sincères remerciements pour son obligeance.

expériences, après un long espace de temps et des inoculations répétées, avait perdu complètement la faculté de décomposer l'urine, qui restait acide et inaltérée pendant plusieurs mois. Par là il est directement démontré que la faculté de décomposer l'urée est variable et peut finir par se perdre complètement. Ainsi disparaît la dernière et seule objection contre l'identité des microbes sus-dits.

III. Comparaison avec le bacterium lactis aerogenes (Morelle, Denys). — Morelle lui-même relève la grande ressemblance de son propre bacille urinaire avec « la bactérie septique », et « la bactérie pyogène » et avec le bacille de Krogius, qu'il regarde tous trois comme identiques l'un à l'autre, ainsi qu'identiques au bacterium lactis aërogenes. Ici encore, j'ai pu faire une comparaison de mon bacille urinaire avec une culture originelle du bacille de Morelle. Après un examen approfondi, j'ai constaté *qu'il était impossible de démontrer aucune différence entre le bacterium lactis aeorogenes de Morelle et la variété opaque du bacterium coli*; la ressemblance était d'autant plus grande, que le bacille de Morelle, pas plus que le bacterium coli n'est en état de décomposer l'urée. Il n'y a qu'une légère différence entre les 2 microbes. Morelle rapporte que son bacille dégage constamment des gaz par la culture sur gélose, fait que l'on remarque fréquemment aussi pour le coli-bacille, et qui devient constant si l'on augmente l'épaisseur de la couche d'agar ; c'est-à-dire, si l'on oblige le bacille à vivre à l'abri de l'air.

IV. Comparaison avec le cocco-bacillus ureæ pyogenes de Rovsing. — Parmi les nouvelles espèces trouvées par Rovsing, il y a 2 coccobacilles et comme on pourrait trouver, *à priori* naturel qu'il eût, lui aussi, un microbe correspondant au bacille décrit par les autres auteurs, nous allons envisager de plus près ces 2 espèces. On sait que, très fréquemment, le bacille urinaire paraît sous la forme d'un bâtonnet très court, tenant le milieu entre un coque et un bacille : « coccoba cillus» ; et Morelle qui semble incliné à identifier son baeterium lactis avec toutes les formes correspondantes, suppose aussi que les deux bacilles de Rovsing appartiennent à une même espèce qui, de son côté, serait identique au bacterium lactis aërogenes. Pour obtenir la confirmation ultérieure de sa supposition, il a envoyé une culture pure à Rovsing pour connaître son opinion sur ce point et Rovsing à répondu (1) : « qu'il ne trouvait pour la morphologie et les cultures aucune différence entre son organisme et le nôtre. Au point de vue de l'action sur les urines, il a trouvé que son bacille les décomposait plus rapidement et plus profondément que le nôtre ; mais il n'est pas disposé à les séparer pour ce motif, la différence se réduisant à une question de plus ou de moins. Il finit sa lettre en déclarant que si notre bacille tue les lapins, il est tout disposé à accepter l'identité. » Malgré cette déclaration, il paraît évident que le cocco-bacillus ureæ de Rovsing n'est pas identique au bacille de Morelle ; par un examen attentif il n'est pas difficile d'en fournir la preuve, puisqu'il semble que les dissemblances sont plus nombreuses que les conformités. En effet :

1° Le coccobacillus ureæ pyogenes de Rovsing *se colore facilement et de la plus belle façon par la méthode de Gram,* tandis que le bacterium lactis aërogenes *se décolore complètement* par cette méthode.

2° D'après Morelle, la bactérie susdite (2) est complète-

(1) Morelle : *loc. cit.* p. 27.

(2) D'après Rovsing, le bacille de Morelle aurait une faible faculté de décomposer l'urée.

ment incapable d'altérer la réaction de l'urine, tandis que le cocco-bacille rend l'urine « fétide ammoniacale au bout de 8 à 10 heures ».

3° Le coccobacille se développe sur les pommes de terre « lentement et en formant comme de petites colonies circulaires, blanchâtres, de la grosseur d'une tête d'épingle », tandis que l'autre s'étend assez rapidement, formant un conduit glaireux brun-jaune envahissant toute la surface de la pomme de terre.

4° Le coccobacille cultivé sur bouillon forme au bout de 9 à 10 jours un dépôt blanchâtre, au milieu d'un liquide clair, tandis que le bacille de Morelle produit un trouble uniforme et constant dans le bouillon.

5° Le coccobacille est *par excellence anaërobie*, l'autre *par excellence aërobie.*

6° Le coccobacille, enfin, détermine par injection dans la veine auriculaire des lapins une néphrite intense aiguë, faculté étrangère au bacille de Morelle.

Bien que, après ces conclusions, il soit indubitable que les 2 bacilles n'ont pas de rapports l'un avec l'autre, et ne sont nullement identiques, nous ajouterons encore qu'il serait étonnant que les formes bacillaires en question, si fréquentes chez le bacille urinaire, eussent échappé complètement à l'attention de Rovsing.

Finalement nous pouvons donc affirmer que le coccobacille de Rovsing ne saurait être identifié au bacille de Morelle ni au bacille urinaire commun.

Quant aux nombreux bacilles de Doyen, nous pensons avec Morelle et Krogius que 8 au moins de ses bacilles (n° 5 jusqu'à 12) ne sont que les différentes variétés d'une même espèce : le bacille urinaire polymorphe. En tout cas, Doyen, lui-même, affirme l'identité d'une de ces variétés avec « la bactérie pyogène », et la différence entre les autres bacilles qu'il décrit, est très peu prononcée.

Enfin « la bactérie urinaire » de Bouchard serait, sans doute, identique au bacille urinaire commun; c'est, en tout cas, l'opinion de Charrin (1).

Nous avons essayé, dans les pages précédentes, de réduire la quantité de dénominations données au bacille urinaire et de résoudre le problème qui jusqu'ici a causé tant de confusion. Le résultat c'est donc, en peu de mots, qu'une même espèce, la plus fréquente de toutes, est décrite par différents auteurs et sous beaucoup de noms différents; en réalité, on aurait pu s'épargner cette quantité de noms, car *tous ces microbes sont identiques entre eux, et identiques avec le bacterium coli commune, si souvent trouvé par nous.*

D'autre part, il faut ajouter que « la bactérie septique de la vessie » de Clado et le coccobacillus ureæ pyogenes de Rovsing sont deux espèces à part, qu'on ne saurait confondre avec le bacille urinaire commun (2).

Comparaison de notre bacille avec le bacterium coli commune. — Nous avons vu que, récemment, on a cru retrouver, dans le bacille urinaire, un parasite intestinal ordinaire. Krogius, Achard et Renault le considèrent comme le bacterium coli commune; par contre, Morelle, qui a l'honneur d'avoir, le premier, identifié le bacille urinaire avec un bacille intestinal, soutient l'identité avec le bacterium lactis

(1) Charrin. Semaine médicale, le 23 décembre 1891.

(2) Nous pensons, cependant, qu'il faut admettre l'identité de la bactérie septique de Clado, avec le bacterium coli. Clado, lui-même, a affirmé l'identité de la bactérie septique avec la bactérie pyogène.

Reste l'objection de la coloration par la méthode de Gram : Clado seul a réussi à colorer la bactérie par cette méthode; nous ne pouvons comprendre cette particularité, et ce n'est pas à nous de l'expliquer. (N. H.)

aërogenes, affirmation qui est plus tard appuyée par Denys. La question reste encore en suspens ; chaque manière de voir a ses adhérents.

Déjà au mois de septembre 1891, avant de connaître les ouvrages de Krogius et de Morelle, mon attention fut attirée par la ressemblance frappante qui existe entre le bacille urinaire isolé par moi (cystite n° 1) et le bacterium coli commune. Je fus tenté par là d'examiner de plus près la chose, et après des études longues et approfondies, je suis parvenu à cette conclusion : que *ces bacilles sont identiques*.

Nous allons donner une courte description comparative des 2 bactéries, et l'on verra facilement la grande ressemblance.

Je me suis servi, pour mes comparaisons, de cultures fraîches de bacterium coli isolé du contenu intestinal de différents individus, tantôt souffrant d'affections intestinales, tantôt d'autres maladies ; tantôt pendant la vie, tantôt après la mort.

Au microscope, le bacterium coli commune est aussi polymorphe que le bacille urinaire et impossible à différencier d'avec celui-ci ; il se décolore aussi par la méthode de Gram. Cultivé sur gélatine, il forme ordinairement des colonies qui offrent une parfaite ressemblance avec la variété transparente du bacille urinaire ; mais, outre ces types qui sont les plus ordinaires, on rencontre parfois des formes qui ne diffèrent en rien de la variété opaque. Déjà Escherich (1) qui, le premier, décrivit le bacterium coli commune, semble avoir remarqué l'aspect différent des cultures et fait remarquer que la diagnose entre les bactéries intestinales congénères en devient plus difficile ; c'est ainsi qu'il dit que dans certains cas la culture est limitée comme celle du bacterium lactis aërogenes (l. c. p. 66).

(1) ESCHERICH : *Die Darmbakterien des Sauglings*. Stuttgard 1886.

Par l'ensemencement du contenu intestinal d'un individu bien portant, j'ai remarqué, une fois, parmi les colonies ordinaires aplaties, transparentes et irrégulières, une variété qui présentait un aspect tout différent ; les colonies restaient petites, circulaires, opaques et bombées, et dans une culture par stries sur gélatine inclinée, il y eut une traînée saillante d'un blanc mat. Et pourtant on réussit enfin, tout à fait par hasard, après des réensemencements répétés, à obtenir, par une culture sur bouillon lactosé, la forme transparente, qui retourna de nouveau, après 2 générations sur gélatine, à la forme originelle.

Je ne m'arrêterai pas à la culture sur gélose, pommes de terre et bouillon, ici les 2 bacilles ne présentent aucune différence ; parfois, le coli-bacille cause un plus fort développement de gaz, mais pas constamment. Dans les cultures anaërobies les deux bacilles provoquaient constamment une abondante production de gaz.

Quant aux urines, nous savons que le bacille urinaire trouvé par nous n'altère pas la réaction de l'urine et ne décompose pas l'urée. Comment se comporte dans ce cas le bacille intestinal ? Krogius (1), et récemment Hallé (2) ont examiné cette question, et ils ont obtenu pour résultat que le coli-bacille opère une lente décomposition de l'urée, tandis que d'un autre côté Achard et Renault (3), ainsi que Barlow (4) soutiennent que l'urine reste acide. Nous sommes parvenus à la même conclusion que ces derniers ; les différentes cultures du bacterium coli ne décomposant pas l'urée, l'urine gardait toujours sa réaction acide.

(1) Krogius. L. c.

(2) Hallé et Dissard. Sur la culture du bacterium coli dans l'urine. *Annales des maladies des organes génito-urinaires*, mai 1893.

(3) Achard et Renault. *Semaine médicale*. 1892, p. 420.

(4) Cité d'après Hallé, *Ann. géni-urin.*, mai 1893.

Enfin, le coli-bacille possède quelques propriétés particulières, qui servent à le séparer d'avec d'autres espèces congénères ; il fait cailler le lait, opère une fermentation de la lactose et donne une réaction d'indol positive, c'est-à-dire qu'il possède la faculté de former de l'indol dans les milieux peptonisés. Par de nombreuses expériences, en cultivant le bacille urinaire sur lait, sur bouillon lactosé (Chantemesse et Widal) sur gélose lactosée colorée au bleu de tournesol (Wurtz) et sur bouillon peptonisé, j'ai constaté, que les deux bacilles se comportaient d'une façon toute pareille et ne différaient en rien l'un de l'autre. Je dois pourtant faire observer ici que la propriété des bacilles de provoquer une fermentation où une coagulation variait considérablement : tantôt l'opération se produisait très énergiquement, tantôt avec une extrême lenteur; de même que la réaction d'indol était tantôt prononcée, tantôt faible ou nulle. Il semble donc que, dans une même espèce, la même faculté puisse exister avec de nombreuses gradations, et je crois qu'il ne faut pas être trop exigeant sous ce rapport ni trop incliné à établir de nouvelles espèces fondées sur des modifications insignifiantes, quand il s'agit de caractères biologiques inconstants et variables (1).

(1) Les observateurs qui étudient le bacterium coli, et ses variétés, dans le but surtout d'établir des identités et d'unifier la nomenclature bactériologique, consulteront avec fruit le mémoire de Gilbert et Lion (*Soc. de Biologie, 18 mars 1893*).

Ces auteurs soutiennent qu'il existe dans l'intestin un certain nombre de types microbiens confondus sous la dénomination de bacterium coli. S'agit-il d'espèces vraiment distinctes, ou de races d'une même espèce ? On ne doit admettre comme bacterium coli que l'organisme qui présente un ensemble de caractères positifs : mobilité : culture non liquifiante sur gélatine ; épaisse, jaune maïs, sur pomme de terre : fermentation de la lactose ; coagulation du lait : réaction de l'indol. C'est ce type complet qu'il faut choisir pour l'expérimentation. (N. H.)

De même, pour les expéreinces sur les animaux, il y a un parfait accord entre le bacille urinaire et le coli-bacille ; nous avons fait plusieurs expériences avec ce dernier ; afin d'éviter les répétitions, nous ne les rapporterons pas. En outre, Krogius a déjà fait des expériences semblables, et obtenu le même résultat avec les 2 bacilles.

D'après ce qui précède, il semble qu'on puisse admettre *l'identité du bacille urinaire commun avec le bacterium coli d'Escherich.*

II. Comparaison de notre bacille avec le bacterium lactis aerogenes — On se rappelle que Morelle est parvenu à un résultat un peu différent ; son bacille est aussi identique à celui que les autres observateurs ont trouvé et à un bacille intestinal ; seulement, d'après Morelle, ce n'est pas le bacterium coli, mais le bacterium lactis aërogenes, trouvé primitivement par Escherich dans les fèces des enfants à la mamelle. Il est parvenu à cette conclusion, en comparant son bacille urinaire avec des cultures des deux bacilles intestinaux en question ; il avoue qu'ils offrent entre eux une grande ressemblance, et qu'il a eu beaucoup de difficulté à décider pour laquelle des deux espèces il devait se prononcer. Pourtant, il a trouvé certaines différences, assez importantes, selon lui, pour distinguer son bacille urinaire, (bact. lactis) du bacterium coli.

Morelle constate d'abord les différences suivantes entre les cultures sur gélatine :

a) Le bacille urinaire se développe plus en hauteur et reste plus circonscrit ; le bacterium coli envahit davantage la surface ; ses colonies sont minces, à contours irréguliers.

b) Les colonies du bacille urinaire constituent des points blancs et opaques, reflétant la lumière mieux que les colonies du coli-bacille qui sont grisâtres et translucides.

c) Les colonies du bacille urinaire sont visqueuses, tandis que celles du coli-bacille sont plus sèches.

La seconde différence principale serait que le bacille urinaire peut déterminer une péritonite, par une simple injection intrapéritonéale, tandis que le bacterium coli ne saurait produire cet effet à moins d'une injection simultanée de substances chimiques irritantes. (Laruelle).

Nous allons considérer de plus près les signes distinctifs qui viennent d'être cités ; ils ne sont pas très marqués, puisqu'il s'agit principalement d'une différence de degré. Quant aux caractères morphologiques, d'abord, qui distingueraient le bacille urinaire du bacterium coli, ils se sont montrés tout à fait insuffisants ; en effet, le bacille urinaire se rapprochait tantôt de l'un des types cités (b. coli), tantôt de l'autre (b. lactis) selon qu'il apparaissait sous la variété transparente ou opaque. C'est ainsi que le bacille isolé par nous, a présenté ordinairement les caractères que Morelle déclare caractéristiques du bacterium coli : colonies sèches, translucides, étendues. Krogius rapporte des expériences toutes pareilles. En somme, la culture du bacille urinaire sur gélatine offre, comme nous l'avons dit plus haut, tant de variations, qu'on doit se garder d'en tirer des conclusions trop décisives.

Du reste, il faut noter que le bacterium coli, ainsi que le bacille urinaire, possède la faculté de provoquer une fermentation des liquides sucrés, ce qui semble expliquer, en partie, l'identification du bact. lactis avec le b. urinaire, faite par Morelle.

Et enfin, quant aux différences d'action pathogène, elles sont trop inconstantes pour que l'on puisse leur attribuer une valeur absolue. Déjà A. Frankel (1) a démontré qu'une

(1) Ueber peritoneale Infection. Wiener klin. Wochenschr. 1890, n. 13-14.

simple introduction du bacterium coli dans le péritoine suffit pour déterminer une péritonite sans aucune irritation simultanée, expérience qui, plus tard, a été confirmée par d'autres observateurs ; nous avons pu le constater nous-mêmes. Escherich qui, le premier, décrivit les deux espèces bactériennes en question, ne trouva aucune différence entre leurs propriétés pathogènes (1).

Nous soutenons donc qu'*il est impossible de distinguer le bacille urinaire d'avec le bacterium coli commune*, et que les différences citées par Morelle sont illusoires.

Reste encore un point à discuter : quelle relation y a-t-il entre le bact. coli commune et le bact. lactis aërogènes ?

Tous les auteurs qui se sont occupés de cette question, relèvent la grande ressemblance entre les 2 espèces et la difficulté de les séparer ; Escherich, par exemple, s'exprime ainsi : « D'ailleurs, le polymorphisme du b. coli et l'aspect macroscopique sous lequel il se présente dans les cultures sur gélatine, d'une part ; d'autre part l'absence de propriétés différentielles caractéristiques, nous oblige à admettre l'identité des 2 cultures ». De plus, dans de rares cas, le coli-bacille pourra se cultiver sur la gélatine tout à fait comme le bact. lactis, ce qui ôte au signe distinctif le plus important une partie de sa valeur. D'autres auteurs s'expriment de la même façon.

Afin d'approfondir cette question, j'ai fait des études comparatives avec la bactérie envoyée par Morelle, qui avait été vérifiée être le bact. lactis aërogènes (Escherich). Comme je l'ai dit plus haut, nous n'avons constaté aucune différence entre celle-ci et la variété opaque du bacille urinaire, pas

(1) « Die pathogenen Eigenschaften dieser Art. (*Bact lactis aerog.*) stimmen, soweit aus den wenig zahlreichen Versuchen ein Schluss erlaubt ist, so vollstandig mit denen der Colonbacterien überein, dass ich dieselben bei der Besprechung mit jenen zusammenfasse ». Escherich, *loc. cit.* p. 61.

entre celle-ci et la variété opaque du bacille urinaire, pas plus qu'entre la variété opaque des *coli-bacilles réels*. Les propriétés culturales, morphologiques, biologiques étaient toutes pareilles. En outre, je fus assez heureux pour observer un fait qui affirmait encore ma supposition d'identité. Après avoir cultivé sur gélatine, pendant 7 générations, le bacille de Morelle, il m'arriva un jour le petit accident (ou l'heureux hasard, si l'on veut) que la gélatine surchauffée se liquéfia. Par un nouveau réensemencement du bact. lactis aërogenes qui, jusque là, s'était obstiné à garder son caractère originel, correspondant à celui de la variété opaque, la culture prit un aspect tout différent ; la colonie s'amincit, s'étendit, devint transparente, à contours irréguliers ; bref, le bact. lactis aërogenes se changea en bact. coli commune. Après ceci, l'explication était facile : *les 2 bacilles intestinaux ordinaires, décrits par Escherich comme le bacterium coli commune et le bacterium lactis aërogenes ne sont pas des espèces entièrement distinctes, mais seulement des variétés d'une même espèce, transformables, pouvant se changer l'une ou l'autre, et devant se confondre*. Morelle semble avoir prévu quelque chose d'analogue, lorsqu'il dit : « on démontrera peut-être un jour que le bacillus coli commmunis et le bacterium lactis aërogenes ne sont que deux variétés d'un seul et même organisme ». Cette circonstance même qu'un même bacille peut être identifié, par des observateurs sérieux et habiles, tantôt avec le bact. coli, tantôt avec le bact. lactis, porte tout d'abord à croire que les deux espèces sont identiques. On peut donc dire que les deux opinions émises par Krogius et Morelle sont exactes, et l'on comprend que l'étonnant polymorphisme du bacille urinaire ait pu occasionner tant de confusion et de luttes. Une connaissance intime de cette singulière bactérie est indispensable à celui qui veut étudier l'étiologie de l'infection urinaire.

Le bactérium coli commune chez l'individu sain et malade

Nous portons tous dans l'intestin le microbe que Escherich a décrit, pour la première fois, en 1886, sous la dénomination de bactérium coli commune, et qui a, depuis, de plus en plus, attiré l'attention des observateurs. Escherich trouva ce parasite chez des hommes tout à fait bien portants et démontra, par des expériences sur les animaux qu'il possédait des propriétés pathogènes marquées. Il ne dit rien sur le pouvoir pathogène correspondant chez l'homme ; il suppose cependant que, parmi les bactéries intestinales, il y en a qui peuvent avoir une influence pathogène (l. c. p. 53). Lorsque Escherich eut attiré l'attention sur ce bacille, il fut bientôt retrouvé par d'autres auteurs. Vignal soutient qu'il existe chez tous les individus depuis la bouche jusqu'à l'anus ; Laruelle et d'autres l'ont trouvé en culture pure dans le contenu intestinal d'individus bien portants. Ce n'est qu'en 1889 que le coli-bacille prit une place, dans la pathologie humaine ; Laruelle (1) l'avait trouvé dans 2 cas de *péritonite par perforation* : et, dans un grand nombre de péritonites provoquées chez des animaux, par voie d'expérience, on retrouvait toujours ce même bacille. Après une longue série d'expériences il arrive à cette conclusion : que le bactérium coli est la cause réelle de ces péritonites, mais qu'il ne saurait exercer son pouvoir pathogène, à moins que le péritoine ne soit rendu accessible à l'invasion par une irritation simultanée de fiel, de contenu intestinal, etc. Laruelle cite l'étrange polymorphisme du bacille intestinal, et il décrit, pour la première fois, les deux variétés, transparente et opaque.

(1) Laruelle. « *La Cellule* » P. V. 1er fascicule 1889.

Une fois le premier pas fait par Laruelle on ne tarda pas à publier des travaux sur la découverte du coli-bacille, tantôt dans telle maladie, tantôt dans telle autre ; au bout de peu d'années il fut reconnu comme un microorganisme pathogène par excellence, pour l'homme même. On l'a trouvé, d'abord dans quantité de différentes maladies intestinales ; déjà en 1887 Hueppe (1) est disposé à le prendre pour l'agent nocif du *choléra nostras*, et il parle d'auto-infection par les parasites intestinaux ordinaires. Gilbert et Girode, Chantemesse, Widal et Legry (2) ont, depuis, affirmé son importance à cet égard et attribuent au bactérium coli un rôle étiologique dans certains cas de « choléra nostras infectant ». Même, récemment, des observateurs français lui ont attribué une influence étiologique dans des cas de *choléra asiatica* ; Netter (3) rapporte avoir trouvé, dans 20 cas sur 49, le bactérium coli à l'état de pureté ; Renon (4) l'a trouvé dans 3 cas sur 4, une fois associé au bacille virgule. Dans la diarrhée entozootique chez les veaux nouveau-nés, Jensen (5) a trouvé constamment un bacille qu'il suppose être une variété pathogène du bactérium coli qu'on trouve chez les veaux sains. En outre, le bacille fut trouvé dans un cas d'appendicité Adenot) (6) et dans une quantité de différentes affections des voies biliaires et du foie. Dans des cas d'angiocholite suppurative, il a été constaté par Gilbert et

(1) HUEPPE. *Berliner klin. Wochenschrilt*, 1887, n° 32.

(2) WIDAL et LEGRY. Des infections par le coli-bacille. *Soc. de biologie*. 12 décembre 1891.

(3) NETTER. Recherches bactériologiques sur les cas de choléra etc. *Bull. de la société méd. des hôpitaux de Paris*. Séance des 15 et 22 juillet 1892.

(4) RENON. *Annales de l'institut Pasteur* 1892, n° 9.

(5) JENSEN. *Forhandlinguere ved der skandinavishe Naturforskerugde* 1892.

(6) ADENOT. *Gazette médicale de Paris*, 1891, n° 49.

Girode (1) ainsi que par Charrin et Roger (2) qui déterminèrent par voie d'expérience une maladie identique; il a été trouvé dans le pus de différents abcès du foie, entre autres par Veillon et Jayle (3), A. Frankel (4), Legendre (5).

Malvoz (6) démontra que le bactérium coli n'est pas seulement la cause ordinaire de la péritonite par perforation, ce que Laruelle avait déjà trouvé, mais qu'il est encore l'agent nocif le plus fréquent des nombreuses péritonites d'origine intestinale, à la suite d'ulcérations, de hernies, d'invaginations, de sténoses, etc. Il croit même que la démonstration du bactérium coli pourra devenir d'importance médico-légale, lorsqu'il s'agira de distinguer la péritonite intestinale d'avec la péritonite puerpérale ; car dans cette dernière on trouve ordinairement le streptococcus pyogenes (Widal). A. Frankel (7) constata pareillement la fréquente apparition du bacille dans les péritonites ; il l'a trouvé dans 8 cas sur 10.

Rappelons également que le coli-bacille a été démontré comme cause de certaines angines (Bourges (8), dans des adénites suppurées (Brunner), dans certaines broncho-pneumonies, et pleurésies, des méningites purulentes, des para-

(1) Gilbert et Girode. Contribution à l'étude bactériologique des voies biliaires. *Sem. med.* 1890.

Girode : *Soc. de biologie*. Séance du 5 mars 1892.

(2) Charrin et Roger. Angiocholites microbiennes expérimentales. *Sem. méd.* 1891, p. 91.

(3) Veillon et Jayle. Présence du bactérium coli commune dans un abcès dysentérique du foie. *Sem méd.* 1891, p. 13.

(4) A. Frankel. Ein Fall von Leberabscess in Gefolge von Lithiasis. *Deutsche méd. Wochenschr.* 1891. n° 48.

(5) Legendre. *Sem. méd.* 1892. p. 113.

(6) Malvoz. *Archives de méd. expérimentale.* 1891. p. III.

(7) A. Frankel. Uber péritonéale infection. *Wiener klin. Wochensch.* 1890, n° 13-14.

(8) Bourges : *Les angines de la scarlatine*, Thèse de Paris, 1891.

métrites (Widal), et dans nombres de différents abcès (Favel, Bastianelli, Muscatello, et d'autres); même dans des abcès chroniques de la mamelle (Reclus (1). De plus, on l'a constaté dans certains cas d'infection générale survenant pendant la marche d'une « entérite dysentériforme » (Marfan et Lion (2); et dans une infection puerpérale d'origine intestinale (Widal et Chantemesse) (3).

Si l'on ajoute à cette énumération déjà longue, que le bacterium coli est la cause la plus fréquente, non seulement de la cystite, mais en somme, de toutes les affections suppurées des voies urinaires, de la pyélite, de la néphrite ascendante, des abcès rénaux et de la périnéphrite suppurative, on verra, qu'il n'y a presque pas d'organe, ni de tissu du corps humain qu'il ne puisse attaquer. Son domaine pathologique est déjà, par conséquent, très vaste ; pourtant il semble s'étendre tous les jours davantage, et probablement, la liste de ses méfaits n'est pas encore complètement close. On comprend maintenant, que le bacterium coli commune est loin d'être toujours un parasite intestinal inoffensif, et qu'il agit souvent comme un bacille pathogène virulent.

On s'étonnera, sans doute, qu'un seul et même microbe puisse causer tant de maladies de nature si différente ; mais le cas n'est pourtant pas insolite. Nous voyons, par exemple, le staphylococcus pyogènes aureus, microbe ordinaire de la suppuration, comme cause d'une quantité de suppurations superficielles, de panaris et de furoncles, souvent de phlegmons, et aussi de cystites et de maladies graves, telles que

(1) RECLUS. Mastites chroniques et cancers du sein, *Sem. méd.* 1893. n° 16.

(2) MARFAN et LION : Deux cas à infection générale apyrétique par le bacillus coli communis dans le cours d'une entérite dysentériforme.

(3) WIDAL et CHANTEMESSE. *Sem. médicale*, 1891, p. 492.

l'osteomyélite aiguë suppurée la pyémie et l'endocardite ulcéreuse. Si nous prenons le streptococcus pyogenes, son domaine pathologique est à peu près aussi étendu ; nous le voyons causer nombre de suppurations différentes, l'érysipèle (1), l'infection puerpérale, des péritonites, certains empyèmes, des broncho-pneumonies, des angines et des cystites (2).

Nous allons examiner le bacterium coli chez l'homme bien portant. Escherich a constaté par ses expériences sur les animaux que c'est un bacille très virulent ; par injections

(1) De nos jours, la plupart des bactériologues s'accordent à regarder le streptocoque de Fehleisen comme identique au str. pyog.

(2) Au début des études bactériologiques, il y eut, chez les pathologistes, une tendance exagérée, facile à comprendre d'ailleurs, à admettre la spécificité absolue des microorganismes pathogènes. Il semblait que chaque maladie, chaque lésion, dut avoir son agent spécifique exclusif : chaque appareil, chaque organe ses parasites pathogènes spéciaux. Aussi le nombre des espèces microbiennes rencontrées, décrites, nommées fût très considérable. Les ouvrages de bactériologie écrits entre 1886 et 1890, montrent bien cet état transitoire de la science.

Puis les observations se multiplient ; des faits d'abord considérés comme dissemblables sont comparés, rapprochés, identifiés. On voit le même microorganisme exercer son action pathogène sur des terrains multiples, divers, et produire, dans tout l'organisme des lésions de nature identique, de forme différente.

Et, graduellement, le nombre des espèces pathogènes se réduit, la nomenclature se simplifie, la pathogénie s'éclaircit. Aujourd'hui nous connaissons plusieurs grandes espèces pathogènes, avec leurs races et leurs variétés, capables de créer, suivant le terrain et la virulence, une foule de lésions locales et générales différentes : tels les staphylocoques et le streptocoque pyogène, le bacterium coli.

Et, dans cet ordre d'idée, l'avenir peut-être nous réserve encore des surprises. On ne peut prévoir où s'arrêtera ce travail de simplification ; qu'on se rappelle seulement la discution encore ouverte sur les rapports du bacterium coli et du bacille typhique. Cette évolution de la bacteriologie à travers deux périodes successives, a tendances opposées, est intéressante à noter : l'histoire de l'infection urinaire en fournit un frappant exemple. (N. H.).

dans le sang, (lapins et cobayes) les animaux mouraient vite de septicémie. Les inoculations sous-cutanées produisaient des abcès. Cependant on pourrait objecter contre les expériences d'Escherich que la quantité de bactéries injectée était énorme; il s'est servi d'une culture bactérienne « grosse comme un pois » lavée dans 1 c. c. d'eau ; rien de plus naturel, que la mort s'ensuivit : des bactéries tout inoffensives eussent produit peut-être le même résultat.

Pour étudier de plus près le coli-bacille dans un canal intestinal sain ou malade, spécialement pour connaître sa virulence dans des circonstances différentes, j'ai fait quelques expériences qui pourraient contribuer peut-être à expliquer la pathogénie de certains cas morbides. Pour avoir une quantité bactérienne à peu près constante et propre à mes opérations, je me suis servi de la dose bactérienne ordinaire, savoir : 1 c. c. de culture sur bouillon de 3 jours que j'injectais dans le sang des lapins. J'arrivai par là à un résultat surprenant et tout différent de celui qu'Escherich avait obtenu ; en effet, j'ai pu constater que *le bacterium coli du canal intestinal des hommes bien portants était parfaitement inoffensif*, (dans 4 cas examinés).

Par voie de comparaison j'ai cultivé le bactérium coli pris dans le contenu intestinal de malades, atteints de différentes affections intestinales; j'ai pris, ici encore, 4 cas : entérite aiguë, fièvre typhoïde, dysenterie et ulcère intestinal tuberculeux : le résultat de l'injection fut tout autre : *tous les animaux moururent au bout de 20 à 36 heures*. Quoiqu'on ne pût déceler aucune différence entre les bacilles provenant d'un intestin sain ou malade, ni sous le microscope, ni par les cultures, l'examen biologique montrait ainsi une disparité étrange et caractéristique : une sorte de colibacille était parfaitement inoffensive : les autres extrêmement virulentes.

Bien que mes expériences ne soient pas bien nombreuses, elles offrent pourtant un intérêt considérable, en fournissant quelques renseignements sur la nature du coli-bacille. Nous avons déjà relevé l'étrange polymorphisme de cette bactérie, non seulement dans les formes microscopiques, mais encore dans les cultures ; nous voyons maintenant que ses propriétés pathogènes sont aussi extrêmement variables ; c'est tantôt un parasite intestinal inoffensif, tantôt un bacille septique, virulent. Cette bactérie est donc un véritable proteus, de quelque côté qu'on l'envisage (1).

Les expériences précédentes offriront d'autant plus d'intérêt, que 2 auteurs français Lesage et Macaigne (2) ont

(1) Les variations de virulence du bactérium coli sont bien connues. Quelques-unes des conditions qui gouvernent ces variations sont bien déterminées.

Gilbert et Girode (*Bull. de la Soc. médicale, des Hopitaux*, 1891.) ont montré que la virulence du bacille d'Escherich, recueilli dans des conditions pathologiques, est différente de celle du bacille normal des fèces.

Lesage et Macaigne dans leur « Contribution à la virulence du bacterium coli commune « *Bull. Soc. Biol. 30 janvier 1892* » ont développé cette opinion. Ils distinguent, par la virulence : le bacille de l'intestin normal ; celui de l'intestin pathologique (diarrhée infantile, choléra nostras), bacterium coli cholérigène : celui des lésions suppuratives, bacterium coli pyogene. Déjà, en 1888, nous avions noté pour la bactérie pyogène urinaire, ces variations de virulence, tenant à la provenance de microorganisme.

Le même agent, à des états divers de virulence, pourra produire dans l'appareil urinaire, des lésions de nature, de gravité, d'intensité différentes : bactériurie sans suppuration, inflammation suppurative superficielle ou profonde ; et plus encore : Guyon et Albarran n'ont-ils pas vu, Congrès français de chirurgie, 1891 p. 511) la gangrène urinaire causée par le bacterium coli ?

Sans doute, la variation de virulence n'est pas tout, et la forme de la lésion dépend encore d'autres facteurs, le terrain surtout. Il faut en tenir compte, cependant pour interpréter les faits (N.H.)

(2) Lesage et Macaigne : Étude de la virulence du bacterium coli commune. *Arch. de méd. expér.* 1892, 1re série F. N. P. 356

obtenu l'année passée, et en même temps que moi, des résultats tout à fait identiques ; ils disposaient cependant, d'une matière clinique beaucoup plus considérable que la mienne ; chez 16 individus bien portants le coli-bacille était virulent 3 fois seulement; sur 49 cas de diarrhée, 36 fois.

Dans une grande partie des cas, j'ai fait mes expériences avec le bacille isolé des urines en injectant tout simplement 1 c. c. d'une culture sur bouillon dans la veine auriculaire des lapins, pour observer ensuite les effets produits. Il se trouva donc que le bact. coli décelé dans divers cas de cystite était d'une virulence très différente ; 3 fois seulement, l'animal fut tué en peu de temps (n° 1, 3 et 28); le plus souvent il survint de la fièvre accompagnée des symptômes morbides sus-dits (ainsi par ex. n° 7 : 2 c. c. tuèrent un lapin) ; n°s 15, 20, 24, 25, 29 et 33 (lapins tués par une inoculation intrapéritonéale), et 34 : une seule fois (n° 21) le bacille n'était point virulent pour le lapin, cependant capable de tuer les souris. Quand un animal avait survécu à l'infection d'un bacille moins virulent, il semblait immunisé contre une nouvelle infection d'un bacille, même tout à fait virulent : quelques-unes de mes expériences tendent à prouver ce fait, mais elles sont trop peu nombreuses pour que l'on puisse rien en conclure.

Pour terminer, je rappelerai en peu de mots la présence de ce bacille hors du canal intestinal qui est son siège d'élection. Qu'il puisse vivre dans l'eau, c'est un fait acquis ; en l'été 1892, j'ai moi-même constaté sa présence dans l'eau potable pendant une petite épidémie de cholérine à bord du bâtiment de guerre « la Seelande ». L'eau se trouvait dans de grandes citernes qu'on remplissait à l'établissement hydraulique ; mais depuis longtemps, elles n'avaient pas été curées. Le nombre de germes par c. c. d'eau était de 5 à 600. Quand les citernes eurent été nettoyées et que l'équipage eut de l'eau fraîche, l'épidémie cessa spontanément. Je dirai encore que j'ai trouvé le bacille en question sur un tablier de toile sale (tablier d'hôpital), sur un drap de lit trempé d'urine, enfin dans les malpropretés des ongles chez un étudiant en médecine.

Enfin, des observations importantes prouvent que le colibacille se trouve très fréquemment dans le vagin et dans le prépuce chez des individus sains, exempts de toute affection de la région uro-génitale : on l'a trouvé de même, dans un urèthre normal. Cette bactérie est donc très répandue, non seulement à l'intérieur, mais aussi à l'extérieur du corps humain ; et ce fait a de l'importance pour expliquer sa fréquente apparition dans des circonstances pathologiques, sans que l'on soit toujours en état d'indiquer la source de l'infection.

Je terminerai par quelques observations intéressantes, constatant sa présence dans quelques cas de néphrite infectieuse.

Obs. 36. — *Empyème avec le streptocoque pyogène ; en même temps néphrite diffuse aiguë avec le bactérium coli commune.*

C. G..., âgé de 44 ans, entre le 11 février 1892 à la clinique de chirurgie; meurt le 26 mars 1892.

Prédispositions tuberculeuses dans la famille du malade.

Il y a 2 ans, fièvre scarlatine suivie de néphrite dont il guérit cependant tout à fait.

Il y a 2 mois, *pneumonie croupale, suivie d'un grand empyème du côté droit* pour lequel il entre à l'hôpital.

Le 14 février, résection costale au côté droit, suivie d'une évacuation d'environ 2.000 c. c. de pus qui contenait *le streptocoque pyogène à l'état de pureté.*

Urine acide, sans albumine. Point de bacilles tuberculeux dans les expectorations (après des examens répétés).

Les premiers jours après l'opération, le malade est presque apyretique, et il se porte mieux ; mais bientôt il est pris de fréquents vomissements, il devient apathique, et le 5 mars on *trouve de l'albumine* dans l'urine qui jusque là avait été normale.

Le 11 mars, 37,6 à 37. Le malade a eu du délire. A l'examen microscopique de l'urine, on trouve quelques rares globules rouges et des fragments de cylindres granuleux et hyalins.

	QUANTITÉ par 24 h.	URÉE par 24 h.	ALBUMINE par 24 h.	EXAMEN MICROSCOPIQUE
13 mars	500 c.c.	8 gr. 5	1 gr.	Globules rouges et blancs, épithélium rénal, cylindres granuleux et hyalins.
14 —	700 +	11 9+	1 26	—
15 —	600 +	9 9+	1 32	
16 —	800 —	14 2	1 36	
17 —	900 —	12 4	1 4	
18 —	800 —	11 8	1 28	
19 —	700 —	13 4	1 1	
20 —	900 —	16 7	1 5	
21 —	800 —	14	1	
22 —	750 —	15 7	0 98	
23 —	800 —	16 96	1 36	De nombreux globules rouges, quelques rares globules blancs, quantité d'épithélium rénal et de cylindres, tant granuleux qu'hyalins.
24 —	750 —	15 6	0 4	
25 —	400 —	7 16	0 4	
26 —	pas d'urine jusqu'à la mort.			—

Le 13 mars. *L'urine recueillie stérilement* est louche, teintée de sang, sale, acide. Densité 1012. La réaction de Heller donne une plaque d'albumine opaque, dont l'évaluation quantitative est 2 °/₀₀; de plus, intense réaction de sang. Au microscope nombreux globules rouges, quelques rares globules blancs, cellules épithéliales rondes et nucléaires et quelques amas de cellules granuleuses. De plus, nombre de cylindres, tant hyalins que granuleux de longueur et largeur très différentes, quelques-uns sinueux ou faiblement contournés. Les deux sortes de cylindres se trouvent fréquemment couverts de masses granuleuses ou de cellules épithéliales encore reconnaissables. Enfin quantité de grands cristaux d'acide urique.

Partout dans le dépôt, une infinité de bâtonnets gros et courts. A la culture, on obtient une grande quantité *du bactérium coli commune à l'état de pureté.*

Le malade continuait à souffrir de vomissements, il était arrivé à rendre tout ce qu'il avalait. Œdème considérable des extrémités inférieures ; le malade mourut urémique le 26 mars. Autopsie défendue.

Obs. 37. — *Traumatisme de la région rénale gauche, puis symptômes d'une affection rénale. Pyélonéphrite suppurative. Le bacterium coli dans l'urine.*

A. N..., couturière, âgée de 35 ans, entre le 5 janvier 1893 à la clinique, sort le 22 avril 1893.

Bonne santé antérieure. Fièvre typhoïde, il y a 11 ans. Jamais sondée.

Elle fit, il y a 8 ans, une chute dans un escalier, chute ayant déterminé *une forte contusion de la région rénale gauche,* la malade fut prise de douleurs violentes en ce point ; en même temps, l'urine devint sanguinolente. La malade resta alitée pendant 2 ans et 6 mois, jusqu'à ce que les douleurs eussent disparu ; l'urine restait toujours trouble, mais elle ne contenait plus de sang ; au repos, elle déposait une couche gris-jaune épaisse. Depuis, la malade restait debout, se portant toujours bien ; l'urine était toujours la même.

Influenza il y a environ 1 an ; pendant la maladie l'urine devint de nouveau sanguinolente, et depuis elle a contenu du sang avec des intermittences plus ou moins longues, en même temps que les douleurs se réinstallèrent à leur siège ordinaire et augmentées de force ; elles étaient surtout fortes aussitôt avant l'apparition du sang, s'irradiant en bas depuis la région rénale et en avant vers la symphyse, suivant la direction de l'urétère. Le dépôt gris-jaune a aussi augmenté pendant l'année dernière; pas de troubles de cystite.

	QUANTITÉ par 24 h.	URÉE par 24 h.	ALBUMINE par 24 h.	EXAMEN MICROSCOPIQUE
18 janv.	500 c.c.	14 gr. 7	0 gr. 5	Globules de pus, cellules épithéliales, globules rouges. Pas de cylindres.
19 —	500 —	20 9	0 5	—
20 —	600 —	28 8	0 3	Globules de pus et différentes cellules épithéliales. Pas de cylindres.
21 —	500 —	24	0 5	—
22 —	300 —	14 3—	0 15—	—
23 —	280 —	14 —	0 15—	—
24 —	650 —	26 78	0 3	—
25 —	550 —	21 45	0 3	—
26 —	550 —	21 45	0 3	—
27 —	625 —	21 63	0 3	—
28 —	625 —	22 88	0 3	—
29 —	425 —	15 47	0 4	—
30 —	600 —	21 12	0 6	—
31 —	650 —	20 67	0 7	—

A l'examen la malade est apyrétique, un peu maigre et pâle. La région rénale gauche est très douloureuse à la pression; à l'examen bimanuel on constate une tuméfaction qui semble correspondre, par sa forme et son volume, au rein. La région au-dessus de la symphyse n'est pas sensible au toucher; pas d'œdème.

Urine acide, d'odeur fétide, déposant au repos une épaisse couche gris-jaune. Au microscope, quantité de globules de pus; quelques rares globules rouges et cellules d'épithélium aplati : Pas de cylindres.

Le 7 janvier. *L'urine recueillie aseptiquement*, est de couleur d'ambre clair, louche, fétide, fortement acide. Densité 1030. La réaction de Heller donne un anneau d'albumine mince et grêle, couvert d'un anneau d'urate peu cohérent; l'ébullition et l'acide nitrique ne troublent que faiblement le liquide. Forte réaction de pus et de sang. Au microscope, on décèle des cellules de pus en amas, de nombreuses cellules épithéliales, dont quelques-unes réunies en minces couches, puis des globules rouges. Quantité de bacilles. La culture donne exclusivement *le bacterium coli commune*.

Le 17 janvier. Anesthésie. *Néphrotomie*, donnant évacuation à un pus épais et jaune; un doigt introduit par l'incision sent la substance rénale ferme, dure, creusée de petites dépressions, pas de calculs. Drainage. Pansement.

Le pus évacué est gris-jaune, d'une odeur fortement fétide, laissant au repos une couche grisâtre sale, couverte d'un liquide trouble. Au microscope, on décèle des leucocytes remplis de granules graisseux, en outre, de nombreuses gouttes de graisse, quelques rares globules rouges; pas d'éléments de tissu rénal, ni de cylindres. Bon nombre de bacilles qui se colorent très faiblement aux couleurs d'aniline, se décolorant à la méthode de Gram. Pas de bacilles tuberculeux. L'ensemencement répété trois fois, ne donna pas de culture (1).

(1) J'ai observé, également ce fait : j'ai vu, plusieurs fois, du pus de pyonéphrose ancienne, contenant des bacilles encore bien reconnaissa-

Après l'opération la malade commençait à se rétablir; apyréxie complète, l'état général s'améliorait, les douleurs disparaissaient. La plaie opérative guérissait lentement; il se maintenait longtemps une petite fistule. L'urine était toujours fortement purulente, acide, mais elle ne contenait pas de sang. Le 22 avril la malade sort de la clinique pour faire sa convalescence à la campagne. La culture des urines donnait toujours le bacterium coli à l'état de pureté.

Ces deux cas sont intéressants sous plusieurs rapports. Nous voyons dans l'obs. 36 un malade gravement atteint, souffrant d'un grand abcès pleurétique, causé par le streptococcus pyogènes; pendant la maladie, il survient soudainement une néphrite infectieuse entraînant la mort par urémie. En examinant les urines, on trouve, non pas le streptococcus pyogènes auquel on s'était attendu, mais le bactérium coli commune. Il serait à supposer que, pendant la maladie, cette bactérie eût acquis une virulence jusque-là inconnue et se fût introduite d'une façon quelconque dans le sang pour s'établir ensuite dans les reins qui auraient présenté un « locus minoris resistentiæ » par la néphrite scarlatineuse précédente. On pourrait donc supposer que le bacterium coli commune, favorisé par une invasion de streptocoques ait acquis des qualités pathogènes et que les deux réunis aient pu tuer le malade.

Dans le second cas : (obs. 37), le début de l'affection rénale semble en rapport direct avec un traumatisme qui

bles à l'examen sur lamelles, rester stériles à la culture. Le même fait se reproduit parfois dans les lésions suppuratives expérimentales provoquées par le bacterium coli : Des pyonéphroses anciennes ou des abcès sous-cutanés lentement développés, tardivement examinés peuvent fournir un pus bactérien stérile, à la culture. C'est une observation qui a été souvent faite par d'autres microorganismes pyogènes. (N. H.)

aura provoqué d'une façon quelconque l'invasion du coli-bacille dans le rein blessé. On se rappelle, à ce sujet, les expériences sur les animaux qui démontrent, qu'en général, l'injection du bacille dans le sang ne provoque pas la néphrite, tandis qu'une contusion de la région rénale (exp. 17) dans les mêmes circonstances, produisit un abcès rénal et une périnéphrite.

Outre les cas cités, j'ai trouvé 2 fois le coli-bacille dans la néphrite suppurée infectieuse, associé au bacille de la tuberculose (1) pour lequel il semble avoir un certain penchant et avec lequel il semble opérer souvent (2).

Bacilleus typhosus.

Je n'ai trouvé ce bacille qu'en un seul cas, et c'est la première fois, en somme, qu'il a été démontré dans une cystite. Il s'agit d'une observation très curieuse, je crois (n° 9), uni-

(1) Voir dans la suite, les observations 41, 42.

(2) Y a-t-il vraiment entre le bacille de la tuberculose et le coli-bacille une association élective, favorisée par quelques circonstances biologiques ? Je ne le pense pas. J'ai fréquemment observé aussi bien dans la cystite que dans la pyélo-nephrite, l'association de deux agents pathogènes. Mais, il faut remarquer d'abord que tous deux sont parmi les hôtes les plus fréquents de l'appareil urinaire pathologique, et qu'il peut y avoir là une simple coïncidence.

Il faut chercher ailleurs, me semble-t-il, l'explication du fait. Je pense que, le plus souvent, l'infection coli-bacillaire est secondaire, et vient se surajouter à l'infection tuberculeuse primitive. La lésion tuberculeuse débute ; elle crée pour l'appareil urinaire des conditions de moindre résistance, et de réceptivité certaines. Dans cet état, l'invasion coli-bacillaire est facile : elle peut se produire parfois spontanément : autoinfection d'origine intestinale, par exemple.

Mais le plus souvent, c'est l'intervention chirurgicale elle-même, intempestive et septique, dirigée contre la maladie tuberculeuse, qui introduit le coli-bacille dans l'appareil urinaire. (N. H.)

que en son genre. Une jeune infirmière qui avait eu une fièvre typhoïde, apyrétique depuis une quinzaine, debout depuis 3 jours, est prise en pleine santé de tous les symptômes d'une cystite violente, sans que l'on en puisse trouver la cause plausible, sans qu'il y ait eu jamais de cathétérisme. L'urine, recueillie aseptiquement, est fortement acide, renferme des quantités notables de pus, de globules rouges et de nombreux bâtonnets mobiles.

Dès l'abord, il semblait naturel de chercher une cause particulière à ce cas étrange. Les cystistes par cathétérisme sont très fréquentes dans la fièvre typhoïde ; mais ici, la cystite débuta d'une façon singulière et à une époque particulière ; l'examen confirma cette supposition.

Par l'ensemencement sur plaques il se développa de nombreuses colonies, contenant toutes un seul et même bacille qui, cultivé sur plusieurs milieux différents, se montra identique au bacille d'Eberth.

Je touche ici à une question difficile, la détermination du bacille typhique qui, de nos jours, est loin d'être aussi simple et facile qu'on l'a cru autrefois. Il existe en effet, des relations intime entre le *bacille d'Eberth* et le *bacillus coli communis*, que nous connaissons déjà ; au point que des observateurs habiles les ont déclarés identiques (ainsi Rodet et Gabriel Roux, Vallet, Bard, Babes, Malvoz et Hermann) ; cependant, d'un autre côté l'identité a été vivement contestée par des observateurs également autorisés (Chantemesse et Widal, Wurtz, Gasser, Grawitz, Dupraz et d'autres).

Rien d'étonnant que cette question ait suscité tant de discussions, car les 2 bacilles offrent une ressemblance parfaite sous presque tous les rapports. La morphologie est la même ; les cultures non plus ne fournissent aucune marque distinctive, pas même la croissance du bacille d'Eberth sur les pommes de terre, caractère que Gaffky (1) relève, déjà en 1884, *comme caractéristique et suffisant* pour le distinguer d'avec toutes les autres espèces. C'est que ce caractère n'est pas constant et les deux microbes peuvent se cultiver tout pareillement sur les pommes de terre. Les expériences sur les animaux, enfin, ne prouvent pas davantage pour le diagnostic, car on a obtenu des effets similaires avec les deux bacilles.

Le bacille isolé des urines dans le cas de cystite en question se comporta exactement comme le bacille d'Eberth, par sa morphologie ainsi que par ses cultures, spécialement sur les pommes de terre, où il envahissait rapidement la surface comme un enduit visqueux, invisible à l'œil nu. Comme le bacille typhique, il se décolorait par la méthode de Gram.

Cependant, tout ceci ne suffirait pas pour préciser le diagnostic, je n'ai encore cité aucun signe caractéristique le distinguant d'une façon décisive d'avec le coli-bacille. Reste à savoir duquel des deux il s'agit, détermination qui prouvera, en même temps, s'il y a une distinction réelle entre les 2 espèces.

Dans ce but j'ai essayé avec le bacille isolé des urines, les réactions différentielles citées par les auteurs, en me servant toujours pour le contrôle de cultures pures du bacille typhique et du coli-bacille.

Escherich (2) déjà, rapporte que le coli-bacille fait coaguler le lait, faculté qui manque au bacille typhique (Malvoz (3). Le bacille urinaire se comporta comme ce dernier bacille.

(1) Gaffky: Zur Aetiologie des Aldominaltyphus. *Mitth. a. d. Kaiser. Gesundheitsamt.* 1884. Bd. II.

(2) Escherich. l. c.

(3) Malvoz. *Arch. de méd. exp.* 1891. T. II. Pg. 599.

Nous avons étudié, dans de nombreux essais, la fermentation des sucres sous l'action des différentes espèces. Le bacterium coli, quelle que soit son origine, fait toujours fermenter la lactose, tandis que le bacille typhique se développe dans les milieux sucrés sans acquérir jamais la propriété fermentative (Chantemesse et Widal (1), Grawitz (2). On se sert du bouillon lactosé à 2 0/0, additionné de 1 ou 2 c. c. de carbonate de chaux stérilisée. Déjà au bout de quelques heures on voit se dégager, à la surface du liquide, des bulles de gaz quand il s'agit d'une culture du bacterium coli. Les autres bacilles (bacille typhique témoin et bacille urinaire du cas IX) n'ont produit aucune fermentation.

Ultérieurement, Wurtz (3) a recommandé un procédé facile pour obtenir une différenciation des plus nettes entre les 2 bacilles; sur des plaques de gélose légèrement alcaline additionnée de 2 pour 100 de sucre de lait et d'une quantité de teinture de tournesol suffisante pour les colorer en violet clair, on sème en stries les bactéries à examiner. Les plaques sont placées dans l'étuve à 37°. Au bout de peu de temps, déjà après 6 heures, le bactérium coli rougit énergiquement le tournesol et développe des bulles de gaz ; le bacille d'Eberth lui laisse sa coloration bleu violet. Nous avons fait maintes fois cette expérience et nos résultats concordent exactement avec ceux de M. Wurtz. Le bacille isolé des urines se comporta comme le bacille typhique.

Enfin, le bacille urinaire donna une réaction d'indol négative de même que le bacille d'Eberth (Kitasato (4). La cul-

(1) Chantemesse. Différenciation du bacille typhique et du bacterium coli commune. *Semaine méd.* 1891. Pg. 415.

(2) Grawitz. *Charité-Annalen.* Jahrg. XVIII. 1892.

(3 Würtz. *Arch. de méd. exp.* 1892. T. N. Pq. 85.

(4) Kitasato. Die negative Indolreaction der Typhusbacillen im Ge-

ture sur gélose fuchsinée présenta les caractères décrits par Gasser (1) : la culture en stries se colorait en rouge en décolorant ses bords et en formant graduellement une large bande aux contours dechiquetés et très irréguliers. Sous ces deux derniers rapports il se distinguait du coli-bacille. Du reste le caractère différentiel indiqué par Gasser est peu constant : du moins nous avons vu plusieurs fois des faits contradictoires.

D'après ce qui précède nous oserons donc affirmer que *le microbe isolé des urines était identique au bacille d'Eberth.*

Reste encore à parler de la culture du bacille typhique dans l'urine, particulièrement de sa relation avec l'urée. Cette question très importante n'a pas encore été soumise à l'examen, que nous sachions.

Cultivé dans une *urine acide stérilisée*, le bacille d'Eberth produit bientôt (à 37°) un faible trouble *sans altérer la réaction qui reste acide, aussi longtemps qu'on prolonge l'expérience.* A la température ordinaire de la chambre, le développement est lent ou nul. On ne réussit jamais à démontrer aucun dégagement d'ammoniaque, et par les évaluations quantitatives, l'urée ne se trouva pas diminuée. Cultivé dans une urine acide, à l'abri de l'air, le bacille présente les mêmes caractères et ne détermine aucune décomposition de l'urée.

Dans une urine alcaline stérilisée, le bacille se développe et semble se multiplier plus vivement que dans une urine acide ; il ne se dégage pas d'ammoniaque et l'urée n'est pas décomposée non plus dans ses conditions.

Le bacille typhique est donc complètement privé de la fa-

gensatz zu anderen ahnlichen Bacillenarten. *Zeitschr. J. Hyg.* Bd. VII. 1889.

(1) GASSER. Sur un nouveau procédé de diagnostic différentiel du bacille d'Eberth. *Sem. méd.* 1890. N. 31.

culté de décomposer l'urée : ce qui est en rapport avec l'observation clinique : *dans le cas en question, l'urine resta acide pendant toute la marche de la maladie* (1).

J'ai fait quelques expériences sur les animaux avec le bacille typhique isolé de l'urine, principalement pour étudier son influence sur la vessie, sa faculté de déterminer une cystite.

43. — *Lapin.* Le 31 octobre. Injection dans la vessie de 1 c. c. de culture sur bouillon de 3 jours.

Le 1er novembre. Urine alcaline, trouble, s'éclaircissant tout à fait par l'acide ; ne contient pas de pus. L'ensemencement d'une goutte donne de nombreux bacilles.

Le 2 novembre. Urine claire, de nombreux bacilles.

Le 6 novembre. L'ensemencement de l'urine donne de nombreuses colonies.

Le 8 novembre. Urine alcaline, sans pus. A l'ensemencement, quelques rares bacilles.

Le 10 novembre. L'urine stérile.

44. — *Lapin.* Le 31 octobre, injection de 2 c. c. de la même culture, suivie d'une *ligature de la verge pendant 18 heures.*

Le 1er novembre. Le lapin urine souvent en jets courts et interrompus. La région vésicale est sensible au toucher. L'urine présente un trouble uniforme, la réaction est alcaline ; réaction de pus et de sang. Au microscope nombre de leucocytes, quelques rares cellules d'épithélium vésical, des globules rouges et

(1) D'après quelques expériences comparatives faites sur la culture du bacille typhique dans l'urine acide normale stérilisée par filtration, je crois pouvoir avancer que cet organisme se comporte, vis-à-vis de l'urée, d'une manière tout à fait semblable à celle du coli-bacille. L'urée est lentement et faiblement attaquée : la réaction de l'urine passe graduellement à la neutralité puis à l'alcalinité. Le pouvoir ferment est très variable, d'ailleurs, pour des échantillons différents. Comme pour le coli-bacille, des procédés spéciaux de dosage sont nécessaires pour se mettre en garde contre les causes d'erreur, et apprécier exactement la variation du taux de l'urée dans le milieu de culture. (N. H.).

des cristaux d'oxalate de chaux. A l'ensemencement : la plaque couverte de bacilles typhiques

Le 2 novembre. L'urine très purulente ; nombreux bacilles.

Le 6 novembre. L'urine contient du pus et des bacilles.

Le 16 novembre. L'urine claire, faiblement alcaline, contenant quelques rares leucocytes. L'ensemencement d'une goutte donne des cultures nombreuses.

Le 22 novembre. L'urine stérile, sans pus.

45. — *Lapin.* Le 31 octobre. Inoculation intraveineuse de 1 c. c. de culture sur bouillon. Fièvre et diarrhée. L'animal meurt le 2 novembre. A l'autopsie la partie supérieure de la muqueuse intestinale se trouve injectée de rouge, le contenu est liquide. Tuméfaction des ganglions mésentériques et de la rate ; l'ensemencement donne des cultures pures.

46. 47. — *2 souris blanches.* Le 31 octobre, injection intra-péritonéale, de 0,05 et 0,1 c. c. de culture sur bouillon. Le 1er novembre, mortes toutes les deux. Pas de péritonite. La partie supérieure de l'intestin remplie de liquide. Léger gonflement des ganglions mésentériques et de la rate. L'ensemencement de la rate et du sang du cœur donna dans les 2 cas un résultat positif.

Le bacille trouvé était donc bien virulent, tuant rapidement les lapins et les souris. Par une injection directe dans la vessie il ne déterminait aucun phénomène morbide, bien qu'il vécut longtemps dans l'urine, 10 jours au moins. Par contre, l'injection suivie de ligature provoquait rapidement une cystite avec urines purulentes et sanginolentes, sans aucune décomposition de l'urée (1).

(1) Le pouvoir pyogène du bacille typhique pour la vessie, bien démontré par ces expériences, est également établi par le rein.

Reblaub a déposé au Musée de l'hôpital Necker, deux pièces de pyelo-néphrite suppurée expérimentale, produite par l'injection urétérale suivie de ligature, d'une culture du bacille typhique. Ces deux pièces, classées sous les no 327 et 328, ne diffèrent en rien par l'aspect macroscopique des lésions, des pièces voisines, pyelo-néphrites expérimentales

Il résulte de ce cas *que le bacille d'Eberth peut rester vivant dans l'organisme sans provoquer aucun symptôme morbide:* la malade était, depuis une quinzaine, apyrétique et bien portante. Ceci n'est point insolite ; on a observé des cas semblables, desquels il résulte, avec certitude, que le bacille a persisté à l'état latent, ne provoquant bien longtemps après la cessation de la maladie, aucun symptôme morbide. Six mois et demi après la fièvre, Orlow (1) a décélé des bacilles typhiques à l'état de pureté dans un ancien foyer ostéomyélitique; j'ai trouvé, moi-même (2), dans un cas d'abcès multiples après une fièvre typhoïde, (au service du médecin en chef, M. le docteur O. Bloch, de l'hôpital Frédéric) des bacilles dans un abcès sous-périostal, 10 mois et demi après la fièvre ; Chantemesse (3) a démontré, au bout de 15 mois même, des bacilles vivants dans un abcès. Enfin, au point de vue clinique, l'on sait bien qu'une fièvre typhoïde peut traîner en longueur et récidiver, même au bout de plusieurs mois d'ayrexie complète (A. Fraenkel, Quincke, Finkler, Chantemesse, Jaccoud). Bien qu'en ces cas une nouvelle infection soit possible, il est plus naturel, par analogie avec le cas cité, de supposer que le bacille typhique puisse rester latent dans l'organisme, pour se réveiller avec une nouvelle puissance pathogène sous quelque influence nuisible, dans certaines conditions que nous igno-

obtenues avec des cultures de bactérium coli de diverse provenance. (Pièces nº 324, 325, 326 par Hallé et Reblaub). Même tuméfaction du rein, avec contenu purulent du bassinet ; mêmes abcès miliaires rayonnants et corticaux ; mêmes foyers nécrotiques : l'identité est complète. (N. H)

(1) Orlow. Ref. in *Baumg Jahresbericht*, 1887. Pg. 197.

(2) Max Melchior. Le bacille typhique comme cause de la suppuration. *Conférence au 14e congrès des naturalistes scandinaves*. Copenhague, 1892.

(3) Chantemesse. *Semaine méd.* 1891. Pg. 415.

rons. Dans quels organes les bacilles seraient-ils conservés dans ces circonstances ? Nous l'ignorons, il serait naturel de songer aux ganglions mésentériques, à la rate ou peut-être à la moëlle des os ; mais nous ne savons rien de positif (1).

Que, dans le cas en question, le bacille typhique ait été, en réalité, la cause de la cystite, j'en suis convaincu ; il fut décélé à l'état de pureté dans les urines dès le début de la maladie ; il était présent pendant la maladie et disparut avec elle ; enfin, il se montra en état de déterminer une cystite chez les animaux. Ici, le bacille typhique a donc montré des propriétés pathogènes en provoquant une suppuration de la vessie.

Pendant ces dernières années, on a obtenu une connaissance plus intime de la faculté pyogène du bacille typhique, dont, jusque là, on avait fort douté. Le premier cas de cette nature est rapporté par A. Fraenkel (2) au congrès de Wiesbaden en 1887 ; il avait trouvé des bacilles typhiques vivants dans un abcès péritonéal encapsulé, 4 mois après la cessation de la fièvre. Ce fut la première fois qu'on entendit parler des propriétés pyogènes du bacille typhique ; de plus, il parut étonnant qu'il put rester vivant dans l'organisme si longtemps après la maladie. L'année suivante apporta cependant une nouvelle communication de Roux et Vinay (3) qui avaient démontré le bacille d'Eberth dans un abcès de la rate ; et plus tard on a publié des cas nombreux (4), qui

(1) Sous ce rapport il y a une observation intéressante par EBERMAIER (*D. Arch. f. klin. Méd.* 1891. Bd. 44. Pg. 140) où l'on démontra, chez un jeune étudiant, mort le 24e jour de la maladie, des bacilles typhiques dans la moëlle d'une côte apparemment saine.

(2) Ref. in Baumgartens Jahrasbericht, 1887. p. 138.

(3) G. Roux : Le bacille d'Eberth est pyogène. Lyon méd. 1888, p. 26.

(4) Valentini, Pavel, Gilbert et Girode, Loriga, Pensuti, Kelsch, Kummer, Tavel, Achalme, Barbacci, Ebermaier, Colzi, Orlow, Melchior, Raymond, Chantemesse, Destrée, Dupraz et d'autres.

laissent hors de doute que le bacille typhique puisse provoquer la suppuration d'à peu près tous les tissus et tous les organes du corps humain.

Comme pendant et contraste de ce cas, nous citerons la cystite n° 16, également survenue pendant une fièvre typhoïde, où l'urine, acide et purulente, contenait de même une culture pure de bacilles. Mais ce dernier cas n'était qu'une cystite ordinaire de cathétérisme et le bacille se trouvait être *le bactérium coli commune*. Guinon (1) vient de rapporter un cas tout semblable.

En m'occupant de ce sujet,il me sera permis de mentionner encore quelques études sur l'étiologie de la néphrite dothiénentérique; spécialement sur l'apparition du bacille typhique dans l'urine en ces circonstances. Je rapporterai donc brièvement les observations suivantes qui sont, à plus d'un égard, assez instructives.

OBS. 38. — *Fièvre typhoïde accompagnée d'une légère néphrite passagère ; des bacilles typhiques dans l'urine, encore pendant la convalescence.*

K. A., âgée de 26 ans, entre le 17 septembre 1891 à la clinique interne ; sort le 2 novembre 1891.

Début de la maladie 6 jours avant son entrée à l'hôpital ; elle a été de plus en plus fatiguée ; mal à la tête, fièvre, diarrhée pendant les derniers jours ; une seule fois des épistaxis.

A l'entrée, température 40,2. La malade est apathique, le visage en feu. Bouche sèche, langue sale. Forte éruption de taches rosées sur la poitrine et l'abdomen. Tuméfaction de la rate.

L'urine trouble, acide, donne à la réaction de Heller un anneau d'albumine épais de 2 mm.

Le 18 septembre. *L'urine recueillie stérilement* est de cou-

(1) GUINON : Infection urinaire par le coli-bacille dans la convalescence d'une fièvre typhoïde. *Semaine méd.* 1892. p. 508.

leur jaune foncé, faiblement louche, acide. Densité 1028. Elle contient 1 ‰ d'albumine. Au microscope, on trouve des leucocytes, des cellules épithéliales de différentes formes, rondes, basses, cylindriques, de plus, quelques rares cylindres hyalins. L'ensemencement donne *le bacille typhique à l'état de pureté.*

La maladie marchait du reste normalement et ne semblait pas influencée par la néphrite qui disparaissait bientôt ; le 27 septembre on ne constata plus d'albumine dans l'urine. Pas de douleurs lombaires, ni d'œdème ; mictions libres. Le 2 octobre la malade était apyrétique. *Mais le 5 octobre on démontra encore des bacilles typhiques dans l'urine* : Elle était devenue stérile à sa sortie de l'hôpital.

Obs. 39. — *Fièvre typhoïde avec hémorrhagie intestinale ; légère albuminurie. L'examen microscopique des urines démontre une néphrite, constatée par l'autopsie. Pas de bacille typhique dans les reins et l'urine.*

K. M., bonne, âgée de 32 ans, entre le 9 mai 1892 à la clinique interne.

Début de la maladie actuelle il y a 3 semaines ; inappétence, lassitude, douleurs abdominales et diarrhée. Les derniers jours elle garde le lit, en souffrant de mal de tête et de fièvre violente ; la diarrhée a été suivie de constipation.

A son entrée la malade est très apathique ; température, 40, 2. Bouche sèche, pâteuse, amère. La langue est sale, l'appétit nul. Rien aux poumons. Quelques taches rosées à l'abdomen ; tuméfaction de la rate. L'urine est acide, contenant des traces d'albumine.

Pendant les jours suivants la température reste élevée (40,4) ; état typhoïde prononcé ; la diarrhée revient. Mictions libres ; l'urine contient toujours des traces d'albumine. Pas d'épistaxis. Le 27 mai la malade est prise d'un violent frisson et les jours suivants les selles sont liquides et sanguinolentes. Œdème des pieds.

Le 30 mai. *L'urine recueillie aseptiquement* est de couleur jaune clair ; acide ; Densité 1015. Elle contient seulement *des traces d'albumine* ; au repos, l'urine n'abandonne qu'un trouble nuageux et flottant. A la centrifugation, il se dépose au fond du tube une mince couche blanchâtre : *en l'examinant au microscope, on trouve de nombreux cylindres épithéliaux assez gros et des cellules d'épithélium rénal, quelques rares cylindres hyalins et granuleux. Pas de microbes ; l'ensemencement donne un résultat négatif.*

Pendant les jours suivants, diarrhée continuelle. Prostration profonde ; parfois vomissements. Météorisme : douleurs abdominales ; décubitus. Morte le 17 juin.

Autopsie le 18 juin. Dans la partie inférieure de l'intestin grêle, de nombreux ulcères typhoïdes, la plupart profonds, atteignant jusqu'à la séreuse ; dans le cœcum, 2 perforations entourées de fèces liquides et jaunâtres dans le péritoine. Reins un peu augmentés de volume, à surface lisse, pâle. avec veines marquées. La capsule se détache facilement. Les coupes présentent une couleur pâle grisâtre, le dessin est quelque peu effacé ; la substance corticale large, la striation indistincte ; les glomérules ne sont pas visibles.

L'examen microscopique des coupes de reins colorées, montra l'épithélium glomérulaire trouble et granuleux faisant çà et là défaut ; la cavité des glomérules est par endroits remplie d'une masse finement granulée, contenant des cellules épithéliales détachées et quelques rares globules rouges. Tuméfaction trouble de l'épithélium, surtout des tubes contournés ; parfois on observe la dégénérescence graisseuse dans une étendue assez considérable. On constate aussi la présence de boules hyalines ou grenues dans la lumière des tubes contournés et des anses de Henle. Dans les tubes collecteurs on trouve parfois des amas d'épithélium détaché ou des cylindres épithéliaux. Le tissu conjonctif de la couche externe de l'ecorce semble un peu plus volumineux que d'habitude ; par endroits, infiltration de cellules rondes autour des glomérules et des gros vaisseaux. On ne réussit pas à démontrer de bacilles dans les reins.

	QUANTITÉ par 24 h.	URÉE par 24 h.		ALBUMINE par 24 h.	EXAMEN MICROSCOPIQUE
2 juin	600 c.c.	17 gr.	88	Traces	Cellules épithéliales et différents cylindres.
3 —	500 —	13	3	—	—
4 —	600 —	13	5	—	—
5 —	250 +	6	4	—	—
6 —	500 —	13	8	—	—
7 —	600 —	17	52	—	—
8 —	500 —	14	9	—	—
9 —	500 —	15	2	—	—
10 —	520 —	17	47	—	—

Obs. 40. — *Typhus abdominal avec albuminurie fébrile ; l'examen microscopique constate une néphrite abortive. Urines stériles.*

A. C..., ouvrier, âgé de 32 ans, entre le 5 septembre 1892 à la clinique interne.

La maladie commença, il y a une quinzaine, par vomissements et diarrhée, 3 à 4 fois par jour.

Petites épistaxis ; pas d'accès de fièvre prononcée. Graduellement la maladie prit le caractère distinct d'une fièvre typhoïde ; élévation de température (jusqu'à 40,4), mal de tête, tuméfaction de la rate, quelques taches rosées, diarrhée intense. L'urine normale.

Le 15 septembre. Albumine dans l'urine qui donne à la réaction de Heller, une plaque épaisse d'un demi mm. A l'examen microscopique on ne trouve que des cellules épithéliales et quelques rares leucocytes.

Le 17 septembre. *L'urine recueillie stérilement* est de couleur de vin d'Oporto foncé, trouble, franchement acide. La réaction de Heller donne un anneau d'albumine, épais de plus d'un mm.; à l'ébullition et par l'acide nitrique, un précipité cohérent. A l'examen microscopique on trouve quantité de cylindres granuleux, de plus, de nombreux cylindres épithéliaux et des cellules d'épithélium rénal; quelques rares cylindres hyalins et leucocytes. Fréquemment les cylindres sont couverts de cellules épithéliales. *L'ensemencement ne donne pas de culture.*

	QUANTITÉ par 24 h.	URÉE par 24 h.	ALBUMINE par 24 h.	EXAMEN MICROSCOPIQUE
16 sept.	440 c.c.	16 gr. 9		
17 —	500 —	11 9	0 gr. 25	Quantité de cylindres granuleux et épithéliaux, de nombreuses cellules d'épithélium rénal, quelques rares cylindres hyalins et leucocytes.
18 —	600 —	19 2	0 6	—
19 —	740 —	18 69	0 19	—
20 —	800 —	19 4	—	—
21 —	1.000 —	14 3	—	Quantité d'épithélium rénal, quelques rares cylindres épithéliaux et granuleux. Leucocytes.
22 —	900 —	19 8	—	Quelques rares cylindres épithéliaux et fragments de cylindres granuleux, quantité d'épithélium rénal : quelques rares leucocytes.
23 —	900 —	15 84	—	Cellules épithéliales, quelques rares cylindres épithéliaux, des amas granuleux. Leucocytes.
24 —	1.200 —	19 8	—	Cellules épithéliales et leucocytes ; pas de cylindres.
25 —	1.400 —	15 4	—	—
26 —	1.300 —	18 33	—	Quelques rares leucocytes.
27 —	1.400 —	18 62	—	—

La marche de la maladie fut du reste normale et pas influencée par la néphrite, qui s'évanouit rapidement. Le 1er octobre le malade fut apyrétique ; le 15 octobre il se leva ; le 25 octobre il sortit de la clinique.

Obs. 41. — *Albuminurie fébrile se trouvant être une légère néphrite. Urine stérile.*

A. J. H..., cuisinière, âgée de 34 ans, est entrée le 24 novembre à la clinique interne.

La malade fut prise il y a 3 jours, de fortes douleurs abdominales, pour lesquelles elle dut garder le lit ; depuis elle a eu la fièvre, accompagnée de mal à la tête et de somnolence. Point d'épistaxis. Constipation.

A son entrée, la température est de 40,2°. Météorisme modéré. Pas de taches rosées ; la rate n'est pas augmentée de volume. Urines acides, contenant des traces d'albumine.

Pendant les jours suivants les symptômes allèrent en s'aggravant ; elle eut la diarrhée, parfois des vomissements ; bientôt, tuméfaction de la rate. La température restait élevée. Le 27 novembre l'urine donne à la réaction de Heller un anneau d'albumine compact.

Le 28 novembre. *L'urine recueillie aseptiquement* est de couleur d'ambre foncé, faiblement louche, de réaction acide. Densité 1015. La réaction de Heller donne un mince anneau d'albumine, transparent en haut ; à l'ébullition et par l'addition d'acide nitrique l'urine présente un léger trouble uniforme. Pas de réaction de sang. Au repos, dans le verre à pied, il ne se forme pas de dépôt seulement un léger trouble nuageux. *Après la centrifugation on démontre, au microscope*, quantité de cellules épithéliales de différentes formes, petites, rondes, cubiformes à noyau distinct, piriformes et fusiformes, parfois en couches cohérentes ; de plus quelque rares cylindres épithéliaux courts, quelques-uns très gros, un petit cylindre granuleux et quelques rares leucocytes et *globules rouges*. Pas de micro-organismes. *A l'ensemencement l'urine reste stérile.*

L'albuminurie disparaissait vite sans occasionner de symptômes prononcés. Plus tard récidive ; aussi la malade ne sort que le 9 septembre.

	QUANTITÉ par 24 h.	URÉE par 24 h.	ALBUMINE par 24 h.	EXAMEN MICROSCOPIQUE
30 nov.	600 c.c.	12 gr. 48		Cellules épithéliales, cylindres épithéliaux. Quelques rares cylindres granuleux. Leucocytes.
1 déc.	1.450 —	24 62		Quantité de cellules épithéliales, quelques rares cylindres granuleux et épithéliaux. Leucocytes.
2 —	900 —	20 16		—
3 —	1.250 —	16 88		Cellules épithéliales et leucocytes, un rare cylindre épithélial.
4 —	600 —	17 2		Cellules épithéliales et leucocytes.
5 —	500 —	13 9		Quelques rares cellules épithéliales.
6 —	1.000 —	14 6		—
7 —	950 —	11 2		Rien.

Ces 4 observations sont, à plusieurs égards, instructives ; elles prouvent, entre autres choses, l'utilité de la centrifugation pour l'examen des urines (1). Aux services, on avait

(1) Je ne puis qu'insister ici, avec Melchior, sur les services que rend la centrifugation pour l'analyse histo-bactériologique des urines. Depuis trois ans que les centrifuges sont d'un usage quotidien dans le laboratoire de la clinique de Necker, nous avons pu apprécier la valeur de la méthode.

Toujours *utile*, dans les cas ordinaires, la centrifugation abrège la formation du dépôt, permet d'apprécier avec précision son abondance

constaté dans tous les cas, l'albuminurie qui était de peu d'importance, correspondant à « l'albuminurie fébrile » ordinaire ; l'examen microscopique direct du dépôt urinaire dans des verres à pied n'avait fourni aucun élément de diagnostic plus précis ; après la centrifugation le cas se présenta sous un autre aspect et on put modifier, avec certitude, le diagnostic « d'albuminuric fébrile » en celui de néphrite aiguë, diagnostic constaté dans un des cas (n° 39) après la mort.

Après ces quelques recherches nous inclinerions à considérer une grande partie des albuminuries fébriles (peut-être toutes) comme symptomatiques d'une légère néphrite passagère ; il semble d'ailleurs qu'au point de vue clinique, l'on ne puisse tracer une limite distincte entre l'albuminurie fébrile et la néphrite. C'est par parenthèse, seulement, que j'ai touché à cette question intéressante qui est hors du cadre de mon travail, et à laquelle, pour cette raison, je ne m'arrêterai pas davantage.

Une seule fois, *dans le premier* (obs. 38) *des cas cités*, on trouva des bacilles typhiques dans l'urine, en même

et ses vrais caractères, et partant, élimine de nombreuses causes d'erreur.

Dans bon nombre de cas, elle devient *nécessaire* ; sans elle il es impossible de condenser et de recueillir, pour l'étude, les dépôts légers nuageux, très minimes, dont l'examen est parfois d'une importance capitale pour le diagnostic et le traitement :

Ainsi, pour la recherche des cylindres dans les cas de néphrite médicale légère, à urines claires ; pour l'étude des infections vesicales bénignes, latentes, d'origine uréthrale, au cours de la blennorrhagie ; pour la recherche du bacille tuberculeux dans les urines abondantes et peu chargées de pus ; et il serait facile de donner d'autres exemples encore.

En un mot, la centrifugation appliquée à l'analyse histo-bactériologique des urines, constitue un véritable progrès ; travailler ici sans le centrifuge, c'est s'exposer à des omissions et à des erreurs. (N. H.).

temps qu'une légère néphrite se manifestait ; dans les 3 autres cas, où l'examen microscopique démontra indubitablement une néphrite aiguë, l'urine était, par contre (après des analyses répétées) stérile ; et dans un des cas, on ne constata pas non plus de bacilles après la mort dans le tissu rénal. Il semblerait résulter de là qu'il n'y ait pas de rapport constant entre la néphrite typhoïde et la bactériurie ; le bacille peut apparaître avec la néphrite, mais celle-ci peut se développer, sans qu'on trouve de bacilles typhiques, ni dans l'urine, ni dans les reins. Il serait donc naturel de supposer que la néphrite n'est qu'en relation indirecte avec le bacille typhique et qu'elle est due à une sécrétion par les reins de substances nuisibles produites par les bactéries dans différentes parties du corps, le canal intestinal par exemple. La néphrite de la fièvre typhoïde devrait donc être regardée comme une néphrite toxique : nous ferons remarquer, à ce sujet, que déjà Rosenstein (1) range la néphrite dothiénentérique parmi les « néphrites catarrhales », provoquées par des substances irritantes.

Du reste, ces résultats s'accordent très bien avec ceux des auteurs précédents. La néphrite de la fièvre typhoïde, en effet a été le sujet favori de nombreuses recherches, tant cliniques qu'anatomo-pathologiques et bactériologiques ; on sait, par exemple, qu'en France, Gubler et Robin (2) ont admis une « forme rénale » particulière du typhus abdominal, qui a donné lieu déjà à une littérature considérable. Quant aux examens bactériologiques qui occupent, sous ce rapport le premier plan, on a démontré, à plusieurs reprises, des

(1) Rosenstein : *Die Path. u. Therapie der Nierenkrankheiten* Berlin, 1871.

(2) Robin : *Essai d'urologie clinique. La fièvre typhoïde.* Paris, 1877.

bacilles typhiques dans l'urine (Bouchard (1), Capitan (2), Hueppe (3), Seitz (4), Neumann (5), Konjajeff (6), Berlioz (7), et Karlinski (8); le plus souvent en même temps qu'une assez notable quantité d'albumine (Bouchard, Seitz, Karlinski); dans des cas où l'urine contenait des traces d'albumine, seulement (Konjajeff); où même sans albuminurie (Neumann); par contre on a plusieurs fois trouvé l'urine sans bacilles, même dans des néphrites prononcées (Berlioz et Neumann).

Dans les reins même, on a trouvé des bacilles dans des cas assez fréquents; des démonstrations positives sont ainsi rapportées par Klebs (9) et Koch (10), et sur 7 examens Gaffky (11) a trouvé les bacilles dans 3 cas; il rapporte que les bacilles étaient rangés en groupes, ordinairement dans les capillaires ou dans les vaisseaux les plus fins, et qu'ils se trouvaient bien plus rarement dans les reins que dans la rate et dans le foie. Plus tard, on a décélé dans plusieurs cas, des bacilles typhiques dans le tissu rénal, ainsi Seitz (12),

(1) Bouchard. Des néphrites infectieuses; *Revue de méd.* 1881, p. 671.

(2) Capitan. *Thèse de Paris*, 1883.

(3) Hueppe. *Fortschr. der Medicin*, 1886, p. 441.

(4) Seitz. Bact Studien zur Typhusaetiologie. Muenchen 1886, p. 16.

(5) Neumann. *Berliner klin. Wochenschr*, 1888, p. 143.

(6) Konjajeff. Dic bact. Erhrankung der Nieren beim Abdominaltyphus. *Ctbl. f. Bact.* Bd. VI. 1889. p. 672.

(7) Berlioz. Passage des bactéries dans l'urine. Paris, 1887.

(8) Karlinski. Untersuchungen Ueber das Vorkommen der Typhusbacillen un Harn. *Ref. in Ctbl. f. Bact.* 1890. Bd. VIII p. 702.

(9-10) Klebs-Koch. *Mitth. a. d. k. k. Gesundheitsamt*, 1 Bd. 1881.

(11) Gaffky. Zur Aetiologie der Abdominaltyphus. *Mitth. a. d. k. k. ges.* II Bd. 1884.

(12) Seitz. *Loc. cit.*

Anton et Futterer (1), Cornil (2), Berlioz (3), Konjajeff (4), et Faulhaber (5).

La présence du bacille d'Eberth dans les reins semble donc accidentelle ; le bacille peut occasionner une prolifération inflammatoire des éléments lymphatiques, formation de « lymphomes » (Konjajeff); mais on ne saurait regarder le bacille comme cause nécessaire de la néphrite diffuse aiguë, que par analogie avec la néphrite diphtéritique, il faudrait considérer comme étant de nature toxique. Les constatations cliniques, s'accordent aussi sur ce point. Elles montrent que la présence du bacille dans l'urine est de très peu d'importance et ne saurait être considérés comme aggravant le pronostic; l'expérience prouve donc que le bacille n'influence pas la marche de la maladie, et Neumann (6) a sans doute raison, lorsqu'il s'exprime ainsi « La bactériurie est sans importance pour le pronostic, absolument comme l'apparition d'une roséole qui coïncide souvent avec elle ».

Quoiqu'il en soit, ces cas prouvent, d'abord : que le bacille typhique peut se trouver dans l'urine pendant une fièvre typhoïde, alors même qu'il n'y a qu'une légère albuminurie ; et de plus que le bacille peut rester vivant dans l'urine même longtemps après que celle-ci est devenue normale, et le malade, complètement apyrétique (obs. 38).

(1) ANTON et FUTTERER. *Muenchener med. Wochenschr.* N· 19. 1888.

(2) CORNIL et BABES. Les bactéries. IIe édition.

(3) BERLIOZ. *Loc. cit.*

(4) KONJAJEFF. *Loc. cit.*

(5) FAULHABER. Bactérien in den Nieren bei acuten Infectionshrankheiten. *Beitr. z. path. Anal. und z. allg. Path.* Bd. X. 1891. p. 122-126.

(6) NEUMANN. Ueber Typhusbacillen im Harn. *Berlin. klin. Wochenschs.* 1890. n· p. 120

L'urine des typhiques peut donc devenir une source d'infection dangereuse, avec laquelle il faut compter en pratique.

Le bacille de la tuberculose

Il a été trouvé par moi dans 3 cas sur 35, 2 fois en culture pure dans une cystite (obs. V et XIV), 1 fois associé au coli-bacille dans une tuberculose généralisée des voies urinaires. *Dans tous les cas l'urine était acide et purulente, souvent sanguinolente.* Rovsing le premier vit le développement du bacille de Koch dans l'urine, et constata qu'il ne s'opérait jamais de décomposition de l'urée. L'urine se montra toujours acide dans les cystites tuberculeuses non compliquées, ce qui est d'accord avec la culture : aussi Rovsing fut amené à regarder l'urine acide comme un signe caractéristique de la cystite tuberculeuse.

J'ai repris, et étendu davantage, les expériences de Rovsing sur le développement du bacille tuberculeux dans l'urine et je suis parvenu au même résultat que lui. Dans une urine acide stérilisée, le bacille multiplie très lentement à une température de 37 à 38° ; il n'y a jamais d'altération de la réaction, nulle décomposition de l'urée, il en est de même dans les cultures anaërobies sous une couche épaisse d'huile. Par l'addition de 6 0/0 de glycérine à l'urine, celle-ci devient un meilleur milieu nutritif pour les bacilles tuberculeux qui poussent en cultures plus abondantes, mais toujours sans décomposer l'urée. Le bacille tuberculeux se développe aussi dans une urine faiblement alcaline, tant en culture aërobie qu'à l'abri de l'air, toujours sans influencer l'urée.

Quant à la démonstration des bacilles tuberculeux dans l'urine, je ne suis pas d'accord avec Rovsing, lorsqu'il qualifie cet examen de relativement facile ; cela me paraît, au contraire, extrêmement difficile et bien souvent il me fallait faire de nombreuses recherches sur le dépôt urinaire avant d'arriver à un résultat positif. Guyon (1), lui aussi, regarde la démonstration du bacille tuberculeux dans l'urine comme très difficile et relève que l'analyse donne, le plus souvent, un résultat négatif, même dans les tuberculoses avancées, où la clinique a depuis longtemps fixé le diagnostic. Aussi pense-t-il que l'examen bactériologique est d'une importance secondaire et que, ordinairement il faut parvenir au diagnostic par d'autres voies. D'après mon expérience personnelle, l'examen bactériologique peut être à l'avenir d'une grande utilité aux observateurs qui auront recours à la centrifugation ; j'ai obtenu, par là, des résultats surprenants, et j'ai pu constater la présence des bacilles tuberculeux dans des cas où la clinique n'avait pas encore fixé le diagnostic. Dans la petite couche puriforme au fond du tube centrifugateur, j'ai pu trouver en grande quantité les bacilles, qu'auparavant j'avais en vain cherchés dans la même urine. Je rappellerai ici les deux cas 5 et 19, surtout le dernier, où l'examen bactériologique, après la centrifugation, décela des bacilles tuberculeux et où le diagnostic de cystite tuberculeuse fut ensuite vérifié par la cystoscopie ; dans ce cas très instructif, il n'y avait dans la vessie qu'une seule ulcération de la grandeur d'un pois, et après l'excision de l'ulcère tuberculeux, l'on ne réussit plus à constater de bacilles tuberculeux dans l'urine par des examens répétés et minutieux. On serait donc porté à croire que nous avions affaire à une tuberculose vésicale primitive, et que par l'élimination rapide et radicale du foyer tuberculeux on a arrêté à temps la maladie. Dans le second cas (obs. 5), on put fixer le diagnostic au début de la maladie déjà ; à peine

(1) Guyon : Cystites et pyélites diathésiques. *Ann. des mal. des org. génito-urin.* 1890. p. 527.

un mois après le commencement des symptômes morbides.

Je crois donc que l'examen bactériologique joue un rôle important et considérable et que par là on pourrait fréquemment reconnaître une tuberculose commençante des voies urinaires, bien avant de parvenir, par la voie clinique à un résultat décisif. Ceci sera, sans doute, d'une extrême importance pour le traitement et le pronostic (1).

(1) Je partage absolument cette conviction sur l'extrême importance de la recherche du bacille tuberculeux dans les urines, au point de vue du diagnostic. Et ici, la certitude du diagnostic commande absolument le traitement : traiter comme une suppuration banale, une tuberculose de la vessie ou du rein, est une faute grave ; et les malades peuvent payer lourdement la négligence ou l'ignorance du chirurgien.

Certes, cette recherche n'est pas toujours facile, ni courte, ni simple : pour la bien faire, il faut l'avoir beaucoup faite. Il est des cas ou l'on trouve de suite ; d'autres ou il faut répéter patiemment les examens pour arriver à la certitude ; d'autres enfin négatifs ou douteux, où l'inoculation à l'animal est nécessaire.

En règle générale, chaque fois qu'on se trouvera en présence d'une suppuration de l'appareil urinaire, survenue spontanément sans cause locale, on devra soupçonner la tuberculose : si, à l'examen par coloration simple, le pus urinaire ne montre pas de microorganisme, le soupçon doit devenir une quasi certitude : des recherches bactériologiques patiemment réitérées, et enfin l'inoculation viendront donner la preuve décisive de la nature tuberculeuse des lésions.

Il faut évidemment distinguer entre les cas, et la recherche du bacille dans les urines, n'est pas toujours nécessaire.

Il est un premier groupe de malades, chez lesquels les commémoratifs, les symptômes, l'examen local et général suffisent pour affirmer la tuberculose urinaire : même dans ces cas, un clinicien soucieux de quelque précision scientifique sera satisfait d'avoir la preuve absolue de la justesse de son diagnostic.

Dans une seconde catégorie, il faut ranger les malades douteux : après l'étude clinique attentive, on pense à la tuberculose, on la soupçonne, mais on doute. Ici la recherche du bacille dans les urines vient confirmer ou infirmer les inductions de la clinique : l'appoint fourni par le microscope est déjà considérable.

Enfin il est des cas où rien ne met sur la voie du diagnostic ; l'étiologie, l'examen local, l'état général du malade, tout fait croire à une

L'aspect et le groupement du bacille tuberculeux dans les urines sont souvent différents de ce qu'on voit ordinairement. En général, les bacilles sont singulièrement longs et grêles, souvent fortement granuleux ; cependant, on rencontre aussi des formes courtes ; fréquemment plusieurs bacilles sont réunis en petites agglomérations, enserrés les uns dans les autres, groupement que j'ai observé plusieurs fois dans l'urine. Les bacilles se trouvent au milieu des leucocytes, tantôt entourant un seul leucocyte, tantôt comme couchés sur le globule de pus même (1).

lésion inflammatoire ou néoplasique de l'appareil : et pourtant, l'examen bactériologique vient démontrer la tuberculose. Dans ces cas, le service rendu par le laboratoire est capital ; à elle seule, l'analyse de l'urine à donné tout le diagnostic : et ces cas ne sont pas très rares.

Sans entrer dans le détail statistique, je relève ici, en bloc, pour appuyer mon opinion, les 200 derniers examens bactériologiques d'urine faits dans mon laboratoire, au point de vue de la recherche du bacille tuberculeux. Ces examens ont été faits soit par moi-même, soit par des aides exercés : toujours, dans ce dernier cas, j'en ai moi-même vérifié les résultats.

Sur ces 200 examens, 70 fois, le résultat a été positif : 70 fois le bacille tuberculeux a été constaté dans le dépôt urinaire d'une manière certaine. Cette proportion de résultats positifs, sur un pareil nombre de cas, suffit je pense à montrer l'utilité de ces recherches : le temps et la peine qu'elle demandent ne sont pas perdus.

Pour contester la valeur de la recherche du bacille de Koch dans les urines, il faut, à mon sens, manquer d'expérience ou de jugement, ou même des deux.

Les connaissances techniques, d'ailleurs élémentaires, nécessaires à qui veut chercher soi-même, font encore défaut, chez nous, à bien des gens : la réserve et la justesse du jugement ne suppléent pas toujours, chez eux, à ce manque d'expérience. (N. H.)

(1) Il faut bien connaître tous les aspects sous lesquels le bacille de Koch se présente dans les urines purulentes. Tantôt ce sont des bacilles isolés et peu nombreux : plus souvent ce sont des amas, des faisceaux de bacilles, rares, mais déjà volumineux. Ces petits « fagots » bacillaires peuvent faire hésiter, et tromper même, un observateur peu exercé ;

Dans 2 cas d'affection rénale suppurée, nous avons pu démontrer une infection par le bacille tuberculeux associé au coli-bacille ; comme il n'existe pas que je sache de description de cas semblables, je terminerai en rapportant brièvement les observations suivantes (1).

mais, en les analysant à un fort grossissement, on arrive toujours à distinguer, sur les bords ou aux extrémités du faisceau, quelques bacilles nets avec tous leurs caractères.

Enfin, il faut connaître ces énormes amas bacillaires flexueux, contournés en S, analogues à ceux que fournissent les cultures : aspect rare, d'ailleurs, mais surprenant à la première rencontre.

Il faut être en garde aussi contre quelques causes d'erreur, fréquentes chez la femme surtout, encore mal étudiées : les principales sont dues aux bacilles du smegme. On voit parfois ces bactéries, en petits amas, particulièrement sur les cellules de l'épithelium vulvo-vaginal, garder plus ou moins bien la coloration primitive, après l'action de l'acide et de l'alcool : ces « pseudo bacilles » n'ont ni la forme, ni les dimensions ni le groupement du bacille de Koch. Parfois cependant, ils s'en rapprochent assez pour laisser place au doute. L'observateur ne peut dans ces cas, que signaler ce qu'il trouve, sans affirmer et doit recourir à l'inoculation.

Dans le tome I de la troisième édition des « Leçons cliniques sur les maladies des voies urinaires », de mon maître M. le prof. Guyon, j'ai figuré, sur sa demande, (Planche XI p. 351) les divers aspects du bacille de Koch, dans les urines purulentes. J'espère que cette planche pourra rendre service à ceux qui s'occupent de cette recherche, et facilitera leur ingrate mais utile besogne. (N. H).

(1) J'ai vu plusieurs fois déjà, cette association du bacille de Koch et du coli-bacille dans les suppurations rénales : j'ai indiqué plus haut (note 2, page 176) comment je comprends les relations entre ces deux organismes : je crois l'invasion du coli-bacille surajoutée à l'infection tuberculeuse primitive : et cette invasion secondaire peut être spontanée ou provoquée chirurgicalement.

Quant aux effets de cette association microbienne dans l'appareil urinaire, je ne saurais encore les préciser.

Quelle influence l'infection coli-bacillaire a-t-elle sur l'évolution de la tuberculose et sur la nature des lésions ? ces questions intéressantes méritent d'être étudiées. (N.H.)

OBS. 42. — *Vieux phthisique ; néphrite ; urémie. Urines acides, purulentes, contenant le bacille tuberculeux et le bactérium coli, retrouvés après la mort.*

M. F..., maître boucher, âgé de 67 ans, entre le 21 octobre 1891 à la clinique interne.

A son entrée le malade n'est pas lucide ; il est très agité et hors d'état de fournir aucun renseignement sur sa maladie. Température 39,7. Pouls 116. Respiration 40. L'examen des poumons constate des lésions tuberculeuses bilatérales. Ventre souple ; pas de douleurs lombaires ; la vessie n'est pas distendue. Pas d'œdème.

Urine acide, donne à la réaction de Heller, une plaque d'albumine solide, faible réaction de pus.

Le 22 octobre. 39.7 à 38.8. Le malade a été très agité cette nuit, à présent dans un état comateux ; pas de vomissements, ni de convulsions. Mictions libres.

L'urine recueillie stérilement est acide, trouble, de mauvaise odeur ; densité 1013. Elle contient 4 °/₀₀ d'albumine. L'examen microscopique démontre de nombreux leucocytes, quelques rares globules rouges et cellules d'épithélium rénal, des cylindres granuleux en très petit nombre. Infinité de gros bâtonnets ; *l'ensemencement donne le coli-bacille en culture pure.* Par une coloration du dépôt urinaire à la méthode de Ziehl-Neelsen on constate quelques rares *bacilles tuberculeux.*

Le malade mourut urémique le 29 octobre.

Autopsie le 30 octobre (27 heures après la mort). *Diagnostic : Tuberculose des poumons, de l'intestin, des reins. Pyélonéphrite suppurée. Dégénérescence graisseuse du cœur et du foie.*

Les deux *reins* sont augmentés de volume, d'une couleur bleu violet foncé ; la capsule se détache facilement. A la surface, de nombreux grains jaunes miliaires. A la coupe, la substance corticale est très épaissie, le dessin effacé, d'un bleu foncé, tranchant sur la couleur jaune clair des pyramides qui présentent une infiltration purulente et dont quelques-unes sont dégénérées en abcès, remplis de pus caséeux. Disséminés dans la substance corticale, tant à la surface qu'à l'intérieur, des tubercules jaunes, dont les plus gros du volume d'une tête d'épingle.

La muqueuse du *bassinet* et des *calices* est injectée de rouge, épaissie, ça et là couverte de lamelles de pus, pas d'ulcérations. La muqueuse de la *vessie* et de *l'urèthre* normale.

Dans *l'intestin grêle*, nombreuses ulcérations tuberculeuses. Les *poumons* contiennent des tubercules caséeux et calcifiés, entourés d'un tissu consistant grisâtre; disséminés ça et là, dans le lobe supérieur ainsi qu'au lobe moyen, de nombreux grains miliaires, grisâtres, frais, et des nodules péribronchiques dont plusieurs confluents.

L'ensemencement des reins et de l'urine vésicale donna le bacterium coli en culture pure; le sang du cœur resta stérile. Par l'examen microscopique on démontra dans le tissu rénal le bacille de la tuberculose associé au bacillus coli communis.

Obs. 43. — *Tuberculose primaire des reins. L'urine contient le bacterium coli en grand nombre; quelques rares bacilles tuberculeux.*

E. J..., âgée de 9 ans, entre le 22 avril 1892 à la clinique interne. Antécédents tuberculeux dans la famille. Il y a 2 ans, rougeole, à la suite de laquelle la malade resta toujours lasse et fatiguée.

Début de la maladie il y a 2 ans, après la rougeole. Douleurs hypogastriques pendant la miction, dont la fréquence a été normale.

Elle n'avait pas fait attention à l'aspect de l'urine. Depuis 4 jours, mal à la tête accompagné de vomissements violents; la quantité d'urine notablement diminuée.

Examen objectif. Elle est maigre et pâle, apyrétique. Léger œdème du visage. L'examen de la poitrine ne révèle pas de lésions. Le ventre est souple; pas de douleurs aux reins; pas d'œdème des extrémités inférieures. L'urine louche, faiblement acide; réaction de sang et d'albumine.

Au microscope, on constate de nombreux leucocytes et des cellules épithéliales de différentes formes, quelques rares globules rouges, des cylindres hyalins et granuleux.

Le 28 avril. *L'urine est recueillie aseptiquement* ; elle est de couleur pâle, trouble, franchement acide. Densité 1007. Elle contient 0,5 °/oo d'albumine (Esbach). Réaction de pus prononcée, faible réaction de sang.

Au microscope le dépôt se trouve consister principalement en quantité de cellules de pus, quelques rares globules rouges, des cellules épithéliales assez nombreuses de forme très différente, polygonales ou ovales, tantôt rondes, fusiformes, cylindriques et piriformes, plusieurs d'entre elles fortement granuleuses ; quelques rares cylindres hyalins et granuleux ; infinité de gros bâtonnets à bouts arrondis, parfois accouplés deux à deux. *A l'ensemencement, le bacterium coli commune à l'état de pureté ; par coloration sur lamelles, (Ziehl-Nelsen) bacilles tuberculeux en très petit nombre.*

La malade mourut urémique le 11 mai.

	QUANTITÉ par 24 h.	URÉE par 24 h.	ALBUMINE par 24 h.	EXAMEN MICROSCOPIQUE
5 mai	1.400 c.c.	12 gr. 89	0 gr. 7	Nombreuses cellules de pus et d'épithélium, quelques rares globules rouges, cylindres hyalins, fragments de cylindres hyalins granuleux.
6 —	1.500 —	16 5	0 8	—
7 —	1.650 —	16 18	0 8	—
8 —	1.450 —	13 33	0 7	Leucocytes, cellules épithéliales de différentes formes, cylindres granuleux et hyalins.
9 —	1.500 —	14 21	0 38	—
10 —	900 —	8 72	0 45	—
11 —	400 —	4 24	0 3	—

Autopsie le 12 mai (22 heures après la mort). *Poumon gauche* uni à la paroi costale par de nombreuses adhérences fragiles; surface lisse ; à la coupe, le tissu paraît normal, sans foyers tuberculeux ; seulement, près du sommet, il y a dans quelques lobules une petite infiltration jaune, granuleuse et grisâtre. Rien au *poumon droit* et aux *ganglions bronchiques*. *Foie, estomac, canal intestinal, ganglions mésentériques* ne présentent aucune altération tuberculeuse.

Reins petits et pâles, à surface irrégulièrement bosselée, formée de parties saillantes aplaties, gris-jaune, de la dimension d'un centime, séparées par des dépressions de couleur plus foncée. La capsule se détache sans difficulté ; la surface présente alors nombre de petites ecchymoses disséminées, de couleur foncée et ayant souvent un point jaune au milieu. A la coupe, on voit le bassinet et les calices fortement dilatés, surtout à droite; les papilles aplaties, la substance rénale même, réduite à une mince coque depuis 2 mm. jusqu'à 1,5 c. m. d'épaisseur. Le tissu rénal, est flasque, mou, la structure complètement effacée ; la couleur gris-jaune pâle. Pas de grains miliaires, ni de foyers caséeux. Les points jaunes des ecchymoses de la surface ne se continuent pas dans la substance corticale ; ce sont de petits abcès miliaires.

La muqueuse du *bassinet*, des *calices* et des *urétères*, jusque dans la *vessie* est pâle, épaissie et couverte d'une abondante éruption de petits grains miliaires blanc-jaune très nombreux. Nulle part, de perte de substance.

La muqueuse de l'*urèthre* normale. Rien aux parties génitales.

L'ensemencement des reins, du foie, de l'urine vésicale donna une culture pure du coli-bacille, tandis que le sang du cœur resta stérile. Par une coloration des coupes rénales (à la méthode de Loeffer) on constata dans le tissu le bactérium coli ; par une coloration (à la méthode de Ziehl-Nelsen) des bacilles tuberculeux en petite quantité.

Streptococcus pyogenes

Le nombre des méfaits de ce microbe est déjà grand, son

domaine déjà étendu et varié; on sait que c'est une des causes les plus fréquentes de suppuration (abcès, phlegmon, lymphangite). En outre, il peut déterminer quantité de différentes maladies: angine, empyème, infection puerpérale et érysipèle; en tout cas, on est de plus en plus porté, de nos jours, à regarder le *streptococcus erysipelatis* (Fehleisen) comme identique au *streptococcus pyogenes*. Son apparition dans l'urine a été mentionnée accidentellement par Albarran, dans des néphrites ascendantes, et par Morelle et Denys dans des cystites. Rovsing fait remarquer, en passant, que le streptocoque ne décompose pas l'urée. Lundstrœm de même, rapporte avoir trouvé, dans un cas de cystite, un microbe ressemblant au *streptococcus pyogenes*, sans qu'il ose pourtant affirmer l'identité.

Le streptocoque que j'ai isolé, toujours identique, offrait une parfaite ressemblance avec le *streptococcus pyogenes* par le volume, la forme, le groupement et la coloration à la méthode de Gram; aussi par sa culture sur les différents milieux nutritifs (gélose, gélatine, bouillon, pommes de terre, sérum). En les comparant aux cultures du streptocoque pyogène ordinaire, je n'ai pu remarquer aucune différence. Aussi ne m'y arrêterai-je pas d'avantage; il me faudra seulement entrer un peu en détail sur la façon dont il se comporte dans *l'urine*.

Il se développe bien dans une urine acide stérilisée; assez lentement; à une température de 37°, l'urine se trouble légèrement au bout d'un jour, restant acide. Il se dépose peu à peu une mince couche, qui remonte pour former de petites pellicules dès qu'on agite légèrement le contenu du verre. Au microscope, on voit souvent les streptocoques réunis en grands amas où l'on ne reconnaît pas toujours le groupement caractéristique; pourtant, on trouve souvent des chaînettes détachées, fréquemment très longues, ondulées et sinueuses. Dans l'urine stérilisée, les chaînettes sont, d'ordinaire, beaucoup plus longues que dans l'urine de cystite, où d'habitude, elles ne sont formées que par quelques rares coques. *Trait caractéristique de la culture du streptocoque dans l'urine, à l'air aussi bien qu'à l'abri de l'air : il ne décompose jamais l'urée*; l'urine reste acide pendant un espace de temps illimité.

On pourrait objecter, cependant, que le microbe trouvé, se distinguerait peut-être d'avec le streptocoque pyogène ordinaire, justement en ne décomposant pas l'urée. Pour lever cette objection, j'ai cultivé le streptocoque pyogène d'un abcès prostatique, d'une arthrite purulente chez une malade atteinte d'affection puerpérale, et du rein d'un malade mort de septicémie, pour l'ensemencer ensuite dans de l'urine. Je vis toujours, quelle que fût l'origine du streptocoque, qu'il ne décomposait jamais l'urée et croissait dans l'urine comme je l'ai décrit ci-dessus.

Je crois donc, qu'on ne saurait plus douter que le streptocoque que j'ai isolé ne soit réellement identique au *streptococcus pyogenes*.

Le microbe en question se trouva 2 fois à l'état de pureté (obs. 27 et 31) et dans des cas de cystite très graves (1), finissant tous les deux par la mort; sur les coupes de la paroi vésicale, colorées par la méthode de Gram, suivie de coloration double à la vésuvine, on réussit à démontrer des streptocoques dans la muqueuse même et dans le tissu

(1) Plusieurs cas observés à Necker depuis 1888, confirment cette opinion de Melchior, sur la gravité de l'infection urinaire streptococcique. Les suppurations uréthrales, prostatiques, vésicales, causées par le streptocoque se compliquent volontiers de phlébite. C'est la forme d'infection urinaire où se rencontrent le plus souvent les abcès métastatiques des séreuses et du tissu cellulaire. La présence du streptocoque pyogène dans les urines infectées est d'un mauvais pronostic; il faut en tenir compte dans les indications opératoires. (N. H.)

sous-muqueux ; d'ordinaire ils ne s'y trouvaient qu'en petit nombre ; il y avait partout une forte infiltration de leucocytes, parfois à un tel degré qu'il était impossible de reconnaître la structure du tissu. Les faits cliniques s'accordent, du reste, parfaitement avec les analyses expérimentales ; *l'urine de la cystite était toujours acide, lorsque le streptocoque pyogène s'y trouvait seul* (obs. 27 et 31) ; ou associé aux microbes non décomposant l'urée, le bact. coli (obs. 29) ; une seule fois, il fut trouvé dans une urine ammoniacale (obs. 22) et, en ce cas, associé au proteus de Hauser qui décompose énergiquement l'urée.

L'observation 27 où le streptocoque se trouvait, à l'état de pureté dans l'urine est très remarquable et intéressante à plusieurs égards ; le malade, un vieux gâteux, était depuis quelque temps à l'hôpital, lorsque soudain il fut pris d'une forte fièvre ; bientôt se déclara un érysipèle facial qui amena rapidement la mort. On remarquera que le malade n'avait jamais été atteint d'érysipèle auparavant, et que, depuis 2 mois, il n'y avait eu aucun cas de cette nature à la salle. Il était donc probable que nous avions affaire à une auto-infection, il fallait en chercher la source dans l'urine. Il n'y a pas de preuve absolue, mais la vraisemblance plaide en faveur de cette supposition.

Le streptocoque trouvé dans l'urine était impossible à distinguer d'avec le *streptococcus erysipelatis*, et par inoculation dans l'oreille de 2 lapins, l'un d'entre eux eut un érysipèle typique, bien développé. Ceci semble appuyer fortement l'opinion de la plupart des bactériologistes de nos jours sur l'identité du *streptococcus pyogenes* avec le *streptococcus erysipelatis* ; preuve ultérieure de l'importance de l'examen bactériologique pour élucider des cas qui, sans cela, resteraient à jamais obscurs.

J'ai fait, avec le streptocoque pyogène isolé des urines,

différentes expériences sur les animaux, dont voici quelques-unes.

48. *Lapin*. Le 5 janvier 1893. Implantation sous-cutanée dans la région interscapulaire d'un fil de soie, imbibé d'une culture sur bouillon de 3 jours. *Abcès* contenant des streptocoques.

49. *Lapin*. Le 5 janvier 1893. Injection sous-cutanée dans l'oreille droite de 2 gouttes de bouillon de culture. Au bout de 2 jours l'oreille est d'un rouge uniforme, gonflée, pendante. Fièvre.

50. *Lapin*. Le 5 janvier 1893. Inoculation sous-cutanée dans l'oreille droite d'une goutte de bouillon de culture. *Pas d'érysipèle*.

51. *Lapin*. Le 19 février 1893. Inoculation sous-cutanée dans l'oreille droite d'une culture sur bouillon de 8 jours (du 15, sang du cœur). Au bout de 5 jours, violent *érysipèle*. Pendant longtemps (environs 3 semaines) l'oreille resta rouge et gonflée, le lapin fébrile et souffrant. L'inflammation ne dépassa pas l'oreille. *L'urine continuellement stérile*.

52. *Lapin*. Le 19 février 1893. 0,2 c.c. d'une culture sur bouillon injectés sous la peau. Abcès contenant le streptocoque pyogène.

53. **54**. 2 *souris blanches*. Injection sous-cutanée, à la base de la queue de 0,05 et de 0,1 c. c. de bouillon de culture le 5 janvier 1893. Les deux eurent *un abcès* au point inoculé. Dans le pus, on démontra sous le microscope et par la culture le streptocoque pyogène.

55. **56**. 2 *souris blanches*. Injection sous-cutanée à la base de la queue de 0,05 et de 0,1 c. c. de culture sur bouillon, le 19 février 1893. N° 55 eut un abcès. N° 56 mourut au bout de 30 heures. L'ensemencement de la rate et du sang du cœur donna des cultures pures.

57. *Lapin*. Le 5 janvier 1893. Injection dans la vessie de 1 c. c. d'une culture sur bouillon de 3 jours. (de l'obs. 22).

Le 6 janvier. L'urine ne contient pas de pus. L'ensemencement donne des colonies nombreuses de streptocoques.

Le 7 janvier. L'ensemencement de l'urine donne un résultat positif.

Le 8 janvier. L'urine stérile.

58. *Lapin*. Le 5 janvier 1893. Injection dans la vessie de 3 c. c. de la même culture. Même résultat que le précédent. Pas de cystite. L'urine stérile au bout de 2 jours.

59. *Lapin*. Le 5 janvier 1893. Injection dans la vessie de 3 c. c. de la même culture ; *en même temps ligature de l'urèthre pendant 20 heures*. Température 38, 5.

Le 6 janvier. Température 38, 3. Le lapin a de fréquents besoins d'uriner. L'urine blanc-jaune, fortement trouble. A la centrifugation, elle dépose une épaisse couche blanche, contenant des globules de pus et des cellules épithéliales avec quelques rares globules rouges ; de plus phosphates, carbonates, oxalate de chaux. Streptocoques nombreux.

Le 28 janvier. Température 39. Toujours mictions fréquentes et douloureuses. L'urine contient de nombreuses cellules de pus, des agglomérations d'épithélium pavimenteux, streptocoques.

Le 22 février. L'urine stérile.

60. *Lapin*. Le 19 février 1893. Contusion instrumentale de la vessie, suivie de l'injection d'une culture sur bouillon de 3 jours. Température 38, 2.

Le 20 février. Température 39, 2. L'urine contient du pus, des cellules épithéliales, des globules rouges, des streptocoques en grand nombre.

Le 22 mars. Température 39, 6. L'urine acide, faiblement trouble. Au microscope on démontra (après la centrifugation) quelques rares cellules de pus et d'épithélium. L'ensemencement d'une goutte donne 6 colonies.

Le 27 mars. L'urine stérile.

Les expériences sur les animaux ne montrèrent donc, non plus, aucune différence avec le streptocoque pyogène ordinaire ; j'ajouterai que l'injection dans le sang d'un lapin resta sans résultat. Nous voyons aussi que le *streptococcus pyogenes* est capable de déterminer une cystite, lorsqu'on l'associe à une rétention ou à un traumatisme ; sans ces adjuvants, il reste inoffensif.

Que le streptocoque pyogène joue un rôle considérable dans l'étiologie des infections urinaires, et qu'il puisse provoquer, non seulement des cystites, mais encore des néphrites infectieuses, cela semble résulter des observations suivantes, très intéressantes et de nature très différente que j'ai eu l'occasion d'étudier de près.

Obs. 44. Érysipèle facial ; néphrite aiguë foudroyante, amenant la mort. L'urine renferme le streptococcus pyogenes à l'état de pureté.

O. C. H., capitaine, agé de 69 ans, entre le 16 février 1892 à la clinique interne.

Bonne santé habituelle. Influenza il y a 3 mois, suivie d'une otite moyenne suppurée du côté gauche, accompagnée depuis une quinzaine, d'une abondante otorrhée purulente.

Hier, il fut pris soudain de frissons, de douleurs violentes à l'oreille gauche, présentant une enflure rouge qui s'est répandu assez vite.

A son entrée, température 40, 2. On constate un *érysipèle* envahissant toute l'oreille externe et la partie avoisinante du visage, L'urine acide, sans albumine.

Graduellemnt, l'érysipèle envahit non seulement tout le visage, mais aussi le cuir chevelu, empiétant sur le côté droit. Toujours forte fièvre, parfois délire.

Le 1er mars. Plusieurs frissons le matin. L'érysipèle s'étend toujours. L'urine acide, renferme de l'albumine.

Le 8 mars, 39, 9 à 40, 4. Ce matin un frisson violent. Nausées; une fois, vomissements ; œdème des pieds. L'urine contient environ 2 °/₀₀ d'albumine.

Urine recueillie stérilement. Couleur brun rouge sale, fortement trouble, mousseuse. Réaction acide, densité 1018. Au repos, le liquide dépose un sédiment gris-rouge compact, sans pourtant se clarifier tout à fait. Réaction intense d'albumine; 6,1 ‰ (Christensen).

A l'examen microscopique, on constate quantité de globules rouges, quelques rares leucocytes, de nombreuses cellules d'épithélium rénal partiellement en dégénérescence graisseuse. Quantité énorme de cylindres rénaux, et de formes différentes; tantôt hyalins, d'ordinaire longs et minces, quelques-uns semblent provenir des anses de Henle, tantôt granuleux, le plus souvent courts et longs, parfois aussi d'une longueur considérable; cylindres de sang et d'épithélium, et quelques rares cylindres colloïdes; on observe aussi des boules de différentes dimensions, arrondies ou ovales qui semblent composées d'une substance semblable (colloïde). Bon nombre des cylindres sont couverts de granulations plus ou moins fines. Coques nombreux, le plus souvent rangés en longues chaînettes ondulées. *L'ensemencement donne une culture pure du streptococcus pyogenes. Un échantillon de sang, pris en même temps, reste stérile.*

Les jours suivants l'état va en s'aggravant, douleurs lombaires, fièvre et vomissements; il divaguait fréquemment. Exsudat et tuméfaction de l'articulation de l'épaule et du coude droit. Abcès correspondant à la bourse de l'olécrane. Rétention d'urine complète, à la fin anurie.

Mort le 9 mars. Autopsie défendue.

	QUANTITÉ par 24 h.	URÉE par 24 h.	ALBUMINE par 24 h.	EXAMEN MICROSCOPIQUE
6 mars	100 c.c.	1 gr. 7	0 gr. 61	Globules rouges et blancs, épithélium rénal, cylindres hyalins, granuleux, épithéliaux, colloïdes, cylindres de sang.
7 —	250 —	2 26	2 1	—
8 —	200 —	2 18	1 12	—
9 —	200 —	2 »	1 6	—

Obs. 45. — *Néphrite puerpérale sans symptômes prononcés; petite quantité d'albumine dans l'urine qui contient le streptococcus pyogenes.*

C. L..., âgée de 33 ans, entre le 16 mars 1892 à la clinique interne.

Bonne santé antérieure. Troisième accouchement il y a 3 mois d'un enfant vivant, venu à terme. Grossesse et couches normales.

Depuis l'accouchement elle accuse des douleurs lombaires, depuis 3 semaines, œdème des pieds. Mictions libres. La malade n'a jamais été sondée.

A son entrée, la malade est frêle, pâle, sans fièvre. Auscultation normale, œdème insignifiant des extrémités inférieures.

Urine de couleur claire, louche, acide ; la réaction de Heller donne une plaque d'albumine distincte. Au microscope, quantité d'urates, cellules épithéliales, leucocytes, quelques rares globules rouges et cylindres hyalins.

Le 15 mars. *L'urine est prise aseptiquement* ; on recueille environ 100 c. c. d'une urine louche, d'un brun sale et de réaction acide. Densité 1020. Elle renferme 0,5 0/00 d'albumine.

L'examen microscopique constate quantité de cristaux d'acide urique et d'urates ; leucocytes et nombreux globules rouges, cellules épithéliales assez nombreuses de forme différente, cylindres granuleux et hyalins, dont quelques-uns couverts de globules rouges, de cellules épithéliales et de débris cellulaires. *L'ensemencement donne une culture pure du streptococcus pyogenes.*

L'échantillon de sang resta stérile.

Le 20 mai. L'urine ne renferme pas d'albumine, ni de sang. La malade se porte bien ; pas de douleurs lombaires.

Le 10 juin. La malade sort de l'hôpital. Urines normales.

	QUANTITÉ par 24 h.	URÉE par 24 h.	ALBUMINE par 24 h.	EXAMEN MICROSCOPIQUE
18 mars	400 c.c.	12 g. 56	0 gr. 4	Leucocytes, globules rouges, cellules épithéliales, cylindres granuleux et hyalins.
19 —	600 —	10 38	0 3	—
20 —	800 —	16 64	—	
21 —	1 400 —	27 58	—	—
22 —	1.500 —	26 7	—	
23 —	1.500 —	23 4	—	
24 —	1.600 —	28 9	—	Nombreux globules rouges, quelques globules blancs et cellules épithéliales. Cylindres hyalins et fragments de cylindres granuleux.

Le premier des cas (44) nous offre une néphrite infectieuse foudroyante, survenue pendant un grave érysipèle et entraînant rapidement la mort; le second cas de néphrite infectieuse (45) se rattache à des couches précédentes et doit être considéré comme une infection puerpérale. Dans les deux cas l'urine était acide et sanguinolente, renfermant nombre de cylindre hyalins et granuleux; mais du reste, le tableau clinique tout entier était très différent, dans les deux cas : ni dans l'un, ni dans l'autre le streptocoque ne put être démontré dans le sang.

Gonocoque de Neisser

La cystite blennorrhagique a été, pendant de longues années, le sujet de nombreuses discussions, sous presque tous les rapports et on est encore loin de s'accorder sur cette question.

Les premiers auteurs qui entrent dans un examen détaillé (van Roosbroeck, Bonnière) nient complètement l'existence d'une véritable cystite blennorrhagique. Van Roosbroeck soutient ainsi, que le pus blennorrhagique ne se forme que sur des muqueuses munies de cryptes, et que, pour cette raison, l'urèthre et les conjonctives offrent un terrain très favorable à la gonorrhée; tandis qu'elle ne peut jamais attaquer la muqueuse vésicale. Bonnière arrive à une conclusion semblable. Néanmoins, l'existence d'une véritable cystite blennorrhagique est regardée, de nos jours, comme un fait incontestable ; sa grande importance a été reconnue, principalement grâce aux ouvrages de Guyon et de son école. Guyon (1) démontre clairement qu'il existe, en vérité, une inflammation blennorrhagique du corps de la vessie même; et non seulement une cystite du col, dénomination banale et vague donnée à un grand nombre de cas, assurément différents. Il relève, comme preuve convaincante, qu'il y a des cas où l'urine contient quantité de pus, au commencement, à la fin et pendant la miction : « il est donc bien évident, que ce n'est plus seulement la zone voisine du col qui est en cause, mais que le corps de la vessie lui-même est intéressé ». Il va plus loin encore, affirmant que l'inflammation pourra monter, atteindre les uretères, le bassinet et le parenchyme rénal même, chose qu'il a pu constater lui-même plusieurs fois. Pourtant Guyon regarde comme règle générale que la cystite se borne à la zone de l'orifice interne de l'urèthre, en d'autres mots, que la cystite blennorrhagique est *d'ordinaire* une cystite du col.

Leprévost (2), élève de Guyon, donne une explication toute

(1) Guyon : *Leçons cliniques sur les affections chirurgicales de la vessie et de la prostate*. Paris 1888, p. 626.

(2) Leprévost : *Étude sur les cystites blennorrhagiques.*

différente et très attrayante, pensant que la cystite du col de la vessie n'est qu'une uréthrite blennorrhagique postérieure qui donne les mêmes symptômes cliniques. Comme preuve de cette hypothèse, il allègue les arguments suivants : d'abord il croit avoir remarqué chez des femmes souffrant d'une cystite blennorrhagique que la muqueuse vésicale n'est pas sensible à la pression; on peut passer une sonde sur le trigone de Lieutaud sans provoquer aucune douleur. Puis il relève que l'examen méthodique de l'urèthre avec l'explorateur à boule olivaire, décèle constamment la présence d'une sécrétion muco-purulente dans l'urèthre postérieur qui est, dans ces conditions, très douloureux. Enfin, et voici l'argument principal, si un malade atteint « d'une cystite du col de la vessie » urine consécutivement dans plusieurs verres, on voit qu'il n'y a que la première portion de l'urine qui est troublée par des filaments et du pus, tandis que la partie moyenne et la dernière portion du jet urinaire sont parfaitement limpides et ne contiennent, non plus sous le microscope, des substances morbides.

Guyon, s'appuyant sur sa grande expérience, réfute cette ingénieuse hypothèse de Leprévost, démontrant qu'elle ne suffit pas; qu'elle ne cadre pas avec tous les cas, mais que, sans doute, la cystite blennorrhagique est toujours accompagnée, souvent précédée d'une uréthrite postérieure. Guyon est entré, de plus, dans une étude détaillée de la pathogénie de la cystite ; il démontra, comment, dans ces circonstances, c'est rarement le cathétérisme qui détermine l'infection vésicale, qui provient plus fréquemment d'injections forcées ou d'autres actions plus ou moins directes sur l'urèthre, (excès de différentes sortes etc.) : dans ces conditions, surtout chez les individus prédisposés, l'inflammation gagne du terrain et peut dépasser le sphincter vésical, cette limite anatomique et physiologique qui forme, d'ordinaire, une barrière absolue à l'infection.

Quant à la question étiologique même, Guyon (1) est d'avis que la cystite, comme toutes les complications blennorrhagiques, est due à une infection secondaire et non pas au gonocoque.

Afin d'élucider cette question importante qui occupe ici le premier plan et offre une importance plus que théorique, il faut avoir recours aux examens bactériologiques récents.

Les premières expériences qui s'y rapportent, se trouvent chez Bockhart (2) ; il relate un cas de cysto-pyélo-néphrite survenu à la suite d'une gonorrhée qu'il avait provoquée par voie d'expérience (chez un paralytique) en injectant (3) dans l'urèthre, une culture de gonocoques. Bockhart soutient qu'il s'agissait, dans ce cas, d'une cystite et d'une néphrite spécifiquement blennorrhagiques, ce qu'il croit prouvé par le fait qu'il trouva au microscope de nombreux « gonocoques » dans le pus des abcès rénaux. Mais, chose étrange, ces gonocoques se cultivaient sur la gélatine ordinaire ; aussi l'observation de Bockhart n'est nullement probante.

Il n'en est pas de même de Bumm, aux observations duquel, dans cette question, il faut attacher une importance particulière ; dans son premier grand ouvrage (4) il déclare que les gonocoques ne peuvent pas vivre sur des muqueuses à épithélium plat, partant dans la vessie.

(1) Guyon : Pathogénie des accidents infectieux chez les urinaires. VI. *Cong. fr. de Chir. Ann. gén.-urin.* mai 1892, p. 380.

(2) Bockhart : Beiträge zur Aetiologie und Pathologie der Harnrohrentripper. *Vierteljahrsschr. f. Dermat. u. Syphilis.* 10 jahrg. 1883, p. 3.

(3) Nous tenons à exprimer, en même temps, notre désapprobation formelle d'une telle expérience.

(4) Bumm. Der Microorganismus der gonorrhoischen Schleimhaut Erhrankungen Gonococcus Neisser. Wiesbaen 1887.

Il admet pourtant une exception pour le vagin ; chez les très jeunes femmes, l'épithélium vaginal est extrêmement tendre, le protoplasme cellulaire très délicat et le gonocoque peut tout de même s'installer là. Dans un travail récent (1), il soutient qu'il n'existe pas de cystite blennorrhagique, provoquée par des gonocoques, puisque ceux-ci sont également incapables de pénétrer dans l'épithélium stratifié de la vessie et l'épithélium aplati du vagin. En tout cas, l'infection est due à des coques qui n'ont aucun rapport avec le gonocoque ; ils vivent dans le pus blennorrhagique et pénètrent avec lui dans la vessie. Sanger (2) aussi, affirme positivement que la cystite blennorhagique est le résultat d'une infection mixte ; Rovsing (3) est du même avis ; ce dernier auteur a observé un cas de « cystite du col de la vessie », où l'urine recueillie stérilement était pourtant tout à fait acide et claire, sans microbes. Rovsing se range donc complètement du côté de Leprévost et admet, en outre, que la cystite blennorrhagique n'est pas due aux gonocoques, mais aux autres microbes pyogènes si abondants dans le pus blennorrhagique.

Cependant, les assertions catégoriques de Bumm ont été révoquées en doute pendant ces dernières années ; il paraît à présent suffisamment prouvé que la présence du gonocoque n'est pas exclusivement liée au caractère cylindrique de l'épithélium, et que cet organisme peut se développer aussi sur l'épithélium aplati.

C'est ainsi que Dinkler (4) a examiné, au microscope,

(1) Bumm : Uber gonorrhoische Mischinfection beim Weibe. *Deutsche med. Wochenschr.* 1887. p. 1057.

(2) Sanger : Die Tripperanstechung beim weiblichen Geschlecht. *Leipzig 1889.* Ref. in *Baumgartens Jahresbericht* 1889. p. 109.

(3) Rovsing. L. c. p. 53.

(4) Dinkler : Zwei Falle von Ulcus perforans corneae nach Conjoncti-

2 yeux énucléés pour un ulcère perforant de la cornée, et a trouvé des gonocoques en groupement typique, non seulement à la surface de l'épithélium cornéal et parmi les cellules, mais encore dans les canaux lymphatiques et dans la profondeur de l'épithélium, atteignant jusqu'à la membrane basale antérieure. Il pense avoir réfuté par là les affirmations de Bumm, incompatibles avec les faits réels.

Ces observations furent ultérieurement confirmées par des recherches de Touton (1) et de Jadassohn (2) qui démontrèrent les gonocoques dans l'épithélium pavimenteux aplati des conduits para-uréthraux. De cette découverte, et du fait que la fosse naviculaire et l'urèthre postérieur, tous les deux revêtus d'épithélium aplati, peuvent être attaqués par le gonocoque, Touton tire, à juste titre, la conclusion que l'apparition du gonocoque ne doit pas être réservée exclusivement aux épithéliums cylindriques.

Quant à la cystite blennorrhagique elle-même, la question ne saurait être résolue que par des examens bactériologiques directs d'urine, recueillie avec des précautions aseptiques.

Nous pouvons seulement dire qu'*à priori* il est assez naturel de supposer une véritable cystite à gonocoques. Les examens bactériologiques actuels sont cependant très peu nombreux et, en partie, très incomplets.

Eichhorst (3) rapporte avoir pu plusieurs fois démontrer

valtripper. *Grafes Archiv. für Opht.* XXXIV, III. p. 21 Ref. in *Baumgartens Jahresberict.* 1888. p. 77.

(1) Touton : Uber Folliculitis praputialis et paraurethralis gonorrhoica. *Archiv. f. Dermat. u. Syphilis*, 1889, p. 15. Ref. in *Baumgartens Jahresber*, 1889, p. 113.

(2) Jadassohn : Uber die Gonorrhoe der paraurethralen und praputialen Gange. *Deutsche med Wochenschr.* 1890, n° 25 p. 26.

(3) Eichhorst : *Handbuch der speciellen Pathologie und Therapie* 1885 Rd. p. 413.

des gonocoques (au microscope) dans le dépôt urinaire purulent de la cystite blennorrhagique ; il suppose aussi qu'il peut se développer une néphrite blennorrhagique ascendante par la voie uréthrale. Ces examens sont insuffisants, et on n'a aucune garantie que ce soient vraiment des gonocoques qu'Eichhorst ait vus ; même s'il en était ainsi, on ne sait pas s'ils provenaient vraiment de la vessie, ou seulement de l'urèthre.

Furbinger (1) de même, attribue aux gonocoques la faculté de déterminer la cystite ; du moins, nous trouvons chez lui l'observation suivante : « La cystite peut, en troisième lieu, se produire par propagation d'une inflammation de voisinage en particulier de l'urèthre, dans la blennorrhagie par exemple. » Cependant, il ne nous dit rien des recherches sur lesquelles il appuie cette assertion.

Du Mesnil (2) rapporte un cas de cystite blennorrhagique où l'urine recueillie avec précautions aseptiques, contenait plusieurs espèces de coques ; mais après la mort il n'y avait point de gonocoques, ni dans l'urine, ni dans les coupes microscopiques de la muqueuse vésicale. Ce cas ne prouve donc rien. Du Mesnil a, du reste, essayé la culture du gonocoque dans l'urine, il trouve que le microbe se développe mal sans décomposer l'urée, d'où il conclut que s'il existe, après tout, une cystite à gonocoques, *il faut que l'urine soit acide*.

Les seules recherches vraiment importantes sur cette question sont dues à Krogius (3) et datent de l'année passée. Dans 2 cas de cystite blennorrhagique, il a décélé dans *l'urine*

(1) Furbinger : Die inneren Krankheitn der Harn und Ges chlechtsorgane. 1884, p. 228.

(2) Du Mesnil : Uber die Sogenannte gonorrhoische Harnblasenentzundung. *Virschows Archiv*. Bd. 126, 1891, p. 456.

(3) Krogius. *Loc. cit.*, pp. 47-49.

recueillie stérilement des gonocoques présentant les caractères typiques : ils étaient groupés dans les globules de pus. ils se décoloraient à la méthode de Gram et enfin ils ne se cultivaient pas sur les milieux nutritifs ordinaires. Dans les deux cas, l'urine, (recueillie à la sonde), contenait du sang et du pus ; de plus, *la réaction était acide*. Notons spécialement, que la cystite se manifesta dans les deux cas sans cause apparente, et sans aucun traitement chirurgical antérieur. Parmi les 34 cas de cystite examinés, je n'ai observé qu'une seule fois une cystite blennorrhagique, probablement parce que l'hôpital Frédéric n'a pas de clinique pour le traitement des maladies vénériennes.

D'autre part, ce cas unique (numéro 13) s'est montré très intéressant et de la plus grande importance, l'examen constatant indubitablement des gonocoques comme cause de l'affection. La question étant d'une réelle importance, je reproduirai ici, en quelques traits, cette observation. Il s'agit d'un homme âgé de 33 ans, ayant des prédispositions tuberculeuses. Il contracta, au mois de septembre 1892, une gonorrhée qui traîna en longeur et se compliqua d'une uréthrite postérieure. Deux mois avant son entrée à l'hôpital, il tomba malade après des excès d'alcool ; il fut pris de besoins impérieux avec mictions fréquentes accompagnées de douleurs aiguës à l'urèthre et au périnée. L'urine qui s'écoulait goutte à goutte, était louche, trouble, contenant fréquemment du sang dans la dernière portion. *Aucune introduction d'instruments n'avait précédé l'accès.* A son entrée, le malade était maigre et pâle, souffrant d'une maladie de cœur ; à l'examen, on constate une uréthrite postérieure ; lorsqu'il urine consécutivement en 3 verres, l'urine est trouble et purulente dans toutes les portions.

L'urine recueillie stérilement dans la vessie après des lavages abondants de l'urèthre postérieur (à l'aide de la sonde irrigatrice d'Ultzmann) *est acide, contenant du pus abondant* et du sang en petite quantité ; après l'examen microscopique du dépôt urinaire centrifugé, l'on démontre, après une coloration par le bleu de méthylène, de nombreux diplocoques qui, *par la forme et la grosseur, correspondent parfaitement aux gonocoques, qui sont réunis en amas dans les cellules de pus (et dans quelques rares cellules épithéliales) entourant les noyaux, et, enfin, qui se décolorent complètement à la méthode de Gram.* L'ensemencement sur des plaques de gélose et de gélatine-peptone, par des examens répétés, *ne donna aucune culture*, pas plus que l'ensemencement à l'abri de l'air dans des couches épaisses de gélose. *L'urine, recueillie stérilement, restait acide dans le matras pendant un espace de temps illimité,* et il ne s'opérait aucune décomposition de l'urée. J'ajouterai seulement qu'une recherche minutieuse et continue de bacilles tuberculeux donna toujours un résultat négatif, de même que la marche clinique excluait la possibilité d'une tuberculose.

Que nous ayons affaire ici à de véritables gonocoques, ce n'est guère douteux d'après ce qui précède, et nous pouvons, à bon droit, fixer la diagnose : cystite blennorrhagique vraie. La question : par quelle voie les microbes se sont introduits dans la vessie, n'est pas douteuse, non plus ; il existait une ancienne uréthrite postérieure à sécrétion gonococcique ; comme aucun cathétérisme n'a eu lieu, il ne reste qu'une possibilité, c'est que, par la voie de la continuité, la gonorrhée se soit étendue de l'urèthre à la muqueuse vésicale ; la barrière anatomique, formée par le sphincter vésical a été franchie. Je puis donc, à tous égards, me déclarer d'accord avec Guyon lorsqu'il dit (1) : « La vessie

(1) GUYON. *Loc. cit.*, p. 622.

est bien efficacement protégée par le sphincter membraneux contre la propagation blennorrhagique ; mais cette barrière anatomique, dont le rôle est si réel et si remarquable, ne saurait s'opposer à la propagation spontanée dans tous les cas, et plus particulièrement lorsque le blennorrhagique est sous l'influence des diathèses que je vous ai signalées ». Parmi les diathèses, Guyon relève particulièrement la tuberculose comme un facteur prédisposant et fait observer qu'elle peut être réelle, accompagnée de symptômes prononcés, ou ne s'être point manifestée encore ; de façon que la gonorrhée devint, pour ainsi dire, dans ces cas, la pierre de touche de la santé de l'individu. En notre cas aussi, on pouvait, ainsi que la pense Guyon, démontrer une « diathèse », l'individu en question ayant des prédispositions tuberculeuses prononcées, étant, du reste, maigre et pâle, souffrant d'une maladie de cœur.

M'appuyant sur les faits, j'oserai donc affirmer *qu'il y a de véritables cystites blennorrhagiques, causées par l'agent spécifique même, le gonocoque.* Ces cystites ne sont pas seulement limitées au col de la vessie ; elles peuvent envahir tout le corps vésical. *La réaction de l'urine est acide.* Je ne me prononcerai pas sur leur fréquence ; pourtant je serais incliné à regarder le cas en question comme assez rare et insolite ; en règle générale, la cystite est, sans doute, une infection mixte, déterminée par les autres microbes pyogènes vivant dans le pus blennorrhagique (1).

(1) Je crois que c'est bien là l'expression de la réalité. Les cystites cliniquement blennorrhagiques, celles qui surviennent, comme complication au cours d'une uréthrite à gonocoques, sont dues, pour le plus grand nombre, à des infections vésicales secondaires, à bactéries ou à microcoques. Il en est cependant quelques-unes qui relèvent bien du seul gonocoque de Neisser ; où l'urine acide ne contient, avec le pus, que des diplocoques, en groupes intra ou extra cellulaire, ne gardant

S'il existe ainsi indubitablement des cystites blennorrhagiques, je crois, par contre, qu'il faut hésiter parfois, avant de prononcer la diagnose « cystite du col de la vessie », diagnose qui peut aisément induire en erreur et qui cache souvent une uréthrite blennorrhagique postérieure. J'ai eu ainsi l'occasion d'observer un cas où l'on avait supposé la forme de cystite en question et où un examen détaillé réduisit toute la maladie à une gonorrhée postérieure chronique, par conséquent, en parfaite harmonie avec l'hypothèse de Leprévost et le cas rapporté par Rovsing.

Obs. 46. — C. R., sous-officier, âgé de 24 ans, clientèle privée. Le 11 novembre 1892.

Depuis 4 mois blennorrhagie; écoulement, d'abord purulent, plus tard grisâtre. Jamais d'introduction d'instruments dans la vessie. Il y a 2 jours, après des exercices fatigants, il fut pris soudain de violents ténesmes vésicaux et de douleurs à l'urèthre et au périnée en urinant. L'urine trouble, un peu sanguinolente vers la fin de l'émission. Symptômes plutôt aggravés que diminués. A l'examen, le malade est pâle, couvert de sueurs, température 37,8. La région au-dessus de la symphyse n'est pas douloureuse à la pression; un peu d'écoulement muco-purulent de l'urèthre. Pas de rétrécissement; l'urèthre postérieur très sensible au toucher. L'urine émise spontanément contient du pus et du sang (en petite quantité); devient vite alcaline au contact de l'air. *L'urine recueillie stérilement est acide et parfaitement claire, ne formant aucun dépôt, reste stérile à l'ensemencement.*

Par un traitement d'instillations de nitrate d'argent, d'après Guyon, dans l'urèthre postérieur, les accès disparurent au bout de peu de temps.

pas le Gram, ne cultivant pas sur les milieux ordinaires. Nous observons chaque année, 4 à 5 de ces cystites à gonocoques sur le nombre considérable de cystites blennorrhagiques, traitées à la clinique de Necker. (N. H.)

Dans le cas cité, il y avait bien des symptômes qui pourraient appuyer la supposition d'une cystite; ainsi, ténesmes fréquents, mictions douloureuses, urine purulente, même sanguinolente, rien ne manquait pour compléter le tableau, sauf la sensibilité de la région vésicale. Pourtant l'urine vésicale restait claire et acide, complètement stérile, de sorte qu'il s'agissait d'une fausse cystite seulement, d'une simple uréthrite postérieure. Mais d'un seul cas on ne saurait conclure, et je ne veux point nier absolument l'existence de la cystite du col de la vessie.

Proteus de Hauser.

C'est la même bactérie, décrite à peu près simultanément par Krogius sous le nom de *urobacillus liquefaciens septicus*, et par Schnitzler qui démontra l'identité de ce bacille avec le *proteus de Hauser*. Comme cette bactérie est déjà bien décrite, je ne m'y arrêterai pas longtemps, me contentant d'une esquisse des traits généraux pour élucider davantage quelques points particuliers.

Il se montre d'ordinaire comme un petit bacille mobile à bouts arrondis, large de 0,5 à 0,7 μ. ; long, en moyenne de 1 à 3 μ. Cependant, il varie beaucoup de forme et d'aspect, ce qui correspond très bien à son nom de proteus. Outre les bactéries courtes, presque en forme de coques, on peut trouver des bacilles typiques et longs, parfois des filaments minces et sinueux, atteignant une longuour considérable. Dans l'urine de cystite, j'ai fréquemment vu de très longs filaments qui se trouvaient être, après coloration, un chapelet de courts bacilles, placés bout-à-bout, souvent en grand nombre ; une fois j'ai compté jusqu'à 40 individus dans une même chaînette. Ils se colorent par les couleurs d'aniline ordinaires, quoique assez faiblement ; mieux par la fuchsine phéniquée : *ils se décolorent complètement par la méthode de Gram.*

Par un ensemencement *sur des plaques de gélose*, les cultures sont déjà visibles le lendemain (à 37°) ; dans la profondeur on voit des points jaunâtres ; à la surface, des colonies, dont les plus grosses atteignent le volume d'un grain de chènevis, circulaires, complètement opaques, blanchâtres et luisantes, dégageant une odeur âcre et nauséabonde. Au bout de très peu de temps, les différentes colonies confluent, formant un enduit grisâtre, épais, uniforme de toute la surface.

Sur les plaques de gélatine, les colonies apparaissent déjà au bout de 24 heures, comme de petits points gris-blancs, et après 2 à 3 jours, elles commencent à *liquéfier visiblement la gélatine.* Au bout de quelque temps, la plaque présente un aspect très caractéristique : la surface est couverte de dépressions irrégulières, parsemée de trous circulaires qui semblent découpés à l'aide d'un instrument tranchant. Chaque dépression est remplie de gélatine liquéfiée et au centre on voit un petit point blanchâtre, formée par la colonie. Dans la profondeur de la gélatine, on voit d'innombrables petits points blancs ; à un faible grossissement, ils se présentent comme des amas circulaires brun-clair ; les vieilles colonies laissent distinguer à leur surface des granulations marquées ; elles sont parfois comme stratifiées, présentant un centre foncé entouré d'une bande plus claire et autour de celle-ci, une périphérie plus transparente et comme effilée. A la surface, la liquéfaction s'opère vite ; bientôt les colonies avoisinantes se confondent, formant des dépressions limitées par des bords circulaires ; peu après, toute la gélatine n'est plus qu'une masse liquide.

La culture par piqûre sur gélose se développe rapidement, dans la profondeur aussi bien qu'à la surface ; le lendemain, déjà, on voit un mince enduit grisâtre, uniforme, s'épaississant plus tard et présentant une couleur gris-blanc sale. Le trait d'inoculation se montre comme une strie uniforme, d'égale largeur dans toute son étendue.

La culture par piqûre sur gélatine est visible au bout de 24 heures comme une mince strie blanche ; après 2 jours, il paraît à la surface, autour de l'endroit de l'inoculation, une petite liquéfaction circulaire à bords distincts qui, vue de champ, présente l'aspect d'un vase à fond plat. La liquéfaction envahit rapidement les zones avoisinantes ; au bout de 3 jours, le diamètre est de 1 c. m. ; la dépression creusée en forme de vase, se prolonge en bas en entonnoir plus étroit, le long de la partie supérieure du trait d'inoculation ; au fond, se trouve une agglomération blanchâtre de bactéries.

Au bout de 6 à 7 jours, toute la surface de la gélatine est devenue liquide, et se continue en bas par un large entonnoir rempli de grumeaux bactériens blancs, s'enfonçant de plus en plus, à mesure que la liquéfaction s'opère dans la profondeur, suivant le trait d'inoculation. Après 2 à 3 semaines, toute la gélatine est liquide et trouble ; les vieilles cultures présentent une couleur jaune foncé ou brunâtre.

Le développement dans *l'urine* est très important et offre un grand intérêt. Si l'on inocule le bacille dans une urine acide stérilisée (ou dans une urine stérile fraîchement recueillie) qu'on place à 30°, celle-ci est, au bout de 5 à 6 heures déjà, visiblement trouble et alcaline, donnant une réaction ammoniacale. Le lendemain, l'état trouble de l'urine a augmenté considérablement, la réaction est distinctement alcaline, et il se dégage une odeur ammoniacale pénétrante. En remuant le liquide pour faire monter le dépôt du fond, on remarque déjà à l'œil nu, quantité de petits cristaux qui se montrent en points brillants. Au microscope, on décèle dans la couche du fond, quantité de cristaux de phosphate triple, souvent très grands et beaux, en forme de couvercle de cercueil, et sous d'autres formes plus rares, comme de fines gerbes doubles, ou des feuilles de fougère, ou des plumes. En outre, on remarque des globules doubles et des granulations d'urate acide d'ammonia-niaque, des cristaux d'urate d'ammoniaque, en forme d'haltères, quelques rares cristaux d'oxalate de chaux et quantité de phosphates et de carbonates de chaux amorphes ; parmi tous ces éléments inanimés, une multitude de bâtonnets mobiles, quelques-uns courts, d'autre présentant une longueur considérable, (jusqu'à 21,6 μ). Graduellement, l'urine s'éclaircit presque tout à fait, en déposant une couche abondante grumeleuse.

Cultivé sur l'urine *à l'abri de l'air* sous une couche épaisse d'huile, le bacille se développe de la même manière ; il est remarquable par la rapidité et l'énergie avec lesquelles il décompose l'urée, pourtant un peu plus faiblement, à ce qu'il paraît, que dans les cultures aërobies. Dans quelques expériences, j'obtins les chiffres suivants qui, du reste, n'étaient pas constants : dans les cultures aërobies sur urine il décomposait, en 24 heures (à 37°), 2 gr. 4 0/00 d'urée, et dans les cultures anaërobies, pendant le même espace de temps et dans des conditions pareilles, 2 gr. 1 0/00 d'urée. La décomposition de l'urée était surtout forte pendant les 3 à 4 premiers jours, diminnant lentement ensuite, pour s'arrêter enfin complètement.

Le *bouillon* devient vite trouble et opaque, déposant une légère couche grumeleuse et blanchâtre qui remonte facilement dans le liquide qui surnage.

Sur *pommes de terre*, la culture est rapide ; elle envahit vite toute la surface, formant un enduit visqueux qui présente, au bout de quelque temps, une couleur brun foncé sale.

A la surface de sérum de veau coagulé, il se forme un enduit gris sale, d'une consistance humide et glaireuse ; peu à peu, le sérum coagulé devient visqueux et liquide, présentant, en même temps, une couleur brun foncé sale et dégageant une odeur âcre et putride.

Sur du lait stérilisé, le bacille se développe rapidement, provoquant au bout d'un à deux jours, la coagulation et la précipitation de la caséine.

Cultivé *à l'abri de l'air, dans des couches profondes de gélose* il croît vite, dégageant des gaz en abondance (à 37°). Le lendemain, la gélose est divisée en plusieurs parties, contenant quantité de bulles de gaz, excepté dans la couche supérieure. Les colonies profondes sont circulaires, blanc-jaune, à bords effilés et entourées d'une zone grisâtre nuageuse. A un faible grossissement, elles se présentent comme des corpuscules ronds, jaunâtres, à surface granulée entourée d'une périphérie claire.

Cette bactérie se distingue donc par l'extrême énergie avec laquelle elle décompose l'urée ; sous ce rapport, il n'y a pas, actuellement, de microbe qui puisse lui être égalé ou lui disputer le rang. Il est facile à distinguer d'avec le bacterium coli commune auquel il ressemble, du reste, à plusieurs égards ; la différence se manifeste dans les cultures sur urine et sur gélatine. En comparant le bacille que j'ai isolé d'une urine de cystite avec une culture originelle de *l'urobacillus liquefaciens septicus* de Krogius, j'ai trouvé partout la plus parfaite harmonie, au point de pouvoir affirmer positivement l'identité. Dans les expériences sur les animaux, aussi, il se montra doué de facultés pathogènes pareilles à celles que Krogius et Schnitzler ont constatées.

EXPÉRIENCES SUR LES ANIMAUX

59. *Lapin*. Le 25 janvier 1893. Implantation *sous-cutanée* à la région interscapulaire, d'un fil de soie imbibé d'une culture sur bouillon de 3 jours. Les premiers jours, vive rougeur de la peau à l'endroit de l'implantation ; le sixième jour, fluctuation. Incision faite à l'abcès ; le pus contient, au microscope, des bacilles en petit nombre, et donne par l'ensemencement une culture pure du proteus de Hauser.

60. *Lapin*. Le 25 janvier 1893. Injection *sous la peau* du dos de 2 c. c. d'une culture sur bouillon de 3 jours. Les jours suivants l'animal est souffrant ; il reste immobile, blotti dans un coin de la cage sans vouloir prendre de nourriture. Fièvre (jusqu'à 40,8) ; diarrhée. Peu avant la mort, raideur tétanique des muscles de la nuque et des extrémités. Le contact et le bruit provoquent des convulsions générales. Mort le 4e jour. A l'endroit de l'inoculation il y a un œdème sanguinolent. Les organes intérieurs, surtout les reins, sont fortement congestionnés. L'ensemencement du sang du cœur, de la rate et de l'œdème de la peau, donna une culture pure.

61. *Lapin*. Le 25 janvier 1893. *Injection dans la veine auriculaire* de 1 c. c. d'une culture sur bouillon de 3 jours. Température 39. 3.

Le 26 janvier. L'animal est très souffrant, court d'haleine, en état de collapsus marqué. Raideur considérable de la nuque et des extrémités. Peau froide. Température 35, 1. Mort le même jour. L'autopsie immédiatement faite, constate une forte congestion de tous les organes, les reins tuméfiés, surtout la substance corticale. Le lobe supérieur du poumon droit, gonflé, rouge foncé, presque vide d'air. La surface couverte de légères couches fibrineuses ; au lobe inférieur infarctus cunéiforme. L'ensemencement du sang du cœur et de tous les organes parenchymateux donne une culture pure du bacille. Urine stérile.

62. *Lapin*. Le 25 janvier 1893. *Injection intraveineuse* de

0, 5 c. c. de la même culture. Température 39, 3. Fièvre (jusqu'à 40, 2) et diarrhée profuse pendant les premiers jours. L'animal survit pourtant à l'infection. Le 26 et le 28 janvier on décèle le bacille dans l'urine, en même temps que des traces d'albumine. Le 30 janvier l'urine est stérile.

63. *Lapin.* Le 26 avril 1893. *Injection dans la veine marginale* de 1 c. c. d'une culture sur bouillon de 23 jours. Température 39, 3.

Le 27 avril. Température 40. 8. Prostration profonde ; diarrhée. L'urine donne, à la réaction de Heller, une mince plaque d'albumine distincte et assez solide. A l'examen microscopique, on constate, après la centrifugation, *quantité de cylindres granuleux,* différant beaucoup en longueur et en largeur, en outre des cylindres hyalins et quelques rares cylindres épithéliaux des cellules rénales nombreuses, en partie très volumineuses, des leucocytes et quelques rares globules rouges. Quantité de bacilles.

Le 29 avril. Température 41. Le lapin est très souffrant, il est couché sur le flanc et refuse de prendre toute nourriture ; l'urine contient de nombreux cylindres divers et des cellules de pus ; l'ensemencement donne une culture abondante de bacilles. L'animal meurt au milieu de convulsions le 30 avril.

A l'autopsie, la muqueuse de l'intestin grêle se trouve fortement injectée de rouge ; le contenu intestinal est visqueux, liquide, mêlé de gaz : les plaques de Peyer gonflées. Reins tuméfiés et fortement hyperhémiques, surtout le rein droit. La substance corticale, en particulier, est large, le dessin effacé çà et là. Au microscope, on constate un exsudat finement granuleux ou sanguinolent entre les anses vasculaires et la capsule de Bowmann, dont l'épithélium s'est à plusieurs endroits, détaché. Dans le tissu conjonctif interstitiel, il y a des agglomérations de cellules rondes, surtout autour des glomérules et des vaisseaux. L'épithélium des tubes contournés est atteint de dégénérescence parenchymateuse ; en plusieurs endroits, il fait défaut ; on trouve des masses granuleuses dans les canaux. La muqueuse vésicale est tuméfiée, fortement injectée.

L'ensemencement du sang du cœur, de la rate, du foie, des reins, de l'urine donna un résultat positif.

65. *Lapin* Le 25 janvier 1893. Une culture sur gélose de 3 jours, lavée dans de l'eau salée (à 6 0/00) ; *injection de 3 c. c. dans la vessie.*

Le 26 janvier. L'animal est souffrant, mictions fréquentes, besoins douloureux. L'urine ammoniacale, louche, contient, sous le microscope des cellules de pus, de l'épithélium vésical et des globules rouges, du pus, des cristaux d'urate d'ammoniaque. Quantité de bacilles. Le 19e jour après l'injection l'urine ne renferma pas de pus et ne donna pas de culture.

66. *Lapin*. Le 25 janvier 1893. *Injection dans la vessie* de 3 c. c. de la même culture, *puis ligature pendant 8 heures*. Impérieux besoins d'uriner.

Le 26 janvier. L'urine fétide, trouble, de réaction ammoniacale. A l'examen microscopique, on démontre de grandes quantités de cristaux en forme de cercueil, bien développés ; leucocytes granuleux, cellules épithéliales, carbonates, et une infinité de bacilles.

Le 27 janvier. Température 40,1. L'animal souffre beaucoup à la miction. Evacuation à l'aide de la sonde d'une petite quantité de pus pur.

Par un traitement d'injections de nitrate d'argent à 1 0[0 dans la vessie, les accès disparurent au bout d'environ 8 jours et l'urine devint stérile.

Il résulte de ces expériences sur les animaux, ainsi que de bien d'autres, que ce bacille est doué de propriétés pathogènes très énergiques ; une inoculation intraveineuse tue d'ordinaire les animaux dans un espace de temps variant de quelques heures jusqu'à 5 ou 6 jours. Les symptômes généraux sont la fièvre, une prostration profonde et souvent la diarrhée et des sueurs. De plus, comme avant-coureurs de la mort prochaine, on voit ordinairement de l'opisthotonos et des contractures tétaniques des muscles des extrémités ; souvent surviennent des convulsions généralisées. A l'autopsie, on trouve constamment des altérations des reins, plus ou moins avancées, selon le temps qu'elles ont eu pour se développer. Lorsque l'animal n'a survécu que peu de temps à l'injection, il y a surtout de la dégénérescence parenchymateuse de l'épithélium des tubes contournés de la substance corticale ; à un stade plus avancé, on trouve, de plus, une infiltration cellulaire du tissu conjonctif, surtout autour des gros vaisseaux, et un exsudat sur les capsules de Bowmann. Si l'animal a survécu plusieurs jours à l'injection, l'on voit de grands amas de cellules rondes et des abcès rénaux, visibles au microscope. Il n'est donc pas douteux que *cette bactérie ne soit extrêmement pathogène pour les reins* et capable de déterminer des néphrites et des abcès rénaux. De plus, cette bactérie possède des facultés pyogènes, formant de gros abcès par une inoculation sous-cutanée ; par contre, je n'ai jamais vu survenir la gangrène dans mes expériences, fait constaté plusieurs fois par Krogius.

Ce qu'il y a de plus intéressant, ce sont les rapports avec les lésions vésicales, élucidés par les 2 expériences nº 66 et 67. Elles montrent que le proteus de Hauser se distingue d'avec toutes les autres bactéries connues jusqu'ici par sa propriété *de pouvoir déterminer, sans aucun adjuvant, une cystite, lorsqu'on l'introduit dans une vessie saine et normale.* Ce phénomène peut s'expliquer par sa propriété remarquable de décomposer énergiquement l'urée ; il parvient ainsi à rendre l'urine ammoniacale dans un court espace de temps, plus court même que l'intervalle entre deux mictions. Aussi paraît-il hors de doute que, pour cette bactérie, l'ammoniurie est la cause adjuvante, efficace, qui remplace la rétention ; ce que les autres bactéries mettent beaucoup de temps à opérer, elle en vient à bout en quelques heures (1).

Les caractères cliniques de ce bacille correspondent fort bien à ses propriétés physiologiques démontrées par voie d'expérience. Il se trouvait présent dans 4 cas de cystite (n° 8, 19, 22, 29) qui offraient tous une urine extrêmement ammoniacale à dépôt purulent et glaireux, abondant en cristaux de phosphate triple et en urates d'ammoniaque. Une seule fois, le bacille se trouva à l'état de pureté (n° 19); 2 fois (n° 8 et n° 29), il était associé au bacterium coli commune; 1 fois (n° 22) au *streptococcus pyogenes. C'était toujours des cystites très graves*; les 2 (n° 22 et n° 29) se terminant par la mort; les deux autres malades (n° 19 et n° 8) sortirent après un très long séjour à l'hôpital, (159 et 219 jours); encore le dernier n'était-il pas guéri. S'il fallait juger d'après une matière clinique si peu abondante, on devrait avoir un pronostic très réservée quand le bacille en question se trouve dans l'urine. Krogius l'a observé en 2 cas, qui, tous les deux, se terminèrent par la mort. Il semble donc que ce bacille joue un rôle pathogène éminent et très grave; il serait donc très important de connaître ce microbe, ainsi que le moyen de le détruire.

Je remarquerai en terminant qu'on n'a jamais réussi à le démontrer dans le sang pendant les accès de fièvre, tandis que Krogius l'a constaté dans le sang recueilli par la piqûre d'un doigt, 18 heures avant la mort.

(1) Krogius a indiqué, dès 1890, que l'urobacillus liq. sept. (Proteus de Hauser), est pathogène aussi par ses seuls produits solubles, très toxiques. J'ai fait, sur ce sujet, quelques expériences dont voici les principaux résultats. La culture de Proteus, sur urine, stérilisée par filtration, injectée dans la veine de l'oreille du lapin, produit la mort rapide, avec convulsions violentes et raideur tétanique, à la dose de 20 à 30 c. c., à doses moindres, non mortelles, 10 à 20 c. c, les animaux présentent des paralysies et succombent cachectiques, plus ou moins tardivement. (N.H.)

Staphylococcus liquefaciens ureæ

J'ai trouvé ce microbe dans 3 cas de cystite (n° 12, 20 et 30) une seule fois en culture pure (n° 12). Il se trouvait toujours dans une urine purulente, de réaction ammoniacale prononcée.

C'est un coque complètement rond; grandeur moyenne 0, 8 μ ; parfois il se trouve seul, parfois il y a 2 individus associés, parfois il forme de petits chapelets peu solides de 3 où 4 corpuscules ; mais il a un penchant prononcé à s'agglomérer en grappes plus ou moins grosses. Dans l'urine de cystite, il se trouve entre les cellules de pus, jamais dedans, ni dessus. Il se colore facilement par les couleurs d'aniline basiques ordinaires, ainsi que par la méthode de Gram.

Les cultures sur *des plaques de gélose* à (37°) sont déjà visibles le lendemain sous forme de nombreuses colonies circulaires, humides, d'un blanc opaque, atteignant le volume d'un grain de chènevis ; sur les *plaques de gélatine*, on aperçoit au bout de 2 à 4 jours quelques fines colonies circulaires blanches, qui liquéfient graduellement la gélatine en formant des godets de liquéfaction remplis d'un liquide trouble.

Dans les cultures par piqûre sur gélose, la croissance est rapide suivant le trait d'inoculation comme une strie blanche ; à la surface, il se forme une colonie opaque, blanchâtre, d'un éclat humide, à périphérie circulaire distincte, atteignant peu à peu la paroi du vase.

Dans les cultures par piqûre sur gélatine, le développement est visible, d'ordinaire, le lendemain, le long du trait d'inoculation, de même qu'à la surface, où il se forme une mince colonie circulaire gris-blanc; au bout d'une semaine, la gélatine commence à se liquéfier, d'abord à la surface.

Sur *bouillon*, le développement est rapide (à 37°); déjà le lendemain, le liquide est fortement trouble et reste ainsi en déposant une mince couche blanchâtre, peu solide, qui remonte facilement, si l'on agite le liquide.

Après un ensemencement sur *une urine acide, stérilisée*, celle-ci devient alcaline, et ammoniacale au bout de 8 à 12 heures à l'étuve, et se trouble fortement; il se dépose une couche peu consistante, renfermant des cristaux de phosphates ammoniaco-magnésiens, des masses amorphes de carbonate de chaux et une multitude de petits coques agglomérés en grappes.

Les cultures dans l'urine à l'abri de l'air se développent d'une façon semblable ; le liquide devient vite alcalin, et il s'opère une décomposition rapide de l'urée.

A la surface du *sérum* coagulé, il se développe des colonies circulaires, blanches, un peu luisantes.

Sur les *pommes de terre*, il se forme une végétation humide et blanche, présentant plus tard une couleur grisâtre.

Les cultures anaërobies sur gélose croissent rapidement, dans la profondeur, ainsi qu'à la surface.

EXPÉRIENCES SUR LES ANIMAUX

67. *Lapin*. Le 16 novembre 1892. Implantation *sous-cutanée* à la région interscapulaire d'un fil de soie imbibé d'une culture sur bouillon de 3 jours. Pas d'abcès.

68. *Lapin*. Le 21 novembre 1892. Implantation sous l'aponévrose musculaire de la région interscapulaire de 2 fils de soie. Pas d'abcès.

69. *Lapin*. Le 21 novembre 1892. Injection *sous-cutanée* de 1 c. c. d'une culture sur bouillon de 5 jours. Pas d'abcès.

70. *Lapin*. Le 16 novembre 1892. Injection dans la *vessie* de 3 c. c. d'une culture sur bouillon.

Pas de cystite. L'urine stérile le 18 novembre.

71. *Lapin*. Le 16 novembre 1892. Injection dans la *vessie* de 3 c. c. d'une culture sur bouillon ; *ligature* pendant 16 heures.

Le 17 novembre. Urine ammoniacale, contenant, au microscope, des cristaux de phosphates ammoniaco-magnésiens et d'urate d'ammoniaque, des leucocytes et des cellules épithéliales, mais pas en grande quantité, quelques rares globules rouges. Nombreux coques.

Le 19 novembre. L'urine contient quelques rares globules de pus. L'encemencement donne des coques.

Le 22 novembre. L'urine sans pus, reste stérile.

Par des expériences en *injections intraveineuses* (1 c. c. d'une culture sur bouillon) le microbe en question se montra inoffensif, ne passant pas dans l'urine, même lorsqu'on avait provoqué une rétention d'urine de 12 heures.

Par des *inoculations dans le péritoine* (de 0,5 et de 1 c. c. d'une culture sur bouillon), il ne produisit en aucun des cas une péritonite.

Bien que ce microbe ait été trouvé dans une cystite franchement purulente, il se montra pourtant, par les expériences sur les animaux, hors d'état de provoquer une suppuration par inoculation, tant sous la peau que dans le tissu musculaire et le péritoine. Injecté dans une vessie saine, fonctionnant normalement, il est inoffensif et s'élimine en peu de temps ; si l'on provoque une rétention artificielle, il survient une cystite avec urine ammoniacale, renfermant des globules de pus ; sans aucun traitement, la cystite disparaît spontanément au bout de quelques jours, lorsque l'évacuation de l'urine s'opère de nouveau de façon normale.

Le microbe en question n'est donc *pas pyogène ;* ordinairement il n'est pas non plus pathogène *quoiqu'il puisse dans certaines conditions produire une suppuration de la vessie.*

Bien que je n'aie pu faire des comparaisons directes entre ce microbe et un microbe tout pareil, trouvé par Lundstrœm, la ressemblance serait, d'après la description, si grande et si complète, que je n'hésite pas à appeler mon microbe le *staphylococcus ureæ liquefaciens* (Lundstrœm).

Diplococcus ureæ liquefaciens

Ce diplocoque n'a pas encore été décrit, que nous sachions. Il fut trouvé dans 3 cas (n° 23, 26 et 31), les 2 premières fois en culture pure, une fois associé à d'autres espèces. Il se trouva toujours dans une urine de cystite ammoniacale (1).

C'est un diplocoque, formé de 2 coques complètement ronds, ayant chacun un diamètre de 0,8 à 1 μ. Dans l'urine de cystite on le trouve souvent en grands amas irréguliers, fréquemment l'on observe de courtes chaînettes, comprenant jusqu'à 6 individus. Sur les milieux solides, surtout la gélose, il a une disposition remarquable à former de longs chapelets; tandis que sur bouillon il se présente en général comme diplocoque. Il se colore facilement par les couleurs d'aniline basiques ordinaires, ainsi que par la méthode de Gram.

L'ensemencement sur gélose produit des petites colonies blanches et rondes; *sur plaques de gélatine,* on voit, dans la profondeur, des points blancs, opaques qui, ayant atteint

(1) Dans les 2 cas (n° 23 et 31), l'urine était acide au début de la cystite; placée à l'étuve, l'urine recueillie stérilement changea de réaction au bout de quelques heures. Plus tard, l'urine devint ammomiacale dans les 2 cystites.

la surface, commencent à *liquéfier*, formant de petites dépressions ressemblant à des cratères, remplis de gélatine liquide, grisâtre et trouble ; au fond, une agglomération blanchâtre de bactéries.

Les cultures par piqûres sur la gélose se développent rapidement, dans la profondeur, comme un trait blanc-jaune, à la surface comme un petit disque blanc, luisant, complètement opaque, à contour circulaire distinct. Au bout de 5 jours, le diamètre est d'environ 1 c. m. Peu à peu la culture superficielle prend une couleur *jaune clair* ; en regardant de plus près, on distingue souvent des lignes de culture concentriques ou une fine striation radiaire.

Sur *la gélatine*, la croissance s'opère plus lentement ; au bout de 2 à 3 jours, le milieu commence à se liquéfier visiblement, et l'on a graduellement un aspect caractéristique : entonnoir étroit à ouverture circulaire, qui se rétrécit rapidement en bas, finissant par un angle aigu à la partie inférieure du trait d'inoculation qui ne se liquéfie qu'au bout de quelque temps. Vu de côté, l'entonnoir rempli d'un liquide trouble gris-blanc, se dessine distinctement dans la gélatine claire et solide. Au fond de l'entonnoir il y a des masses grumelées de bactéries qui s'enfoncent de plus en plus, suivant le trait d'inoculation. Au bout de 15 jours, le diamètre superficiel de l'entonnoir est d'environ 2 c. m.

Sur *bouillon* il se développe lentement à la température ordinaire de la chambre ; mais à 37°, la croissance est rapide, provoquant un trouble uniforme avec un petit dépôt blanchâtre peu consistant. Plus tard, le liquide devient plus clair, le dépôt plus abondant.

Dans *l'urine stérilisée*, le développement est abondant, provoquant un trouble très marqué et *au bout de 8 à 10 heures* (*à 37°*), *la réaction devient alcaline*. Il se dépose graduellement un précipité grisâtre cohérent, tandis que le liquide qui surnage n'est que légèrement trouble. Au microscope, on décèle des cristaux de phosphate triple et d'urate acide d'ammoniaque, des carbonates et des phosphates.

Dans les cultures *anaërobies* sous une couche épaisse d'huile, l'urine se trouble également vite et il s'opère une décomposition énergique de l'urée.

Pas de culture sur *pommes de terre.*

A la surface de *sérum*, il se forme de fines colonies circulaires et blanches, en partie confluant le long du trait d'inoculation. L'ensemencement sur *des couches épaisses de gélose* produit des cultures abondantes dans toute la profondeur. Pas de développement de gaz.

EXPÉRIENCES SUR LES ANIMAUX

72. *Lapin.* Le 9 janvier 1893, *implantation sous-cutanée* d'un fil de soie, imbibé d'une culture sur bouillon de 3 jours. Pas d'abcès.

73. *Lapin.* Le 11, inoculation *sous la peau du dos* de 1 c. c. d'une culture sur bouillon de 5 jours. Pas d'abcès.

74-75. 2 *souris blanches* inoculées (le 11 janvier) *sous la peau*, d'une culture sur gélatine de 8 jours. Pas d'abcès.

76. *Lapin.* Le 9 janvier 1893, *injection dans la vessie* de 1,5 c. c. d'une culture sur bouillon.

Le 11. L'urine sans pus. L'ensemencement donne de nombreuses colonies.

Le 12. L'urine ne contient pas de pus; 1 goutte donne 127 colonies.

Le 14. Par l'ensemencement d'une goutte, 3 colonies.

Le 15. L'urine stérile.

77. *Lapin.* Le 9 janvier 1893, injection *dans la vessie* de 1,5 c. c. d'une culture sur bouillon et *ligature* pendant 12 heures.

Le 10. L'urine contient quelques rares globules de pus. De nombreux coques.

Le 11 janvier. L'urine alcaline, renfermant quelques rares globules de pus et cellules épithéliales, des diplocoques. Nouvelle *ligature de la verge* pendant 15 heures.

Le 12. Le cathétérisme évacue des urines ammoniacales, renfermant de nombreux globules de pus, des cellules épithéliales et quelques rares globules rouges. Quantité de diplocoques.

14. L'urine contient de nombreux globules de pus et des cellules épithéliales. La plaque est couverte de nombreuses colonies.

Le 16. Quelques rares cellules de pus dans l'urine. Par l'ensemencement : diplocoques.

Le 19. Urine stérile.

L'*injection dans la veine auriculaire* chez des lapins (1 c. c. d'une culture sur bouillon) ne provoqua aucun symptôme morbide. Le microbe, disparut du sang après un ou deux jours, ne passa pas dans l'urine, même après une rétention provoquée de 12 heures. L'*injection dans le péritoine* de 2 lapins, ne détermina pas de péritonite.

Le microbe en question ressemble, par son apparition, ainsi que par ses propriétés physiologiques, beaucoup au *staphylococcus uræ liquefaciens*. De même que ce dernier, il n'est pas pyogène dans l'acception générale du mot, il est pourtant capable de déterminer une cystite et une suppuration légère de la muqueuse. Sans rétention, il disparaît de l'urine au bout de six jours, sans provoquer aucun symptôme morbide.

Streptobacillus anthracoïdes.

Ce bacille n'a jamais été décrit. Je l'ai trouvé 3 fois (n° 20, 30 et 31), jamais en culture pure, toujours associé à 2 autres espèces. L'urine était toujours ammoniacale et purulente, mais à des degrés très différents.

Ce bacille est d'un aspect très caractéristique et présente, sous le microscope, une grande ressemblance avec le *bacillus anthracis*. Le type principal est un bâtonnet court et très gros, à bouts arrondis. La longueur de 2,1 à 2,7 μ, d'ordinaire, ne dépassant pas de beaucoup la largeur qui varie de 0,1 à 1,6 μ.

Ce qu'il y a de très caractéristique, c'est l'apparition fréquente de courts bacilles, rangés en chapelets de longueur très différente. Cependant, on voit souvent de longs bacilles isolés ou réunis en chapelets, composés de grains tantôt longs, tantôt courts.

Dans l'urine de cystite, il atteint son plus grand développement; on y trouve des filaments de leptothrix festonnés, d'une longueur très considérable et des chaînettes de bacilles souvent très longs et placés bout à bout. Fréquemment on voit des agglomérations de chaînettes et de filaments bacillaires, enlacés en un réseau inextricable.

Les bacilles se colorent facilement par les couleurs d'aniline ordinaires et *d'une façon très belle et intense par la méthode de Gram*. La formation de spores n'a pas été constatée.

Dans les vieilles cultures, une partie des bacilles semble périr, car ils ne se colorent que très faiblement par la méthode de Gram; l'on voit, dans ces circonstances, des formations dégénérées très étranges : des chaînons fortement gonflés ou de longs fils minces, des bacilles à grands renflements sphériques ou ovoïdes, parfois un bacille se terminant par un long fil, etc.

Sur les *plaques de gélose* à 37°, les cultures se développent au bout de vingt-quatre heures. Dans la profondeur, des points blancs, ronds ou ovalaires qui envahissent bientôt la surface, formant des colonies circulaires d'un gris uniforme, légèrement saillantes, humides et d'une consistance visqueuse singulière. Dans les colonies les plus jeunes, l'on voit souvent un centre d'un blanc opaque représentant l'endroit par où la colonie, d'abord profonde, a atteint la surface.

Sur des *plaques de gélatine*, à la température ordinaire de la chambre, les cultures sont déjà visibles au bout de vingt-quatre heures. Dans la profondeur de la gélatine on distingue de petits points blancs; à la surface, les colonies ne tardent pas à liquéfier la gélatine; partout on voit des dépressions circulaires remplies d'une gélatine grisâtre; au fond un amas central de bactéries, grisâtre, plus cohérent. Au bout de quarante-huit heures, déjà, les colonies superficielles liquéfiées ont atteint un diamètre d'environ 2 cm., la liquéfaction s'avance toujours avec une grande rapidité; en confluant, les colonies voisines forment de grands godets remplis de liquide, bordés de contours polycycliques rappelant leur origine. Au bout de quatre à cinq jours, toute la plaque n'est qu'un lac de gélatine liquéfiée.

Les cultures par piqûre sur gélatine se développent le lendemain; la liquéfaction se produit tout le long du trait d'inoculation, qui s'ouvre à la surface comme un trou circulaire distinct, de la grosseur d'une tête d'épingle. Au bout de deux jours, on remarque, traversant toute la couche de gélatine, un canal large, présentant çà et là des élargissements en forme d'ampoule, rempli d'une gélatine grisâtre liquéfiée; trait d'inoculation fortement agrandi. Au bout de trois à quatre jours, le verre est rempli d'une gélatine liquéfiée qui est surtout trouble à la surface sur une couche de 2 cm. environ d'épaisseur. Au fond, il y a des grumeaux bactériens gris-jaunes. La culture peut conserver sa vitalité pendant des mois.

Dans *les cultures par piqûre sur gélose*, la végétation se

développe à la surface comme une mince colonie grisâtre, faiblement visible, plus épaisse au centre et présentant de nombreux anneaux de croissance concentriques dont l'épaisseur diminue vers la périphérie. Le trait d'inoculation forme une strie d'un ton jaunâtre uniforme.

Les cultures anaërobies sur gélose croissent dans toute la couche, mais plus rapidement à la surface. Pas de développement de gaz.

Par l'ensemencement *sur une urine acide stérilisée* (à 37°), celle-ci devient, au bout de vingt-quatre heures, légèrement trouble, faiblement alcaline. Il s'opère une transformation très lente de l'urée en ammoniaque. Avec le temps, il se forme un mince dépôt blanchâtre peu consistant, qui remonte facilement dans le liquide clair et surnage. Sous le microscope, on décèle de grands cristaux de phosphate triple et du carbonate de chaux amorphe.

Les *cultures anaërobies* sur urine se développent de la même façon.

Cultivé sur *bouillon*, le bacille produit, au bout de 24 heures (à 37°), un trouble laiteux uniforme et le liquide reste constamment louche, tout en formant un dépôt grisâtre grumeleux. Sur bouillon, les cultures sont typiques et caractéristiques. Les bacilles forment ici des chaînettes extrêmement longues et belles, composées de nombreux articles. Cependant, déjà au bout d'une semaine, la plupart sont difficiles à colorer.

Sur *pomme de terre*, il se forme, après un espace de temps prolongé, un enduit visqueux d'un brun-jaunâtre sale, pendant que la pomme de terre elle-même présente, sur les bords de la culture, une couleur gris-foncé.

A la *surface de sérum coagulé*, il se forme de petites colonies rondes, blanc-jaune, comme glaireuses et en partie confluentes.

EXPÉRIENCES SUR LES ANIMAUX

78. *Lapin*. Le 18 avril 1893. Implantation *sous-cutanée* d'un fil de soie (imbibé d'une culture sur bouillon de 3 jours). Pas d'abcès.

79. *Lapin*. Le 18 avril 1893. Injection *sous-cutanée* d'un c. c. d'une culture sur bouillon. Pas d'abcès.

80. *Lapin*. Le 18 avril 1893. Injection dans la *vessie* de 3 c. c. d'une culture sur bouillon. Pas de cystite. Urine stérile le 20 avril.

81. *Lapin*. Le 18 avril 1893. Injection dans la *vessie* de 3 c. c. d'une culture sur bouillon.

Le 19. L'urine neutre ne renferme pas de pus. Nombreux bacilles. Ligature de la verge pendant 20 heures.

Le 20. L'urine alcaline, donne une faible réaction ammoniacale, renferme quelques rares globules de pus et des globules rouges ; cristaux d'urate d'ammoniaques. Bacilles.

Le 22. L'urine contient du pus en petite quantité ; de nombreux bacilles.

Le 4 mai. L'urine stérile.

Une injection intraveineuse ne détermina aucun symptôme morbide ; le bacille ne passa pas dans l'urine. Une injection intrapéritonéale pratiquée sur deux lapins n'entraîna pas de péritonite.

CHAPITRE V

RÉSUMÉ DES EXPÉRIENCES SUR LES ANIMAUX. — DE QUELLES FAÇONS ET DANS QUELLES CIRCONSTANCES LES MICROBES TROUVÉS PEUVENT-ILS DÉTERMINER LA CYSTITE ?

Après avoir donné une description détaillée de chaque espèce bactérienne, nous allons envisager, dans leur ensemble, les résultats des nombreuses expériences sur les animaux ; nous verrons ainsi quelle importance il faut attribuer dorénavant aux microbes ; quel est le rôle qu'ils jouent dans l'étiologie de la cystite, et dans quelles circonstances ils produisent l'infection.

Les expériences se rangent en plusieurs groupes principaux ;

1). D'abord j'ai essayé l'effet *d'une introduction directe de cultures pures dans la vessie normale de l'animal sain*. J'ai constaté qu'en règle générale *il ne se manifestait aucun symptôme morbide chez les animaux ; l'urine ne renfermait jamais de pus, et au bout de quelque temps elle était complètement débarrassée des microbes introduits*.

Ce résultat correspond tout à fait à ceux qu'ont obtenus les observateurs précédents (Guyon, Rovsing, Krogius) et confirme leurs expériences ; il est donc ainsi prouvé que le microbe seul ne détermine pas la cystite ; il faut pour cela des conditions particulières : quelles sont ces conditions ? tel est le second sujet de nos recherches.

L'espace de temps qui s'écoulait, avant que l'urine fût débarrassée des germes introduits, variait beaucoup, *en général de 1 à 3 jours, parfois le processus durait plus d'une semaine* (exp. 42). Les résultats de mes expériences présentent un désaccord apparent avec ceux de Rovsing qui trouvait l'urine tout à fait purifiée de bactéries « dans la majorité des cas, *au bout de 2 à 3 heures, en tout cas au bout de 6 heures* » (1). Je n'ai pas vu ce cas dans mes expériences ; ce n'est que le lendemain de l'injection, au plus tôt, que j'ai constaté la disparition de germes de l'urine.

L'explication de la différence entre les résultats de Rovsing et ceux que j'ai obtenus, est probablement dans ce fait, que Rovsing s'est servi d'une quantité de bactéries plus petite que celle dont j'ai fait usage : « culture pure, lavée dans 10 grammes d'eau stérilisée ».

Je n'ai trouvé, dans la littérature, que très peu de faits sur ce point. Guyon (2) relate brièvement quelques expériences sur l'introduction du staphylococcus pyogenes aureus, du streptococcus pyogenes et du bactérium pyogenes dans la vessie des lapins et des cobayes ; il rapporte que l'urine était débarrassée de microbes *1 à 2 jours* après l'injection. Krogius (3) publie deux expériences avec injection du bact. coli (1 c. c. d'une culture sur bouillon) dans la vessie des lapins. *Le lendemain, l'urine renfermait, dans les deux cas, nombre de bacilles* ; mais on interrompit l'une et l'autre expériences à ce point, en pratiquant une ligature de l'urèthre, ce qui entraîna une cystite.

La seule bactérie qui fasse exception à la règle générale,

(1) Rovsing. *Loc. cit.*, p. 56.

(2) Guyon : Note sur les conditions de réceptivité de l'appareil urinaire à l'invasion microbienne. *Annales des maladies des organes génito-urinaires*. 1889, p. 260.

(3) Krogius. *Loc. cit.*, p. 66.

est le proteus de Hauser ; comme nous venons de le dire, ce bacille est le seul connu jusqu'ici, *qui puisse déterminer, par sa seule présence, la cystite*, fait déjà constaté par Schnitzler et Krogius. La véritable cause de cette divergence est sans-doute l'énergie extraordinaire avec laquelle le proteus décompose l'urée. Il est à même de rendre, en 5 à 6 heures, l'urine ammoniacale et fétide; il prépare ainsi lui-même le terrain en fournissant les conditions nécessaires.

2) Le résultat fut tout autre *quand, après l'introduction de la culture pure dans la vessie, je provoquais une rétention temporaire par une ligature de l'urèthre.* En ce cas, il se manifestait toujours une cystite, très différente, du reste, selon la nature des microbes introduits; tantôt de longue durée, avec une urine fortement purulente, parfois sanguinolente, et des altérations de l'état général de l'animal ; tantôt de courte durée avec une urine qui renfermait une très petite quantité de pus. *On ne constatait point, comme Rovsing l'a relevé, de différence marquée entre les microbes pyogènes et non-pyogènes,* car ces derniers mêmes produisaient une suppuration de la vessie, souvent, il est vrai, à un faible degré et durant peu de temps. Quand on supprimait la rétention, la cystite cessait, d'ordinaire, spontanément, sans être traitée.

Je n'ai jamais rencontré, dans mes expériences sur les animaux, « la cystite catarrhale » décrite par Rovsing, appartenant aux formes non pyogènes et caractérisée par une urine à décomposition ammoniacale et non purulente.

Il y a encore un fait qui fut démontré clairement par les expériences et que je tiens à relever. La propriété de décomposer l'urée ne joue pas le rôle prépondérant qui lui est assigné par Rovsing ; ce dernier la regarde à peu près comme une « condition *sine qua non* » pour déterminer une cystite. Chose étrange, dans mes expériences sur les animaux, j'ai constaté fréquemment le fait contraire ; les cystites provoquées par le streptococcus pyogenes, le bacille typhique et le bacterium coli, tous pyogènes, mais privés de la proprieté de décomposer l'urée, était souvent plus graves que celles dues à quelques-uns des microbes ayant la faculté de décomposer l'urée, par ex. : le staphylococcus ureæ liquefaciens, le diplococcus ureæ liquefaciens et le streptobacillus anthracoïdes.

Il me semble donc que l'opinion de Rovsing (1) n'est pas fondée sur une base parfaitement solide, lorsqu'il s'exprime ainsi ; « Un microbe qui ne possède qu'une des qualités (pyogène, capable de décomposer l'urée) est, par contre, moins dangereux ; s'il n'est que pyogène et que la muqueuse vésicale soit d'ailleurs saine, un tel microbe n'exerce aucune influence nuisible, malgré la rétention. » Ces paroles sont si peu en rapport avec les faits réels que je ne saurais les passer sous silence ; du reste, la phrase ci-dessus repose peut-être sur un fondement un peu vague ; en effet, Rovsing ne rapporte pas une seule expérience avec des microbes pyogènes, incapables de décomposer l'urée, sauf le bacille tuberculeux. La plus importante et la plus fréquente de toutes les bactéries de la cystite, le microbe de la cystite par excellence, le *bacterium coli commune* ressortit justement à la catégorie des bactéries auxquelles Rovsing conteste toute influence nuisible. Ce bacille est précisément pyogène, mais il ne décompose pas l'urée.

D'un autre côté, nos expériences prouvent la grande importance de la rétention dans la pathogénie de la cystite, fait constaté déjà par Rovsing et Guyon par la voie expérimentale. Une rétention de très courte durée même, suffit

(1) *loc. cit.*, p. 60.

pour faire du microbe, d'ailleurs inoffensif, un agent nocif; c'est la condition pour que la cystite survienne. Une fois provoquée, la cystite se développe spontanément; mais là encore, la rétention exerce une grande influence, pouvant, selon les circonstances, empirer considérablement une cystite existante ou faire revivre une cystite presque éteinte. Tant que l'urine contient des microbes, la rétention est toujours fatale à l'animal.

Les expériences de rétention démontrent encore un fait concernant la cystite, savoir : que l'*urine peut fort bien renfermer pendant longtemps des microbes en état de décomposer l'urée, sans que la réaction devienne, pour cela, nécessairement ammoniacale.*

L'explication qui se présente d'abord à l'esprit, c'est que les bactéries n'ont pas eu le temps nécessaire pour décomposer toute la quantité d'urine; en effet, dans une vessie en fonction normale, l'urine se renouvelle sans cesse; les évacuations sont suivies d'un apport incessant d'urine rénale fraîche. En provoquant une rétention, on change les conditions et l'urine devient ammoniacale dans ces circonstances favorables aux bactéries. Nous voyons donc que les expériences sur les animaux nous apprennent qu'il existe des relations étroites entre la rétention et l'ammoniurie, et comment la rétention pourra être la cause de la décomposition ammoniacale de l'urine.

Reste encore une question : *quel est l'effet d'une simple rétention d'urine? serait-elle à même de provoquer la cystite?* Pour élucider cette question, j'ai fait quelques rares expériences, provoquant une rétention d'urine chez des lapins bien portants par une ligature de la verge; la ligature était supprimée après un espace de temps variant de huit à trente heures : *il ne survenait jamais de cystite*, et l'urine se trouvait stérile. Guyon et Rovsing sont parvenus, par leurs expériences sur les animaux, à des résultats tout pareils, *la retention d'urine aseptique n'entraîne pas de suppuration.*

Pour examiner de plus près les altérations anatomiques, on tua un lapin par des inhalations de chloroforme, après une rétention d'urine de trente-six heures. La vessie était énormément distendue, la paroi très amincie, menaçant rupture, la muqueuse injectée, présentant des vaisseaux fortement congestionnés, dendritiques, et de nombreuses ecchymoses atteignant le volume d'un pois ; il y avait aussi dilatation des urétères, bien qu'à un degré insignifiant et, de même, faible dilatation du bassinet. Les reins étaient quelque peu congestionnés, le tissu d'ailleurs intact. Un ensemencement de l'urine de la vessie et du bassinet, ainsi que du tissu rénal même, ne donna pas de culture. Ces faits démontrent indubitablement qu'une simple rétention d'urine ne saurait déterminer une cystite, mais qu'elle est cependant d'une grande importance puisqu'elle est en état de provoquer des troubles nutritifs profonds, non seulement de la vessie, mais, après une certaine durée, de tout l'appareil urinaire.

Ces expériences montrent donc parfaitement le rôle que joue, chez l'homme, la rétention d'urine ; combien, dans de telles circonstances, il faut être prudent et aseptique dans ces opérations, faites pour porter remède à la rétention ; combien alors il est facile de provoquer une infection urinaire fatale, avec toutes ses conséquences.

J'ai essayé ensuite *l'introduction de microbes dans une vessie, exposée en même temps à un traumatisme quelconque.*

Ces expériences, variées de différentes façons, tendaient à imiter les traumatismes qui sont, chez l'homme, les agents les plus efficaces pour provoquer la cystite ; agents regardés encore, le plus souvent, comme la cause vraie de la maladie. La majorité des expériences ont été effectuées avec la bactérie ordinaire de la cystite, le coli-bacille. Dans une première série d'expériences, je pratiquai (avec des précautions aseptiques) une injection de bactéries dans une vessie, exposée en même temps à une contusion instrumentale, par l'introduction, à travers la sonde, d'un mandrin en acier que je poussais tour à tour en avant et en arrière, lésant ainsi la muqueuse et provoquant une sorte de scarification superficielle de la vessie. Cela entraîna toujours la cystite (exp. 31 et 60), tandis que des expériences de contrôle avec une contusion aseptique semblable ne produisirent pas de cystite.

Cependant, ces expériences ne correspondent qu'en partie et d'une façon incomplète à l'effet du traumatisme chez l'homme, si ce n'est peut-être à un cathétérisme rudement pratiqué : l'analogie est bien plus faible encore lorsqu'on compare cette sorte de traumatisme à l'action lente et continue à laquelle est exposée la vessie chez les malades atteints de la pierre. Les petits traumatismes toujours renouvelés, la contusion, pour ainsi dire chronique de la vessie, causée par le calcul, n'a pas encore été imitée expérimentalement. Il s'agit donc de savoir si une telle irritation mécanique continuelle, par une accumulation de petits effets reproduits sans cesse, peut déterminer une inflammation, ou si elle n'est qu'un agent prédisposant de l'infection, cause déterminante.

Pour résoudre cette question, j'ai entrepris l'expérience n° 38; j'introduisis, avec des précautions aseptiques, un calcul (stérilisé) anguleux, dans la vessie d'un lapin bien portant. Il ne survint aucun symptôme de cystite; l'urine resta stérile. Dix-sept jours après l'opération, j'injectai dans la vessie une culture de bact. coli et, déjà le lendemain, l'urine fut purulente. Cette expérience prouva donc que le calcul, en soi-même, ne produisait pas la cystite, mais qu'il augmentait à un degré extrême la réceptivité de la vessie à l'infection ; de sorte qu'une seule injection de bactéries suffit pour produire une suppuration de la muqueuse hypérémique et contusionnée.

Tout cela n'est d'ailleurs qu'un côté de la question ; dans la vie actuelle, le traumatisme peut être de nature très variée, et la muqueuse vésicale peut subir des lésions de très différente espèce ; outre l'effet du traumatisme mécanique, il fallait aussi essayer celui de l'irritation chimique et termique.

J'ai donc constaté que l'injection d'une solution de nitrate d'argent à 5 0/0 (exp. 34) ne provoquait pas de cystite ; l'urine renfermait pendant les premiers jours consécutifs quelques globules rouges et blancs, par suite de l'irritation violente, puis elle redevenait tout à fait normale. Mais, si le microbe était introduit immédiatement après cette irritation chimique, la vessie réagissait alors par une cystite fortement purulente.

Je ne me suis servi, dans les expériences citées, que du nitrate d'argent et seulement à la concentration indiquée ; cependant, il serait possible, de provoquer une véritable cystite en se servant d'autres substances caustiques, ou en concentrant davantage la solution ; cystite analogue à la suppuration aseptique qu'on peut provoquer par des substances chimiques.

En dernier lieu, je rappelerai quelques expériences sur l'irritation thermique, consistant dans des injections alternatives d'eau chaude et d'eau froide (stérilisée) dans la vessie (exp. 37), et une expérience faite dans le but de constater l'action du refroidissement sur la région vésicale (exp. 35). Je voulais ainsi imiter l'action du froid chez l'homme et étudier son rôle pathogène sur la vessie. J'ai constaté, comme dans les expériences précédentes, que les lapins sont peu susceptibles au refroidissement ; que celui-ci cependant joue un rôle réel important en préparant le terrain ; si bien qu'une infection postérieure éventuelle peut trouver ainsi un sol favorable (exp. 36).

En résumé, voici les résultats des expériences sur le pouvoir pathogène des microbes de la cystite que j'ai isolés ; tous, sans exception, se montrèrent à même de provoquer la cystite chez les animaux, pourtant, pas sans l'intervention d'une cause adjuvante. *Il existe des conditions nécessaires pour que l'infection se produise.* Les expériences ont constaté l'importance de ces conditions et leur nature. Les premières sont le *traumatisme* et *la rétention* : tous les deux, isolément, sont hors d'état de déterminer une cystite, mais créent la réceptivité qui assure l'invasion du microbe.

Les expériences sur les animaux fournissent en outre quelques documents sur la patogénie de la néphrite infectieuse. Expérimentalement ont reconnaît deux origines très différentes de la néphrite, correspondant aux formes observées en clinique.

1). Les microbes peuvent remonter de la vessie, source d'infection ordinaire, en passant par l'urétère ; envahir le rein et provoquer une néphrite suppurée, rayonnant des pyramides et pénétrant peu à peu dans la substance corticale. Avec le microscope, on trouve alors de préférence les bactéries dans les tubes urinaires et le tissu rénal, très rarement ou pas du tout dans les vaisseaux sanguins. L'inflammation peut se répandre davantage, en provoquant une périnéphrite suppurative, et le rein, une fois atteint forme dès lors un foyer, d'où les microbes pathogènes peuvent passer dans la circulation et infecter l'autre rein jusque là sain.

Avec un soin tout particulier, Albarran (1) a soumis à des recherches expérimentales approfondies ces circonstances, étiologiques de la néphrite. Il divise la néphrite microbienne ascendante en plusieurs variétés ; on rencontre le plus fréquemment l'inflammation rénale suppurée rayonnante; mais on peut aussi provoquer des néphrites chroniques interstitielles, se terminant par formation de tissu conjonctif et sclérose ; j'ai observé moi-même une néphrite diffuse aiguë avec lésions de l'épithélium et du tissu conjonctif interstitiel, provoquée par l'injection du bacterium coli et son ascension par l'urétère.

2). Les reins peuvent s'infecter par la voie sanguine, les bactéries se déposant dans les vaisseaux sanguins. Toute la construction anatomique et la fonction physiologique des reins les rendent particulièrement susceptibles de cette infection hématogène. Le rein sert, pour ainsi dire, de filtre au sang du corps ; c'est sa grande station d'élimination ; c'est là que l'organisme se débarrasse, aux dépens du sang, d'une grande partie de substances inutiles ou nuisibles. La grande majorité des affections rénales est d'origine hématogène, et quant aux bactéries, en particulier, il faut que celles-ci pénètrent l'organisme par d'autres voies, pour envahir ensuite les reins par la voie circulatoire.

Quant aux expériences sur les animaux, elles font voir comment l'affection rénale peut survenir après l'injection de bactéries pathogènes dans le sang de l'animal. Nous avons vu apparaître ainsi tantôt des abcès rénaux miliaires, correspondant aux embolies bactériennes capillaires (exp. 10); tantôt de plus grands abcès rénaux avec périnéphrite suppurée (exp. 17) ; tantôt enfin une néphrite aiguë diffuse (exp. 64). Notons particulièrement, l'expérience en donne la preuve, qu'il

(1) ALBARRAN : *Etude sur le rein des urinaires*, Paris 1889.

existe pour le rein, comme pour la vessie des causes adjuvantes qui préparent le terrain et disposent à l'infection ; ici encore nous avons pu démontrer l'importance de *la rétention* et *du traumatisme* (exp. 19 et 17) ; sous l'influence de ces deux agents, le bacterium coli se fixa dans le rein ; tandis que d'ordinaire il ne produit pas d'affection rénale par injection intraveineuse. Et nous pouvons poursuivre l'analogie : ainsi que pour la vessie, le traumatisme seul, ou la rétention aseptique seule, ne sauraient provoquer une inflammation des reins.

Dans des cas où les reins sont le siège d'une affection bactérienne, nous avons vu les bactéries pathogènes passer secondairement dans le sang en infectant l'organisme ; nous les avons aussi vu s'éliminer par les urines : il y a là des conditions capables de provoquer la cystite secondaire ; et l'expérience n° 64 montre ainsi une cystite survenue à la suite d'une néphrite hématogène.

Nous avons donc réussi à démontrer que tous les microbes trouvés chez l'homme dans les cas de cystite, sont à même de déterminer, dans certaines circonstances, la cystite expérimentale ; on peut donc les considérer à bon droit, comme la cause réelle de la maladie dans tous les 35 cas. Nous avons vu, d'ailleurs, que ces bactéries peuvent provoquer, chez les animaux, nombre de différentes maladies des organes urinaires, correspondant à celles qu'on a observées chez l'homme.

Nous avons relevé la grande importance des conditions dans lesquelles survient l'infection ; nous avons vu que ces conditions, à elles seules, ne suffisaient pas pour produire l'inflammation.

CHAPITRE VI

Voies de l'infection vésicale

RÉSUMÉ. — PAR QUELLE VOIES LES MICROBES SE SONT-ILS INTRODUITS DANS LA VESSIE ? EXAMEN DE LA FLORE BACTÉRIENNE DANS L'URÈTHRE DE L'HOMME ET DE LA FEMME, DANS LE VAGIN ET LE SMEGME PRÉPUTIAL.

Après avoir étudié de plus près dans le chapitre précédent les propriétés biologiques des microbes isolés, et après avoir obtenu, par les expériences sur les animaux, la confirmation de leurs propriétés pathogènes, il nous reste à chercher d'où viennent ces microbes ; quel est le milieu où ils vivent ordinairement ; par quelles voies et de quelle façon se sont-ils insinués dans la vessie et ont-ils produit l'infection ? Plusieurs de ces problèmes ont été déjà traités ; Rovsing surtout les a soumis à un examen très approfondi ; nous adoptons pour ce qui suit le plan tracé par cet auteur. Néanmoins, disons-le de suite, il reste un certain désaccord entre toutes ces recherches, et dans bon nombre de cas, la pathogénie est encore très obscure.

On peut imaginer, à priori, quatre voies différentes par où les bactéries peuvent s'insinuer dans la vessie, savoir : 1) par l'urèthre, voie qui se présente, en effet, tout d'abord et que l'on connaît depuis longtemps ; 2) l'invasion bactérienne peut être due à la propagation d'une infection des organes avoisinants ; 3) les bactéries peuvent être éliminées par les reins et entraînées par l'urine directement dans la vessie, où, dans des circonstances favorables, elles peuvent se fixer ; 4) enfin, l'on pourrait supposer que des bactéries pathogènes pussent être amenées par le sang à la muqueuse vésicale pour se grouper dans ses vaisseaux minces, y continuer leur développement et déterminer, par leur vie et leur multiplication, la cystite.

En examinant nos 35 cystites, il faudra considérer ces 4 hypothèses, pour comprendre la marche de l'infection dans chaque cas isolé ; nous verrons qu'il se trouve, en effet, des exemples de chacune des voies d'infection citées.

A. — Que les germes nuisibles puissent s'introduire par l'urèthre, Pasteur l'a déjà montré ; et pour cette raison, il conseillait d'user d'une propreté extrême pour les instruments dont on se sert. Pour Pasteur, les germes atmosphériques étaient les véritables agents nocifs, cause de la décomposition ammoniacale de l'urine, et, d'après ses préceptes, on apprit à désinfecter les instruments, précaution dont se servent depuis longtemps les médecins. Néanmoins, on constata qu'il survenait fréquemment des cystites à la suite du cathétérisme ; l'on fut ainsi amené à penser que l'urèthre renferme des germes pathogènes, et que la sonde stérilisée s'est infectée en chemin.

Cependant, on tarda longtemps à entreprendre l'examen bactériologique de la muqueuse de l'urèthre ; bien plus longtemps que pour toutes les autres muqueuses accessibles, (bouche, nez, intestin, conjonctives). Les premiers examens des bactéries qui se trouvent dans l'urèthre datent de 1887 et sont dûs à Lustgarten et Mannaberg (1).

(1) LUSTGARTEN und MANNABERG : Uber die Mikroorganismen der normalen mamlichen Urethra. *Virteljahresbericht für Dermat. u. Syphilis*, XIV Jahrg., 1888, p. 405.

Ils examinèrent l'urèthre de 8 individus et démontrèrent, dans tous les cas, des bactéries en abondance, à l'examen microscopique seul : pas moins de 10 espèces différentes ; parmi celles-ci il y a surtout deux formes auxquelles ces auteurs attribuèrent une importance considérable ; car elles pourraient occasionner des erreurs de diagnostic fatales ; c'est d'abord un bacille du smegme qui ressemble fort au bacille de la tuberculose par sa forme, ses dimensions et sa coloration ; puis un diplocoque qu'ils ont nommé le « *pseudo-gonococcus* » à cause de sa ressemblance frappante et absolue avec le gonocoque. Dans 2 cas seulement, ils essayèrent des ensemencements de l'urèthre (inoculation directe à l'aide d'une aiguille en platine à la surface de la gélose) et par cette méthode ils parvinrent à isoler 11 espèces (1 bacille, 1 streptocoque, 3 microcoques et 4 diplocoques). Des espèces connues auparavant il ne trouvèrent que le *micrococcus subflavus* (Bumm) et, ce qui offre un intérêt particulier, le *staphylococcus pyogenes aureus*.

Les examens suivants sont dus à Rovsing (1), amené très naturellement par son bel ouvrage sur la cystite à étudier les microbes de l'urèthre. Conformément à ses opinions sur l'importance des microbes décomposant l'urée, pour l'étiologie de la cystite, il trempe l'aiguille de platine sortie de l'urèthre dans de l'urine, et il ne se sert que des tubes où l'urée se décompose, pour l'ensemencement et la culture des microbes développées. Par ce procédé, Rovsing parvint à retrouver dans l'urèthre normal (chez 22 personnes), *presque toutes les bactéries isolées de l'urine cystitique* ; d'où il conclut que l'urèthre normal renferme en général des microbes capables de déterminer une cystite.

Rovsing rapporte du reste, en passant, qu'il se trouvait

(1) *loc. cit.*, p. 65.

aussi dans l'urèthre des espèces qui ne décomposaient pas l'urée ; mais celles-ci ne furent pas soumises à un examen détaillé. Il est étrange que Rovsing n'ait trouvé que des coques ayant la propriété de décomposer l'urée ; il ne cite pas un seul bacille proprement dit.

Les examens de Legrain (1) portent principalement sur les bactéries présentes dans l'écoulement blennorrhagique ; il en a isolé 8 microcoques, 2 diplocoques et 3 bacilles, parmi lesquels il se trouve des espèces déjà décrites (par Bumm, Lustgarten et Mannaberg). D'après Legrain, ces microbes seraient présents dans l'urèthre, aussi bien dans les conditions normales que pathologiques.

Je mentionnerai, en passant, que Steinschneider et Galewsky (2) ont cultivé 4 espèces de diplocoques des parties postérieures de l'urèthre de l'homme, dans une blennorhagie aiguë ou chronique, ainsi qu'à l'état normal. Sur ces 4 espèces, deux, (un diplocoque d'un blanc laiteux, et un autre jaune d'orange, sans doute identique au diplococcus subflavus de Bumm) sont des hôtes fréquents de l'urèthre ; ils se colorent par la méthode de Gram, se distinguant facilement par là d'avec le gonocoque ; tandis que les 2 autres espèces moins fréquentes (le diplocoque gris-blanc et le diplocoque couleur de citron) se décolorent par cette méthode. L'intérêt principal de cet ouvrage, c'est qu'il confirme les examens de Lustgarten et Mannaberg, d'après lesquels on trouverait parfois dans l'urèthre normal des diplocoques impossibles à distinguer d'avec les gonocoques.

Le travail le plus important sur la flore bactérienne de

(1) LEGRAIN : *Les microbes des écoulements de l'urèthre*. Thèse de Paris, 1888-89.

(2) STEINSCHNEIDER : Zur Differenzirung der Gonococcen. *Berlin klin. Wochenschr*. 1890, n° 24, p. 533.

l'urèthre normal est dû à Petit et Wassermann (1); ces auteurs l'entreprirent dans le laboratoire du professeur Guyon. Ils examinèrent 4 individus d'après une méthode qui paraît satisfaisante : l'aiguille de platine, à sa sortie de l'urèthre, est plongée dans un tube de bouillon qu'on place ensuite à l'étuve; au bout de 6 jours, ensemencement sur plaques suivi de l'isolement des microbes. Par ce procédé, ils isolèrent 5 microcoques, 6 bacilles, 2 levures et 2 sarcines; non seulement tous les coques, mais la plupart des bacilles possédaient la propriété de décomposer l'urée ; aucun des microbes trouvés n'était doué de propriétés pathogènes (inoculations sous-cutanées et intrapéritonéales sur des cobayes). Ils n'ont jamais trouvé les microbes de la cystite décrits par Rovsing, pas plus que les pseudogonocoques dont parlent Lustgarten et Mannaberg.

On voit, par ce résumé succint, le désaccord qui existe entre les recherches entreprises sur les bactéries de l'urèthre normal. A presque tous les égards, on trouve les contradictions les plus étranges : tel auteur decèle presque exclusivement des germes pathogènes, tel autre n'en constate que d'inoffensifs ; l'un trouve des coques, l'autre surtout de nombreux bacilles; pour presque chaque observateur, ce sont des espèces différentes.

Il fallait donc pour apporter un peu de lumière dans cette question, de nouvelles recherches. Je devais en outre chercher tout particulièrement quelles sont les formes pathogènes qui vivent dans l'urèthre; voir spécialement, si celles que j'ai constatées dans la cystite s'y trouvent. De même, je devais fixer mon attention sur les microbes de la cystite décrits par Rovsing, qui, d'après lui se trouvent aussi dans l'urèthre complètement sain.

(1) Petit et Wassermann : Sur les microorganismes de l'urèthre normal de l'homme. *Annales. des mal. des org. gén.-urin.*, 1891, p. 378.

J'ai donc entrepris une série d'examens sur la flore bactérienne de l'urèthre normal chez 6 hommes et 6 femmes qui n'avaient jamais été atteints de gonorrhée, ni d'affections de l'appareil urinaire. Voici la méthode que j'ai suivie. D'abord je lavai soigneusement le pourtour du méat et les parties environnantes avec de l'eau phéniquée à 3 0/0, puis avec de l'eau bouillie ; ensuite j'introduisis une bougie stérilisée dans l'urèthre ; après avoir été quelque temps en contact avec la muqueuse, la bougie était retirée et plongée bien vite dans un tube de bouillon que je rebouchais aussitôt avec de l'ouate stérilisée. Les tubes infectés étaient placés à l'étuve et, d'ordinaire, les cultures étaient déjà visibles le lendemain ; mais l'ensemencement sur la gélose et la gélatine n'était pratiqué qu'au bout d'une semaine, afin que tous les germes eussent tout le temps de se développer. Comme on verra, j'ai suivi, dans les traits principaux, la méthode indiquée par Petit et Wassermann, qui me paraît la meilleure et la plus sûre, la plupart des espèces bactériennes se développant parfaitement dans le bouillon.

J'ai isolé ensuite les différentes espèces de colonies développées sur les plaques, pour les cultiver ensuite sur différents milieux nutritifs ; la pureté de l'espèce était vérifiée par les expériences de contrôle requises. Pour chaque espèce, je pratiquai des inoculations intra-veineuses et sous-cutanées sur des lapins. D'après cette méthode, j'ai ainsi cultivé, de l'urèthre normal de l'homme, différentes espèces dont je vais donner une description succincte.

EXAMEN DE LA FLORE BACTÉRIENNE DE L'URÈTHRE NORMAL.

Bacille n° 1 : Bacille court et spadiciforme de Lustgarten et Mannaberg.

Petits bâtonnets immobiles à bouts arrondis, souvent courbés et fléchis ; fréquemment l'un des bouts, parfois tous les deux présentent un gonflement en forme de spatule, comme une baguette de tambour ; parfois ils sont resserrés en plusieurs endroits, rappelant un chapelet de perles, offrant beaucoup de ressemblance avec le streptocoque. La longueur varie, en moyenne de 1,2 à 2, 7 μ, la grosseur de 0, 6 à 0, 8 μ. Souvent 2 bâtonnets sont placés bout à bout formant un angle aigu ; parfois ils sont groupés en figures stelliformes ou en amas irréguliers. Quelquefois, l'on décèle au milieu d'un bacille un renflement transparent qui pourrait être regardé peut-être comme une spore.

Ils se colorent facilement par les couleurs d'aniline ordinaires et par la méthode de Gram. La culture sur les milieux ordinaires est faible ; sur les plaques de gélatine elle n'est visible qu'au bout de 8 à 10 jours sous forme de petits points blanc-jaune qui effectuent au bout de quelque temps, une lente liquéfaction. Sur la gélose, il se produit de petites colonies circulaires, grisâtres, d'un éclat humide à centre opaque un peu plus foncé. Les colonies n'atteignent qu'à 2 m. m. de diamètre, puis le développement s'arrête.

Les cultures par piqûre sur gélose ont un développement faible et lent ; à la surface on distingue une petite colonie ronde grisâtre à peine visible, a centre foncé ; dans la profondeur, un trait fin, granulé.

La croissance *des cultures par piqûre sur gélatine* est très lente et faible ; le trait d'inoculation paraît d'abord comme une fine strie blanche, faiblement visible ; au bout d'une semaine la surface présente une faible dépression en forme de vase entourant le point de l'inoculation.

Le bouillon se trouble légèrement à 37°, sans donner un vrai dépôt.

Le bacille ne croît guère ou du moins très faiblement dans *l'urine* qui garde sa réaction acide ; l'urée ne se décompose pas.

Point de végétation sur *les pommes de terre*.

Il est facultativement anaërobie, se développant pourtant mieux à l'air. La température qui lui est le plus favorable est de 37° ; à la température ordinaire, sa croissance est bien faible. Non pathogène. Il ne se trouva qu'une fois chez l'homme n° 1.

Ce bacille est probablement identique à celui que Lustgarten et Mannaberg ont décrit sous le nom du bacille court spadiciforme ; leur description est pourtant trop incomplète pour que je puisse me prononcer d'une façon absolue sur l'identité.

Bacille n° 2 : Bacterium coli commune.

Petits bâtonnets courts et grossiers à bouts arrondis, doués de mouvements spontanés, énergiques. Longueur variable ne dépassant souvent que très peu la largeur qui est de 0,6 à 0,8 μ ; parfois pourtant de longs bacilles filiformes. Ils se colorent facilement par les couleurs d'aniline ordinaires ; souvent les extrémités seules se colorent, de sorte que les éléments courts rappellent les diplocoques. Ils se décolorent complètement par la méthode de Gram.

La culture est rapide ; déjà le lendemain on constate sur *les plaques de gélose* des colonies superficielles grisâtres et circulaires qui exhalent une odeur pénétrante ; sur *les plaques de gélatine*, les cultures sont visibles au bout de 2 jours ; il paraît à la surface, des colonies d'un blanc bleuâtre, transparentes, irrégulières qui ne liquéfient pas la gélatine.

Dans les *cultures par piqûre sur gélose*, la surface est rapidement envahie par une mince couche grisâtre et transparente qui devient peu à peu épaisse, opaque, d'un blanc-gris sale.

Le trait d'inoculation se présente comme une strie jaunâtre granuleuse ; dans la profondeur de la couche de gélose, il y a un abondant développement de gaz, produit constamment par ce bacille.

La *gélatine* ne se liquéfie pas ; la végétation envahit la surface comme une pellicule irisée, translucide, lobée, tandis que le trait d'inoculation se présente comme une ligne blanche, divisée, dans la profondeur, en colonies détachées; l'on décèle en outre quelques rares bulles de gaz dans la gélatine environnante. Dans les vieilles cultures, on observe un trouble nuageux diffus dans les couches supérieures.

Le *bouillon* se trouble uniformément en déposant une couche grisâtre grumeleuse.

L'*Urine* se trouble rapidement en déposant une mince coucouche grisâtre. Au bout de 5 jours, *la réaction devient faiblement alcaline* par une décomposition lente de l'urée (1).

Sur les *pommes de terre*, la croissance est rapide ; il se forme un enduit brun-jaune-visqueux et gluant.

Dans les cultures anaërobies en couches profondes de gélose, la croissance est rapide et accompagnée d'un développement de gaz extrêmement fort.

J'ajouterai encore que le bacille en question coagulait le lait, fermentait la lactose, virait en rouge après 6 heures, (à 37°) la couleur bleu tournesol d'une gélose lactosée et donnait une faible réaction d'indol.

Par une injection intraveineuse sur un lapin (1 c. c.) il provoqua la fièvre et la diarrhée ; mais l'animal guérit ; par une inoculation sous-cutanée, il forma un abcès.

D'après tout ce qui précède on saurait à peine douter que le bacille trouvé ne fût en effet le bact. coli commune.

Il fut trouvé 1 fois, seulement, chez l'homme n° 4.

Bacille n° 3 : Coccobacillus liquefaciens urethræ de Legrain.

Coccobacilles courts ou coques légèrement ovalaires, 2 à 2, placés bout à bout ou en chaînettes courtes et droites, ressemblant fort au streptocoque. La longueur moyenne est de 1 à 2 μ., l'épaisseur de 0, 5 à 0, 6 μ. *Il se colore très bien par la méthode de Gram.*

(1) A noter encore ce cas de fermentation urinaire, avec décomposition lente de l'urée, sous l'influence de la culture du coli-bacille : Pour Melchior c'est un fait exceptionnel : pour nous, c'est la règle (N. H.)

La croissance est rapide, à la température ordinaire de la chambre ainsi qu'à 37°. *Sur les plaques de gélose*, il se forme, au bout de 24 heures, des colonies circulaires, blanches, opaques, atteignant le volume d'un grain de chènevis, dans la profondeur, à peine visibles comme de fins points blancs. Sur *les plaques de gélatine*, les cultures paraissent au bout de 2 jours, les colonies liquéfient rapidement la gélatine, donnant lieu à de petites dépressions en forme d'entonnoir.

Les *cultures par piqûre sur gélose* se développent rapidement à la surface en une épaisse couche parfaitement opaque d'un gris sale.

La *gélatine* se liquifie vite, surtout dans les couches supérieures, de sorte qu'il se forme un godet de liquéfaction ressemblant à un entonnoir ou à un ballon, s'élargissant en haut et rempli d'une gélatine grisâtre, d'un trouble uniforme. Au bout d'une semaine, l'orifice de l'entonnoir qui se présente à la surface comme un trou à bords distincts, a un diamètre de 1 c. m.

Le *bouillon* se trouble légèrement, laissant un très mince dépôt blanc, poudreux

Dans l'*urine*, il donne un nuage léger, flottant. L'urine reste acide.

Sur *pommes de terre*, pas de culture.

Facultativement anaërobie. Non pathogène par les expériences sur animaux.

Trouvé 2 fois, chez l'homme n° 4 et la femme n° 2.

Ce bacille est probablement identique au bacille n° 3 de Legrain, qui, cependant, n'a pas été décrit en détail.

Bacille n° 4 : Bacillus urethræ non liquefaciens.

Bacilles courts, à bouts arrondis, parfois ressemblant à des coques légèrement ovalaires ; longueur moyenne de 1, 2 à 2,5 μ ; épaisseur de 0,6 à 0,8 μ ; cependant, j'ai remarqué aussi des formes plus allongées, ces dernières souvent légèrement courbées. Assez souvent ils sont accouplés bout à bout, deux à deux. Parfois on décèle à l'extrémité ou au milieu d'un bacille un renflement ovale transparent (spore). Les bâtonnets se colorent par la méthode de Gram.

Sur les *plaques de gélose*, la culture est visible au bout de 24 heures, dans la profondeur, comme de nombreux points fins et blancs, à la surface comme des colonies opaques blanches et circulaires. Sur les *plaques de gélatine*, la croissance est lente, en fines colonies grisâtres à contours distincts qui n'atteignent qu'une étendue fort limitée sans liquéfier la gélatine.

Dans *les cultures par piqûre sur gélose*, la colonie de la surface se montre comme un épais enduit bombé, gris-blanc, d'un éclat stéarique, avec anneaux de croissance concentriques. Le trait de l'inoculation, présente un aspect grossièrement granuleux.

Sur *la gélatine*, la croissance est faible ou nulle, le long du trait de l'inoculation, comme une fine strie blanche ; à peine de culture à la surface ; point de liquéfaction.

L'*urine* présente, au bout de 2 jours, un léger trouble uniforme ; réaction faiblement alcaline par suite d'une lente décomposition de l'urée.

En *couches profondes de gélose*, il se forme, dans la profondeur, de fines colonies circulaires, augmentant de volume vers la surface.

La température la plus favorable est de 35 à 37° ; faible croissance à la température ordinaire de la chambre. Non pathogène.

Ce bacille fut trouvé en tout 3 fois (l'homme n° 1, la femme n° 4 et la femme n° 6). Il est à peine identique avec des espèces décrites antérieurement.

Bacille n° 5 : leptothrix urethræ.

Fins bâtonnets droits à bouts faiblement arrondis, d'ordinaire assez courts, en moyenne de 1,08 μ ; épaisseur de 0,4 à 0,5 μ.

Ils sont immobiles, réunis en grands amas irréguliers, très fréquemment 2 à 2 accouplés bout à bout ; ils présentent toutes les formes transitoires jusqu'aux *longs filaments onduleux et sinueux* d'une longueur très considérable, montant à 43 μ, souvent enchevêtrés en nœuds inextricables, renfermant entre eux quantité des petits bâtonnets minces. Par coloration, au violet de gentiane d'aniline d'Ehrlich, la plupart des filaments se présentent comme une réunion de bacilles placés en file, dont la longueur peut varier beaucoup dans une même chaînette. *Ils se décolorent complètement par la méthode de Gram.*

Sur *les plaques de gélatine*, il se forme au bout de deux jours des colonies blanches irrégulières, non liquéfiantes: sur *la gélose*, croissance rapide comme des taches circulaires grisâtres.

Les cultures par piqûre sur gélose envahissent rapidement toute la surface comme un enduit d'un gris uniforme ; croissance plus faible le long du trait de l'inoculation.

Les cultures ne liquéfient pas *la gélatine* ; elles se développent rapidement à la surface en présentant un aspect très caractéristique : au centre, correspondant à la piqûre, une partie blanchâtre et sèche, un peu soulevée, entourée d'une très mince pellicule transparente, faiblement visible, à périphérie très irrégulière, envoyant de tous côtés des ramifications semblables à des tentacules, ce qui donne à toute la culture superficielle une certaine ressemblance avec une tête de méduse. Le trait de l'inoculation apparaît comme une strie blanche, mince, uniforme.

Le *bouillon* se trouble fortement à 37°, déposant une couche blanche et granuleuse. Les bâtonnets sont ici assez grossiers, l'épaisseur atteignant jusqu'à 0,7 μ ; les filaments sont excessivement longs et sinueux, la jonction des bacilles isolés difficile à reconnaître.

Dans *l'urine* nulle culture, ni à la température de la chambre, ni à 37°.

Sur les *pommes de terre*, il se forme, le long de la ligne d'inoculation, une bande saillante, humide, d'un brun-jaune sale, et toute la surface de la pomme de terre présente en peu de temps un aspect grisâtre.

En grande partie *anaërobie*. Non pathogène par les expériences sur les animaux (1).

Trouvé une seule fois chez l'homme (n° 2).

(1) J'ai trouvé une seule fois dans l'urine, en un cas de néphrite hé-

Micrococcus n° 1 : Diplococcus candidus urethræ.

Coques isolés ou en grands amas irréguliers; fréquemment on voit des diplocoques, souvent à éléments asymétriques, un peu ovoïdes et légèrement aplatis. Le diamètre est de 0,8 μ. Ils se colorent facilement par la méthode de Gram.

Sur *les plaques de gélatine*, on observe, au bout de deux jours, de petites colonies blanches à contours irréguliers et au bout de 5 à 7 jours comme enfoncées dans la gélatine. Sur *les plaques de gélose*, les cultures se développent à la surface comme des colonies circulaires blanches et opaques.

Dans les *cultures par piqûre sur gélose*, la végétation est forte, surtout à la surface, où il se forme une épaisse colonie bombée, d'un blanc intense et d'un éclat de porcelaine, envahissant assez vite toute la surface. Le trait d'inoculation paraît comme une strie finement granulée.

A *la surface de la gélatine*, il se forme une colonie aplatie, irrégulière, gris-blanc; au bout de 3 à 5 jours, elle commence à *liquéfier lentement la gélatine*; il se présente un godet de liquéfaction en forme de coupole aplatie; graduellement, celle-ci s'étend en diamètre et en profondeur, et la couche supérieure de gélatine devient liquide et trouble, tandis que la liquéfaction ne s'étend que lentement en bas. La surface de la gélatine liquéfiée est couverte d'une mince couche blanche et granuleuse, restes de la colonie originelle.

Le *bouillon* se trouble légèrement, abandonnant un mince dépôt grisâtre, consistant, qui remonte comme un gros fil contourné lorsqu'on agite le liquide.

L'*urine* présente, au bout de 8 à 12 heures, un trouble uniforme, à 37°; elle devient *ammoniacale*, déposant une couche abondante de phosphate triple et d'urate d'ammoniaque.

morrhagique aiguë, une espèce de leptothrix dont les caractères morphologiques correspondaient tout à fait à ceux du microbe décrit ci-dessus. Cependant, je n'ai pas réussi à cultiver le microbe pour l'étudier ultérieurement.

Sur *pommes de terre*, il se forme, le long du trait d'inoculation, des colonies blanches, d'un blanc mat, en partie confluant en une longue strie blanchâtre.

Le microbe se développe lentement à 15°, mieux à 37°. *Facultativement anaërobie*. Non pathogène.

Trouvé chez l'homme n° 2 et femme n° 2.

Micrococcus n° 2 : Pseudogonococcus.

Diplocoques qui, par leur forme, leur groupement, leur volume, ressemblent aux gonocoques à s'y tromper; comme ces derniers, ils présentent une dépression du côté concave. Le diamètre du grand axe est de 0,6 à 1 μ; celui du petit de 0,5 à 0,6 μ, du reste la grosseur varie un peu. *Ils se colorent vivement par la méthode de Gram.*

A la température ordinaire de la chambre, le développement est lent ; ce n'est qu'au bout d'une semaine que les cultures paraissent sur *les plaques de gélatine* comme de fines colonies d'un gris-blanc, aux bords irrégulièrement sinueux et ondulés. *Pas de liquéfaction.*

Sur les *plaques de gélose*, la croissance est rapide, formant des colonies circulaires blanc-jaune, d'un blanc mat et complètement opaques.

Dans les *cultures par piqûre sur gélose*, la surface présente une colonie opaque, aplatie, d'un blanc-jaune mat, aux contours ondulés; au bout de 3 à 5 jours, elle atteint le volume d'un pois, envahissant lentement la surface jusqu'aux parois du tube. Le trait d'inoculation forme une épaisse strie jaune granulée.

La *gélatine* ne se liquéfie pas ; les cultures se répandent à la surface comme une mince couche grisâtre, irrégulière ; dans la profondeur on voit une fine strie blanche.

Le *bouillon* présente un faible aspect trouble, abandonnant un dépôt filamenteux, peu consistant.

Au bout de 24 heures à l'étuve, l'*urine* devient trouble, *ammoniacale*. Peu à peu, le liquide s'éclaircit en déposant une couche floconneuse peu consistante. Il s'opère une décomposition assez rapide de l'urée.

A la surface des *pommes de terre cuites*, les cultures croissent lentement sous forme de colonies blanches, humides, légèrement saillantes qui finissent par confluer, formant une bande granuleuse assez large à contours irréguliers, dont le centre est un peu surélevé.

Développement lent à la température de la chambre, rapide à 37°. *Facultativement anaërobie.* Non pathogène.

Trouvé 2 fois (l'homme n° 5, la femme n° 1).

Il n'est pas identique aux « pseudo-gonocoques » décrits auparavant.

Micrococcus n° 3 : Staphylococcus ureæ liquefaciens de Lundstrœm.

Staphylocoques ronds, d'ordinaire en grappes, parfois comme des diplocoques, ou en chaînettes courbes de 4 à 5 articles. Mesurant 0, 6 à 0, 8 μ de diamètre, ordinairement; parfois l'on voit des individus un peu plus grands; sur le point de se diviser. *Ils se colorent facilement et très bien par la méthode de Gram.*

Sur plaques de gélose, à 37°, la végétation apparaît déjà au bout de 24 heures sous forme de nombreuses colonies circulaires et régulières d'un blanc éclatant et à surface lisse, un peu humide, faiblement bombée. Dans la profondeur, on ne remarque que de fins points blancs.

Le développement s'opère vite aussi à la température ordinaire ; au bout de quelques jours, la plaque de gélatine est couverte de quantité de colonies liquéfiantes, produisant chacune un godet de liquéfaction à bords distincts.

La *culture par piqûre sur gélose* présente à la surface, au bout de 3 à 5 jours une colonie en cercle régulier, atteignant le volume d'un pois, d'un gris-blanc mat, envahissant lentement la surface. Par un examen plus attentif, on décèle souvent dans la colonie de minces anneaux à développement concentrique.

Le trait d'inoculation se présente comme une strie granulée.

La *liquéfaction de la gélatine* est déjà visible au bout de 1 à 2 jours, et tout le long du trait d'inoculation, de sorte qu'il se forme un conduit élargi en haut, rempli de gélatine liquéfiée et claire, tandis que les parois de ce conduit, surtout en bas, sont tapissées de toutes fines colonies blanches et granulées ; le fond renferme une agglomération blanche de bactéries.

Le *bouillon* se trouble rapidement en déposant une mince couche grisâtre qui remonte, si le liquide est agité, sous forme de fils contournés.

A 37°, *l'urine* devient vite trouble, alcaline ; *au bout de 10 à 12 heures, réaction d'ammoniaque*. Il se dépose, avec le temps, un sédiment abondant, grisâtre, incohérent, mêlé de cristaux de phosphate triple et d'urate d'ammoniaque. De même, à l'abri de l'air, il s'opère une rapide décomposition de l'urine.

Sur *les pommes de terre*, on voit des colonies circulaires, humides, gris-blanc qui confluent peu à peu.

Facultativement anaërobie ; semble se cultiver également bien à l'air et à l'abri de l'air. Développement rapide à la température ordinaire de la chambre aussi bien qu'à 37°. Non pathogène (inoculations sous-cutanées et intra-veineuses). *Par une injection dans la vessie associée à la rétention provoquée, ce microbe détermina une légère cystite ammoniacale.*

Ce microbe fut trouvé le plus fréquemment, en tout 4 fois (l'homme n° 6, les femmes n° 3,4,5,). Malgré quelques petites divergences dans les cultures sur gélatine (liquéfaction plus rapide et étendue beaucoup plus grande du trait de l'inoculation), je le considère pourtant comme *identique au staphylococcus ureæ liquefaciens* (*Lundstrœm*).

Micrococcus n° 4 : Streptococcus pyogenes.

Coques fins de 0,7 μ de diamètre en moyenne, rangés en longues chaînettes contournées.

Parfois un seul individu d'une chaînette dépasse les autres en grosseur. Coloration par la méthode de Gram.

La croissance est lente sur *les plaques de gélatine* ; au bout de 4 à 5 jours seulement, on voit de petites colonies blanches punctiformes n'atteignant, qu'une étendue très limitée. Pas de liquéfaction. Sur les plaques de gélose, on voit (à 37°) au bout de 1 à 2 jours de toutes petites colonies grisâtres et transparentes du volume d'une tête d'épingle et qui croissent lentement.

Les *cultures par piqûre sur gélatine*, suivent le trait de l'inoculation et se montrent à la surface comme une colonie fine grisâtre en forme de goutte.

Dans les *cultures par piqûre sur gélatine* le trait de l'inoculation se montre, au bout de quelque temps, comme une série de petits grains blancs sphériques qui ne confluent point. A la surface, une petite colonie circulaire blanche. *La gélatine ne se liquéfie pas.*

Sur *bouillon*, croissance caractéristique ; au fond et sur les parois du tube, il se forme un sédiment blanchâtre finement granulé qui remonte facilement, à la moindre secousse, dans le liquide qui surnage, tout à fait clair.

Dans l'*urine*, il se forme également un mince dépôt gris-blanc dans un liquide clair ; *la réaction reste acide.*

Pas de végétation sur *pommes de terre.*

Sur couches profondes de gélose le microbe se développe fort bien dans la profondeur du tube.

Meilleur développement à 30-37°. L'inoculation intraveineuse donna un résultat négatif ; l'injection sous-cutanée produisit une induration avec formation d'un petit abcès. L'inoculation dans l'oreille d'un lapin provoqua une rougeur et une tuméfaction inflammatoires progressives qui ne dépassèrent pas l'oreille et disparurent spontanément au bout de 10 jours.

Trouvé 1 fois (chez l'homme n° 3).

Micrococcus n° 5 : Streptococcus liquefaciens urethræ.

Streptocoque assez gros sur les milieux solides aussi bien

que liquides; d'ordinaire, seulement en chaînettes courtes, un peu raides. Les individus isolés sont ronds ou légèrement ovoïdes : diamètre de 1 μ. *Ils se colorent à la méthode de Gram.*

Le développement est rapide et facile; sur *les plaques de gélatine*, on voit au bout de peu de temps des colonies circulaires, liquéfiant en forme d'entonnoir ; au fond de la gélatine liquifiée, trouble, grisâtre se trouve un grumeau blanc formé de bactéries. Sur les plaques de gélose, colonies gris-jaune, opaques, d'un reflet humide.

Dans les *cultures par piqûre sur gélose*, la végétation superficielle se présente comme une colonie opaque et grisâtre à périphérie irrégulièrement lobée ; plus tard, elle prend une nuance légèrement *jaunâtre*.

Les cultures par piqûre sur gélatine commencement dès le lendemain à *liquéfier*, apparaissant au point de l'inoculation sous la forme d'une petite dépression à contours distincts. Le long du trait d'inoculation, il se forme un canal étroit et fin s'élargissant graduellement en haut comme un entonnoir, s'ouvrant à la surface en trou circulaire à bords nets. La gélatine liquéfiée présente un trouble uniforme et une couleur grisâtre.

Le *bouillon* se trouble légèrement, abandonnant une mince couche blanc sale qui remonte dans le liquide surnageant comme une masse cohérente.

L'urine se trouble peu à peu, laissant un mince dépôt filamenteux. Il s'opère une décomposition faible et incomplète de l'urée. La réaction devient alcaline, d'ordinaire au bout de 3 à 5 jours seulement.

Sur *pommes de terres*, il se forme un enduit humide, glaireux, grisâtre.

Il est principalement *aërobie*, très peu *anaërobie*. Non pathogène. La croissance s'opère vite à 15°, et surtout à 37°. Pas de végétation à 40°.

Trouvé chez l'homme n° 4 et femme n° 1.

Sarcina urethræ.

Coques assez gros, mesurant 1,5 μ de diamètre, le plus souvent groupés comme d'habitude en ballots. Ils se colorent facilement par *la méthode de Gram.*

Sur *plaques de gélatine*, les colonies se montrent rapidement sous forme de couches irrégulières jaune-soufre qui *liquéfient bientôt la gélatine.* Sur *gélose*, les cultures sont visibles au bout de 24 heures ; la végétation superficielle forme des colonies luisantes, couleur citron, complètement opaques.

Les *cultures par piqûre sur gélose* se développent rapidement, formant à la surface une colonie circulaire, épaisse, à bords lisses et d'une belle *couleur citron* claire et éclatante. Au bout d'une semaine environ, la culture atteint les parois du tube. Le trait d'inoculation se présente comme une strie granulée, divisée, dans la profondeur, en petites colonies circulaires détachées.

Dans les *cultures par piqûre sur gélatine*, la liquéfaction commence au bout de deux jours environ et s'opère rapidement dans la partie supérieure du trait d'inoculation, formant un entonnoir élargi en haut, rempli de gélatine liquéfiée et contenant au fond un grumeau de bactéries d'un jaune faible.

Dans *le bouillon* ; il se forme un mince dépôt blanc-jaune, grumelé, dans un liquide clair.

Dans *l'urine*, la croissance est faible; il s'opère une lente décomposition de l'urée ; au bout de 5 à 7 jours la réaction est alcaline.

Sur *pommes de terre*, il se développe lentement de petites colonies rondes, jaunes, granulées.

Principalement *aërobie*. Il se développe très bien à la température ordinaire de la chambre, le mieux à 37°. Non pathogène. Trouvé 1 fois (chez la femme nº 1).

Ce coque n'est pas identique à la sarcina lutea si fréquente dans l'air (Schrœter), dont il se distingue entre autres choses par sa rapide liquéfaction de la gélatine. Petit et Wassermann ont aussi trouvé dans l'urèthre des sarcines et en mentionnent différentes formes, une espèce couleur d'ocre et une autre *jaune*, qui serait peut-être identique à celle que j'ai isolée.

Ces recherches sont, à plusieurs égards, intéressantes. D'abord, elles confirment cette notion : que l'urèthre renferme une riche flore bactérienne : j'ai isolé non moins de 11 espèces différentes, en 12 urèthres. Une seule fois, l'examen donna un résultat négatif, le bouillon restant stérile après l'inoculation ; mais en répétant l'examen quelques jours plus tard, j'obtins des cultures.

En observant de plus près les espèces trouvées, nous rencontrons une grande abondance de formes, 4 bacilles, 1 leptothrix, 1 staphylocoque, 2 diplocoques, 2 streptocoques et 1 sarcine. Leur fréquence est très inégale ; quelques espèces se présentent assez souvent, tandis que d'autres semblent des hôtes plus accidentels, bien que non moins importants. Le tableau suivant montre la répartition de ces espèces chez les individus examinés.

HOMME N° 1	HOMME N° 2	HOMME N° 3	HOMME N° 4	HOMME N° 5	HOMME N° 6
Bacille n° 1	Diplococcus candidus urethræ.	Streptococcus pyogenes.	Coccobacillus liquef. urethræ.	Pseudogonococcus.	Staphylococcus lique. ureæ.
Bac. urethræ non liq.	Staphylococcus liquef. uræ.		Bact. coli commune.		
	Leptothrix urethræ.		Streptococcus liquefaciens urethræ.		
FEMME N° 1	**FEMME N° 2**	**FEMME N° 3**	**FEMME N° 4**	**FEMME N° 5**	**FEMME N° 6**
Pseudogonococcus.	Diplococcus candidus urethræ.	Staphylococcus lique. ureæ.	Bacillus urethræ non liq.	Staphylococcus lique. ureæ.	Bacillus urethræ non liquefac.
Sarcina urethræ.	Coccobaccillus lique. urethræ.		Staphylococcus lique. ureæ.		
Streptococcus liquefaciens urethræ.					

Quelques-unes des formes trouvées sont identiques aux espèces décrites antérieurement (par Lustgarten et Mannaberg, Petit et Wassermann) *tandis que je n'ai jamais trouvé les microbes de la cystite décrits par Rovsing*, pas plus que le pseudogonocoque mentionné par Lustgarten et Mannaberg.

De même que Petit et Wassermann, j'ai trouvé des coques, et de nombreux bacilles, contrairement à Rovsing : sur 6 espèces de coques 5, sur 5 espèces de bacilles 2, étaient douées de la faculté de décomposer l'urée.

On pourrait donc supposer qu'il puisse vivre dans l'urèthre une grande quantité d'espèces bien différentes, dont quelques-unes, cependant, possèdent une importance prépondérante.

Ce qui offre un intérêt particulier, c'est *la démonstration dans l'urèthre de formes pathogènes* parmi lesquelles 3 espèces déjà connues : le bacterium coli commune, le streptococcus pyogenes et le staphylococcus ureæ liquefaciens, toutes les 3 étant précisément des microbes de la cystite très importants et très dangereux.

C'est le résultat le plus important de ces examens : ils constatent, qu'en 7 cas sur 12, se trouvaient dans des urèthres normaux des microbes, reconnus pathogènes pour les organes urinaires. Je tiens à relever particulièrement la découverte du bact. coli, démontré si fréquemment dans les cystites, mais que l'on n'a jamais encore trouvé dans l'urèthre.

D'ailleurs, il est très probable qu'une grande partie des autres espèces (capables de décomposer l'urée) sont à même de déterminer une cystite.

Parmi d'autres faits intéressants, je relèverai la constatation d'un diplocoque ayant une ressemblance frappante avec le gonocoque, ce qui fait que je l'ai nommé pseudogonococcus. Il est pareil au gonocoque de Neisser au point de vue microscopique ; il lui ressemble jusque dans les moindres détails ; pourtant il serait difficile de s'y tromper, puisqu'il se colore à la méthode de Gram et cultive sur les milieux ordinaires. Ce n'est pas la première fois que l'on a trouvé dans un urèthre normal ou pathologique de pareils pseudo-gonocoques ; mais celui que j'ai isolé, ne ressemble pas identiquement à ceux qu'ont décrits jusqu'ici Lustgarten et Mannaberg, Steinschneider.

Le résultat de ces recherches est donc : *qu'il vit fréquemment des microorganismes pathogènes dans des urèthres tout à fait normaux.*

On comprend donc clairement, pourquoi toutes les précautions aseptiques dont on se sert pour l'orifice de l'urèthre, et l'emploi d'instruments désinfectés n'offrent aucune garantie contre l'infection urinaire ; pourquoi, malgré toutes ces précautions, les cystites sont si fréquentes ; on ferait donc bien de se rappeler ces observations à chaque introduction d'instruments dans l'urèthre.

D'autre part il y a, dans ces recherches, un fait qui a éveillé mon attention ; c'est que le plus fréquent de tous les microbes cystitiques, le bact. coli, la bactérie, pour ainsi dire, spécifique de l'infection urinaire s'est trouvé très rarement dans l'urèthre ; dans mes recherches, 1 fois sur 12. Comme Krogius, ayant examiné 17 urèthres dans le seul but de constater la présence de cette bactérie, a toujours obtenu un résultat négatif, je ne saurais contester la possibilité que, dans ce cas unique, le coli-bacille n'ait été introduit dans l'urèthre par la bougie stérilisée.

Cependant, comme le coli-bacille est la cause la plus fréquente des infections urinaires et que, notoirement, il a souvent été introduit par la sonde (voir par exemple, observ. 4, 6, 10, 11, 16, 18, 21, 35), il était tout naturel d'examiner s'il ne pourrait vivre en dehors du canal même, dans les points les plus proches de l'orifice de l'urèthre.

A cette intention, j'ai donc entrepris des recherches ultérieures chez l'homme, sur les bactéries du prépuce, chez la femme, sur le bactéries de la vulve, et du vagin. Dans ces recherches, j'ai eu principalement en vue cette seule bactérie ; il s'agissait seulement de constater la présence du bacterium coli ou son absence.

II. Examen des bactéries du prépuce

Mon procédé était très simple : avec les précautions aseptiques nécessaires j'ai mis un bâton de verre stérilisé en contact avec les muqueuses avoisinant l'orifice de l'urèthre ; puis je l'ai plongé directement dans un tube de bouillon, placé ensuite à l'étuve.

Comme, dans de telles conditions, le bact. coli se développe toujours très rapidement troublant le bouillon en moins de 24 heures, j'ai fait le lendemain déjà, l'ensemencement sur des plaques de gélatine, et les colonies bactériennes (non liquéfiantes) se développèrent et furent soumises, à toute la série d'examens morphologiques et biologiques, nécessaires pour fixer la diagnose du bacterium coli, examens que nous avons rapportés plus haut. J'ai examiné en tout 12 individus, 6 hommes et 6 jeunes garçons, tous autant que possible individus sains, n'ayant jamais eu d'affection de l'appareil uro-génital. Je rapporterai brièvement le résultat de ces recherches assez longues et difficiles ; à ma grande surprise, j'ai trouvé le bacterium coli dans 25 0/0 des cas examinés, donc avec une fréquence relative. Une répartition plus détaillée montre qu'il a été constaté chez 2 hommes et 1 jeune garçon ; dans le dernier cas, il se trouvait à l'état de pureté et en quantité extraordinaire, mais dans les 2 premiers cas aussi il existait en grand nombre. Ce résultat me semble très important, puisqu'il complète notre connaissance des sources de l'infection. Du reste, j'ai trouvé, pendant ces recherches, quantité de différents germes dans le prépuce, qui semble le véritable jardin d'une nombreuse flore bactérienne ; parmi ces espèces, le *staphylococcus pyogenes aureus* mérite une certaine attention ; il fut trouvé 1 fois chez un jeune homme bien portant. On sait qu'il a été trouvé assez fréquemment dans des urèthres normaux, par Lustgarten et Mannaberg, et Rovsing. Reste à rapporter que j'ai trouvé 1 fois le streptobacillus anthracoïdes décrit dans les cystites, constatation qui complète les autres.

III. Examen des bactéries de la vulve et du vagin

Pour éviter les répétitions fatigantes, je ferai observer, seulement, que mon procédé technique fut tout pareil à celui décrit plus haut. J'ai examiné en tout 12 femmes encore jeunes, bien portantes, sans leucorrhée et sans affections génitales, présentes ou antérieures. Le résultat fut inattendu et très important ; j'ai constaté que *dans la moitié des cas, le bacterium coli vivait dans la vulve de femmes tout à fait bien portantes.*

Il se trouva donc *plus fréquemment chez les femmes que chez les hommes,* et nous ajouterons sous ce rapport que, d'après nos recherches sur la cystite, il fut trouvé chez les femmes dans 75 0/0 des cas examinés, chez les hommes dans 57,9 0/0 des examens.

Il y a cependant une considération qui semblerait tout d'abord diminuer l'importance de ces expériences ; c'est que l'on entreprend toujours une désinfection du méat et de son pourtour avant d'introduire l'instrument stérilisé. Il s'agit donc de savoir si la désinfection ordinaire est suffisante, si elle est, en effet, capable d'écarter ou de tuer tous les microbes vivant à l'orifice de l'urèthre.

Pour élucider davantage cette question, j'ai donc fait de nouveaux examens bactériologiques des territoires mentionnés après qu'ils eurent été lavés avec des tampons boriqués, de la façon dont s'opère ordinairement la désinfection ; immédiatement avant l'introduction de la sonde, je touchai l'endroit « désinfecté », chez l'homme le bout du gland, chez la femme, la muqueuse entourant l'orifice de l'urèthre. Je vais rapporter brièvement le résultat de ces expériences.

IV. Examens des environs du méat après une désinfection ordinaire.

J'ai examiné aussi 8 hommes et 6 femmes ; *dans tous les 14 cas il y eut un développement abondant de cultures dans les tubes de bouillon ; donc, en aucun des cas la désinfection n'avait suffi*. En somme, je ne constatai aucune différence dans le nombre des microbes et la quantité des espèces avant et après la désinfection.

C'est ainsi que j'ai trouvé 3 fois le bacterium coli chez 8 hommes (dans les examens précédents (II), en 3 cas sur 12) chez les femmes je l'ai trouvé dans 2 cas sur 6 : (examens précédents (III), en 6 cas sur 12).

Il semble donc, en résumé, *que le bacterium coli commune soit un hôte très fréquent des muqueuses avoisinant l'orifice de l'urèthre ; de plus, il est indubitable que la désinfection ordinaire ne suffit pas pour le détruire*. On trouvera ici un avis important, qui pourra expliquer sa fréquente apparition dans la cystite et dans les affections des organes urinaires.

A. — En considérant tout ce qui précède, en voyant combien les microbes pathogènes sont fréquents dans l'urèthre et les parties environnantes ; on comprendra avec quelle facilité un instrument, quelque stérile qu'il soit, peut introduire l'agent infectieux dans la vessie. Dans les expériences en question, je n'eus qu'à toucher une petite partie de la muqueuse pour obtenir des cultures abondantes de bactéries ; n'y a-t-il pas encore plus de chance pour que, par son passage à travers l'urèthre entier, en contact intime avec la surface de toute la muqueuse, la sonde soit infectée de germes abondants? Bref, par un cathétérisme quelconque, on introduira nécessairement dans la vessie quantité de microbes, très souvent sans doute des formes pathogènes.

Si l'introduction directe de bactéries dans une vessie normale suffisait pour déterminer une cystite, on courrait de grandes risques ; c'est à peine si un seul malade éviterait la cystite à la suite du cathétérisme ; mais, heureusement, il n'en est pas ainsi ; certaines conditions sont nécessaires pour que l'infection ait lieu, avant tout la rétention d'urine et les traumatismes. Maintenant, il faut bien dire que la cause la plus fréquente du cathétérisme, c'est la rétention d'urine, c'est-à-dire la condition la plus favorable pour que les germes introduits puissent se fixer. Il en est de même des autres cas (rétrécissement, hypertrophie prostatique, calculs, tumeurs, etc.) où, par une raison quelconque, on introduit un instrument dans la vessie ; l'état même qui demande ces opérations et qui les rend nécessaires, a produit les altérations de la vessie, qui en font un sol favorable à l'invasion microbienne.

En regardant de plus près nos 35 cystites, nous verrons qu'en un grand nombre des cas elles se sont déclarées dans des conditions toutes pareilles, à la suite d'une opération, et dans des circonstances où la muqueuse vésicale offrait un état particulièrement susceptible.

C'est ainsi que nous voyons non moins de *12 cas de cystite* (obs. n°s 4, 8, 10, 12, 16, 19, 22, 23, 24, 31, 32, 35) *survenus à la suite d'un cathétérisme*, pratiqué à cause d'une rétention qui, de son côté, provenait de circonstances très différentes : couches, opérations, fièvres graves, hypertrophie prostatique, rétrécissement de l'urèthre, fracture de la colonne vertébrale, etc. *Dans 3 cas* (obs. n°s 6, 11, 20) la cystite se déclara immédiatement après *la lithotomie*, où la muqueuse vésicale présente un état très susceptible en raison d'une longue hyperhémie et contusion; en *2 cas* (obs. n°s 21 et 27) *chez des malades atteints de rétrécissement de l'urèthre avec rétention incomplète*, peu de temps après le commencement d'un traitement par les bougies. Dans 1 cas (obs. n° 30) *tumeur vésicale ulcérée, cancéreuse*, la cystite ne survint qu'après un cathétérisme explorateur. Dans tous ces 18 cas, la pathogénie de la cystite semble assez claire; l'élément infectieux serait venu de dehors, introduit par des instruments dans une vessie présentant toujours quelque état morbide; tantôt il y avait des difficultés à l'évacuation de l'urine, tantôt la muqueuse vésicale elle-même était dans un état fortement hyperhémique, présentant souvent de petites lésions épithéliales.

Dans 2 autres cas de cystite, il est vraisemblable que les bactéries se sont introduites par l'urèthre, quoique l'on n'eût pratiqué aucune introduction instrumentale. Je veux parler des observations n°s 18 et 29, où il existait, dans les 2 cas des rétrécissements multiples et très étroits donnant passage seulement aux bougies n° 6 et n° 9 (Charrière) : sans cathétérisme, ni exploration, il se déclara néanmoins une cystite. Dans les 2 cas, l'état pathologique durait depuis des années; le jet urinaire était mince, sans force de projection, pourtant l'urine ne s'écoulait pas par gouttes; dans de telles circonstances, où la vessie travaille depuis des années sous une pression augmentée, ayant des difficultés à se vider complètement, il est hors de doute qu'elle parvienne à un état pathologique, opérant de profondes altérations de la muqueuse et de la couche du tissu musculaire : la condition de l'infection est donnée. Mais les microbes, comment et d'où se sont-ils introduits dans la vessie ?

Il y a une explication qui se présente tout d'abord à l'esprit ; qu'on se rappelle qu'il existe presque constamment derrière les anciens rétrécissements une inflammation de l'urèthre postérieur ; il est donc tout naturel que cette inflammation se soit étendue en arrière, envahissant les tissus de la muqueuse même ou les vaisseaux lymphatiques des tissus sous-muqueux, pour attaquer ensuite la muqueuse de la vessie même, où les microbes trouveront un terrain bien préparé. Les cliniciens acceptent depuis longtemps cette explication (1).

Dans le cas de cystite gonococcique (n° 13) que j'ai rapporté plus haut et qui s'est déclarée à la suite d'une gonorrhée postérieure, il n'y a qu'une explication possible, c'est que l'inflammation se soit étendue en arrière, atteignant la vessie. Que cette explication soit toujours suffisante et la seule correcte, je n'en sais rien, mais elle semble s'accorder avec les faits cliniques. Dans un cas analogue de rétrécissement avec cystite, Rovsing a proposé une autre théorie d'après laquelle l'urine regurgiterait dans la vessie « étant

(1) Dans des recherches anatomo-pathologiques faites en collaboration avec notre ami Melville Wassermann, (*Annales génit. urin.* 1891 et 1894) nous avons établi que l'urèthre rétréci, scléreux, forme une cavité réelle, limitée par des parois rigides. Cette béance de l'urèthre pathologique, toute différente de l'occlusion normale d'un canal souple et sain, en fait un réservoir septique où s'amassent les sécrétions et les germes : ces conditions pathologiques permettent de comprendre aisément l'infection vésicule spontanée d'origine uréthrale, chez le rétréci (N. H.).

rejetée par le rempart qu'elle rencontre à l'endroit du rétrécissement » (1). L'urine rejetée ramènerait alors dans la vessie des microbes ayant la faculté de décomposer l'urée et provenant de la partie postérieure de l'urèthre. Rovsing appuie cette théorie sur 1 observation qui, cependant, ne paraît pas convaincante, ce que Saxtorph (2) a déjà prouvé. Il semble donc que cette théorie manque de base solide, du moins pour le moment ; du reste, il serait très possible que dans les circonstances sus-dites, la cystite puisse provenir de différentes causes et que les deux théories soient exactes.

Il y a parmi mes observations encore 5 cystites desquelles je crois pouvoir dire qu'elles sont d'origine uréthrale ; néanmoins, elles se distinguent nettement des autres, formant un petit groupe à part, une unité étiologique. Par un examen attentif des 5 cas en question (n°s 2, 3, 17, 24 et 33) on trouvera, à plusieurs égards, beaucoup de ressemblance ; *il n'y a jamais eu de cathétérisme, ni introduction d'autres instruments,* jamais de blennorrhagie, et l'examen de l'urèthre ne décèle rien d'anormal. La cystite s'est déclarée sans cause apparente, est « venue d'elle-même », pour me servir des termes même des malades : on constate une suppuration de la vessie, mais le rapport étiologique échappe. Ces cas d'origine obscure sont très intéressants et nous allons les soumettre à un examen approfondi afin de trouver la solution de l'énigme.

Une première question s'impose tout de suite : *la vessie de l'homme sain est-elle toujours fermée à l'urèthre ; le sphincter vésical forme-t-il une barrière insurmontable aux bactéries ?* La réponse sera affirmative, de nombreux examens de l'urine de l'homme sain ayant prouvé que c'est

(1) *Loc. cit.*, p. 70.
(2) S. Saxtorph : *Hospitals Fidende*, 1889, n° 45, p. 1190.

un liquide absolument stérile. Je rappellerai sous ce rapport que Pasteur a prouvé que l'urine normale ne renferme pas de microbes et peut rester inaltérée pendant des années ; ses résultats ont été confirmés plus tard par quantité de différents observateurs, parmi lesquels il faut citer : Lister (1), Meisner (2), Roberts (3), Cazeneuve et Livon (4), Leube (5), Wyssokowitsch (6). Mes expériences, rapportées plus haut, ont donné des résultats tout semblables ; elles ont montré la difficulté de recueillir une urine sans germes : mais plus on améliore sa méthode, plus on évite les causes d'erreur et plus la quantité des bactéries diminue ; et enfin en excluant toutes les erreurs, on obtient une urine stérile.

Le résultat *des expériences sur les animaux* s'accorde parfaitement avec les observations sus-dites. La rétention provoquée chez un animal, par exemple en coupant la moëlle épinière, laisse l'urine aseptique jusqu'à la mort de l'animal, fait bien des fois constaté.

Les expériences cliniques nous prouvent la même chose ; rien de plus ordinaire que de voir des prostatiques et des rétrécis dont l'urine reste pendant des années aseptique et acide, bien que la distension de la vessie et la rétention incomplète aient atteint un degré considérable, bien que les conditions pour une invasion de microbes soient au maximum. Même lorsqu'il il y a incontinence, lorsque la verge est en contact perpétuel avec l'urine sale et décomposée dans

(1) Lister. *Transactions of the royal Society of Edinburgh*. 1874-75.

(2) Voir Rosenbach : *Deutsche Ztschr. f. Chirurgie*. Bd. XIII, 1880, p. 353.

(3) Roberts. *Philosophical Transaction*, 1874.

(4) Cazeneuve et Livon. *Revue mensuelle de méd. et de chir*. 1877, p. 733.

(5) Leube. *Zeitschr. f. klin. Médecin*, 1881, Bd. III, p. 237.

(6) Wyssokowitsch. *Zeitschr. f. Hyg*. Bd. I, 1886.

un urinal malpropre, l'urine peut néanmoins rester stérile pendant un espace de temps illimité.

Tel est le cas pour l'homme ; quant à la femme, la solution de la question est plus difficile. Il faudra ici considérer la grande différence anatomique, le peu d'étendue et la largeur considérable de l'urèthre, le contact perpétuel avec les sécrétions vaginales et enfin la faiblesse du sphincter de la vessie.

En raison de toutes ces considérations, on ne saurait établir un parallèle entre ces deux cas ; à cette question, la vessie féminine est-elle complètement séparée de l'urèthre, il faudrait, selon nous, répondre *qu'il est possible que les microbes uréthraux puissent pénétrer par cette voie dans la vessie.*

Si, en se placant à ce point de vue, on étudie les 5 cystites en question, on voit qu'il n'y a non seulement une possibilité, mais une probabilité pour que les bactéries de la vulve et du vagin aient passé par l'urèthre pour venir infecter la vessie. Il est remarquable que ces 5 cystites se soient *toutes sans exception présentées chez les femmes* ; sur 35 cas de cystite, 5 appartiennent à cette espèce, et pas une ne se trouve chez l'homme ; il y a déjà là un point qui semble accuser l'importance du sexe et appuyer l'opinion que je viens d'émettre. Cette supposition gagne en certitude par une considération plus attentive.

On pourrait encore, *à priori*, admettre trois autres voies d'infection ; regardons-les de plus près pour voir si elles pourraient être acceptées. Les bactéries auraient pu être déposées directement par le torrent sanguin dans la muqueuse vésicale ; mais cette explication est facilement réfutable ; il n'y a pas de raison pour supposer une semblable infection hématogène chez des individus tout à fait sains ; d'ordinaire, aucun symptôme fébrile n'avait précédé l'attaque ; enfin, dans 2 cas, des examens directs du sang donnèrent un résultat négatif.

La seconde hypothèse serait l'ouverture d'un abcès dans la vessie, causant l'infection ; mais l'invraisemblance saute tellement aux yeux que je ne m'y arrêterai pas. On pourrait aussi penser peut-être qu'une inflammation des parties avoisinantes, de l'urèthre (uréthrite chronique), ou des parties génitales internes ait atteint la vessie ; chez 2 malades (obs. 3 et 7), toutes deux souffrant d'endométrite, cette origine de la cystite serait possible ; mais pour les 3 cas restants, rien de semblable ne put être constaté.

Reste enfin la troisième et dernière possibilité : n'existait-il pas dans tous les cas une affection rénale, par suite de laquelle les bactéries auraient été apportées dans la vessie par l'urine rénale. Mais, contre cette possibilité, nous avons des examens d'urine chimiques et microscopiques, poursuivis et très approfondis qui n'ont jamais fourni aucun appui à cette supposition. Je ne décélai jamais de cylindres, même après des centrifugations répétées de l'urine. Je ne constatai pas non plus d'autres symptômes néphrétiques, comme douleurs lombaires, œdèmes, troubles digestifs, etc. Enfin, l'observation clinique de la marche d'une partie des accès, du moins, paraissait exclure ce diagnostic ; de même que la cystite survint spontanément, elle disparut parfois assez vite et sans traitement. Il n'y avait pas cystite grave dans ces cas ; le plus souvent les symptômes étaient peu accusés. Dans l'un des cas (obs. 2) où la malade mourut d'une autre maladie (tuberculose), je constatai par l'autopsie qu'il n'y avait pas eu de néphrite.

Quoiqu'il n'y ait rien qui nous porte à croire que l'infection susdite se soit propagée des reins à la vessie, je n'oserais nier absolument l'existence d'une affection rénale latente dans les cas restants ; un foyer bactérien tout à fait circonscrit pourrait assurément subsister dans les reins sans entraîner aucun symptôme morbide, et sans se révéler même à un examen très minutieux des urines. On sait que même une néphrite diffuse peut être très difficile à diagnostiquer ; qu'on peut parfois chercher longtemps en vain des cylindres dans l'urine ; que la quantité d'albumine peut être extrêmement petite, que les symptômes morbides peuvent être très peu accusés ou faire absolument défaut ; bref, qu'on n'est pas à même de fixer le diagnostic.

Quant aux bactéries trouvées dans les 5 cystites en question, fait aussi singulier qu'intéressant, *dans tous les cas il s'agissait du bacterium coli commune en culture pure* ; pourtant, ce seul fait ne contribue pas à la solution définitive du problème. Le bact. coli aurait pu passer du canal intestinal dans le sang, pour être ensuite déposé et éliminé par les reins ; mais puisque, comme nous venons de le démontrer, c'est un hôte excessivement fréquent de la vulve, la première explication, supposant l'invasion par l'urèthre, serait en tout cas la plus vraisemblable.

Je crois donc, pour les raisons alléguées ci-dessus, que les 5 cystites en question *sont toutes dues à une infection spontanée par les microbes uréthraux*, et cette supposition trouve un appui chez des auteurs très considérables.

Il y a longtemps que Duclaux (1) a émis l'opinion que des microbes venant de dehors et suivant l'urèthre pourraient pénétrer dans la vessie ; Lépine (2) exprime brièvement une idée identique en disant : « l'urèthre, surtout chez la femme, est pour les microbes une large porte d'entrée dans la vessie ». De même Berlioz (3) qui a entrepris une lon-

(1) Duclaux. *Encyclopédie chimique*, Microbiologie.

(2) Lépine. Notes additionnelles à la traduction de Bartels : les *maladies des reins*, p. 639.

(3) Berlioz : *Passage des bactéries dans l'urine*. Thèse de Paris 1887.

gue série de recherches sur le passage des bactéries dans l'urine par les reins, adopte cette manière de voir ; il allègue les conditions favorables que présente l'urèthre, savoir la chaleur et l'humidité, concluant par là que les bactéries du vagin pourront facilement y pénétrer et s'y multiplier pour envahir ensuite la vessie ; arrivées là, elles pourront rester longtemps sans produire de décomposition ; ce n'est que par une cause accidentelle, comme un traumatisme ou quelque chose de semblable, que seront créées les conditions favorables au développement des microbes, qui alors multiplieront vite, décomposant l'urine et provoquant une inflammation. L'école française moderne, (Albarran (1) et Hallé (2) précédés par Guyon (3) adoptent et développent les mêmes opinions ; c'est ainsi que Guyon dit dans son chapitre : « Cystite chez la femme » que les microbes pourront s'introduire spontanément dans la vessie et il relève avec quelle fréquence l'on trouve chez la femme une cystite sans cause déterminée : « Serait-ce des cystites d'origine vaginale, c'est-à-dire consécutives à l'inoculation des sécrétions de la vulve ou du vagin ? Cette question mérite des recherches nouvelles ». Dans un travail récent, Guyon (4) relève que l'infection urinaire spontanée s'opère facilement chez la femme, tandis qu'on ne l'observe jamais chez l'homme ; mais : « avec un urèthre pathologique, l'infection spontanée est fréquente dans les deux sexes. »

(1) ALBARRAN : *Étude sur le rein des urinaires*. Paris 1889.

(2) HALLÉ : De l'infection urinaire. *Ann. des maladies des organes génito-urinaires*, février 1892.

(3) GUYON : *Leçons cliniques sur les affections chirurgicales de la vessie et de la prostate*. Paris 1888, p. 720.

(4) GUYON : Pathogénie des accidents infectieux chez les urinaires. *Annales des org. gén.-urin.*, 1892, p. 381.

Fürbringer (1) partage cette opinion ; c'est ainsi qu'il demande : « Qui pourrait nier que la brièveté et la largeur de l'urèthre chez la femme ne donne toute facilité à l'invasion des microbes de la vulve et du vagin ? » Plusieurs auteurs encore s'expriment de la même façon ; mais ces citations suffiront pour prouver que mon opinion est partagée par plusieurs cliniciens de grande valeur.

On pourrait objecter que la seule invasion spontanée des microbes dans la vessie ne suffit pas pour déterminer une cystite, qui demande d'autres conditions que la présence des microbes seulement. Quelles sont, dans les 5 cas cités les conditions qui auront produit la réceptivité à l'infection ? Que de telles conditions aient existé, cela semble hors de doute ; et je crois même pouvoir fournir quelques indications à ce sujet.

Je commencerai par rappeler la grande influence qu'exerce l'utérus sur les organes voisins, surtout la vessie ; il existe une relation intime entre les systèmes vasculaires de ces deux organes, de sorte que toute inflammation de l'utérus, toute congestion physiologique ou pathologique de la muqueuse utérine se transmet à la muqueuse vésicale. Les faits cliniques ordinaires tendent à prouver ces relations ; c'est ainsi que l'on remarque souvent chez les femmes des troubles de la miction pendant les règles ; chez quelques-unes c'est même le symptôme constant du commencement de la période menstruelle. De plus, on observera fréquemment une aggravation caractéristique d'une cystite antérieure pendant chaque menstruation.

La miction devient plus fréquente et plus douloureuse, une cystite chronique peut se rallumer offrant des phéno-

(1) Furbringer : *Die Krankheiten der Harn und Geschlechtsorgane. Wredens Sammlung*, 1884, p. 227.

mènes aigus, une cystite presque éteinte peut renaître. La période finie, les accidents aigus cessent ordinairement et tout retombe dans l'état antérieur ; tous ces faits sont bien connus des cliniciens expérimentés. Que la ménopause et la grossesse exercent une influence considérable sur la vessie, je me bornerai à l'observer en passant, car ces faits sont généralement admis et minutieusement décrits par quantité d'auteurs (West et Duncan (1), Civiale (2), Bernardet (3), Barié (4), Barnes (5), Playfair (6), Monod (7), Terrillon (8), Hache (9), Boissard (10), etc.) Guyon (11) surtout a élucidé cette question de la façon la plus explicite ; il dit : « toutes les fois qu'on se trouve, chez la femme, en présence de troubles urinaires, dont la pathogénie semble obscure, c'est du côté de l'utérus qu'il faut diriger ses recherches ».

En examinant les 5 malades en question, l'on constata en 2 cas (n°s 3 et 17) une endométrite chronique ; dans 1 cas

(1) West et Ducean : Diseases of women. *London*, 1879 4e édition, p. 591.

(2) Civiale : Traité pratique des maladies des org. gén.-urin. p. III, 1860, p. 493.

(3) Bernardet : Du catarrhe de la vessie chez la femme réglée, 1885.

(4) Barié : Etude sur la ménopause, 1877.

(5) Barnes : *The Lancet*, 1875.

(6) Playfair. *Transactions of the obstétritical society of London*, 1871, p. 49.

(7) Eug. Monod : Etude clinique de la cystite chez la femme, considérée spécialement dans ses rapports avec la grossesse et l'accouchement. *Ann. de gynécologie*, 1880, mars-mai.

(8) Terrillon : Cystite survenant au début de la grossesse, etc. *Bull. de la soc, de chirurgie*, 1880, p. 184.

(9) Hache : Étude clinique sur les cystites, 1884.

(10) Boissard : Etude sur les troubles de la miction se rattachant aux divers états physiologiques et path. de l'utérus, 1883.

(11) Guyon : Aff. chir. de la vessie, p. 784.

(n° 33) la malade souffrait depuis 13 ans d'un prolapsus du vagin.

Voyons à présent les deux derniers. Il me semble naturel de diriger son attention, non seulement vers un organe isolé, mais vers l'organisme entier ; il paraît indubitable que des maladies graves et prolongées, des influences affaiblissantes de toute nature qui diminuent la force de résistance de l'organisme entier puissent faire d'un organe particulier un *locus minoris resistentiæ* à l'invasion des microbes. Ce fait est bien connu dans la tuberculose ; ne voyons-nous pas souvent quelque infection aiguë ou un état défectueux de la nutrition, faire des poumons l'organe qui fournit au bacille tuberculeux le milieu favorable ? Tandis qu'auparavant l'individu aura pu inhaler nombre de bacilles tuberculeux sans péril, les circonstances changent tout à coup ; ayant perdu sa force de résistance naturelle, il devient la proie de l'infection. Nous supposons que dans certains cas il en est de la vessie comme des poumons. Car dans les 2 cystites restantes (n°s 2 et 24) nous voyons l'organisme atteint de maladies épuisantes, tuberculose et sarcôme ; il serait donc possible que la malade, ayant peut-être subi autrefois, sans la moindre réaction, la présence de microbes pathogènes dans la vessie, soit devenue un milieu nutritif favorable : sous l'action d'une influence affaiblissement générale, l'inoculation donne un résultat positif.

Il résulte donc de tout ce qui précède *que dans 27 cas de cystite sur 35, l'infection est venue du dehors ; soit directement par l'introduction d'instruments dans la vessie ; soit par propagation en arrière d'une inflammation déjà existante de l'urèthre postérieur ; soit enfin, chez des femmes, par une invasion spontanée de microbes pathogènes par la voie uréthrale.*

B. — Nous allons maintenant examiner la seconde voie par laquelle on pourrait supposer une invasion microbienne dans la vessie : la propagation d'une inflammation des organes avoisinants, par exemple par la perforation directe d'un abcès dans la vessie. Il est évident que, dans ces circonstances, une cystite pourrait facilement survenir, et survient fréquemment. C'est que le pus apporte une quantité abondante de microbes pyogènes, et justement les plus fréquents de ces derniers sont reconnus comme des bactéries cystitiques dangereuses ; d'ailleurs ils trouveront un sol très favorable dans la vessie.

Je dispose précisément d'un tel cas (n° 15) où la diagnose de cystite par perforation, fixée par le chirurgien en chef, M. le docteur Bloch, pendant la vie, fut confirmée par l'autopsie. L'observation porte qu'il s'agit d'une femme mariée, âgée de 40 ans, souffrant de métrorragies irrégulières, qui fut prise soudainement d'accès de cystite accusée, accompagnée d'urines purulentes. A son entrée à l'hôpital, on constate une tumeur considérable au côté gauche de l'excavation pelvienne, sans toutefois pouvoir préciser ses rapports avec l'utérus. Cinq jours après son entrée, j'ai examiné ses urines qui étaient alors acides, renfermant du pus et du sang en abondance et donnant à l'ensemencement une culture pure de bactérium-coli. Les examens des urines poursuivis journellement pendant une quinzaine ne décélèrent aucun élément rénal ; mais la quantité minime d'urée, variant de 6 à 10 grammes par 24 heures laissait néanmoins supposer une complication rénale. Après quelques jours d'observation on pratiqua une incision exploratrice, qui ouvrit un abcès stercoral situé dans le péritoine, et qui donna une culture pure du bacterium coli. Il y eut une amélioration passagère de l'état de la malade après l'opération ; mais elle mourut au bout de 41 jours.

L'autopsie constata un cancer utérin ayant envahi la vessie et l'S iliaque, provoqué une perforation intestinale, et un abcès péritonéal enkysté ; cet abcès, à son tour, s'était perforé dans la vessie en y versant directement le pus stercoral.

C'est l'unique de ces 35 cas où l'apparition de la cystite soit due à une suppuration avoisinante ayant empiété sur la vessie. Il ne serait pas nécessaire, *à priori*, que l'inflammation se communiquât toujours à la vessie par la perforation directe d'un abcès dans sa cavité ; l'inflammation pourrait encore atteindre la muqueuse vésicale, si, par exemple, les microbes d'un foyer voisin pénétraient à travers les parois de la vessie même. Reymond (1) a indiqué, il n'y a pas longtemps, cette origine dans certains cas de cystite et il l'a constatée par plusieurs expériences sur les animaux.

Nous venons de mentionner que, dans deux cas de cystite chez des femmes, (observations 3 et 17) on pourrait peut-être supposer la propagation de la maladie, causée par une endométrite. Nous relèverons, du reste, que les cystites aiguës spontanées doivent être considérées, du moins *en partie*, comme appartenant à cette catégorie. Chez les hommes, de telles cystites spontanées, sont, en général, des cystites uréthrales ; une uréthrite ou une prostatite ayant envahi la vessie ; chez les femmes, ces cystites proviennent également d'une blennorrhagie ou d'un état morbide des parties génitales internes (endométrite, métrite, périmétrite, pyosalpinx, etc.).

C. Avant de procéder à l'examen des cas de cystite qui laissent supposer une infection par les reins, nous devons donner un résumé de nos connaissances actuelles sur les

(1) Reymond. Des cystites consécutives à une infection de la vessie à travers les parois. *Annales des maladies des organes génito-urinaires*, avril-mai 1893.

conditions dans lesquelles les microbes pathogènes apparaissent dans les reins et peuvent passer dans les urines.

Il y a longtemps qu'on a vu pour la première fois, que le rein peut être un foyer microbien. C'est ainsi que Hüter et Tommasi (1) ont décrit, déjà en 1868, le soi-disant micrococcus diphteriæ trouvé dans les reins des malades morts de la diphtérie. La même année Fischer (2), provoqua expérimentalement une néphrite hémorrhagique septique par des injections de pus putride dans la veine jugulaire de chiens. Il observait, chez les hommes, une néphrite parenchymateuse hémorrhagique de même nature, constatant dans les vaisseaux rénaux des embolies de microcoques qui avaient causé des infarctus ou des abcès disséminés.

Quelques années plus tard V. Recklinghausen (3) et presque en même temps Waldeyer démontrèrent que les abcès miliaires se montrant accidentellement dans les grands organes parenchymateux pendant de graves maladies infectieuses, sont dûs à des organismes parasitaires. C'est ainsi que V. Recklinghausen rapporte avoir remarqué dans les veines rénales, les glomérules, les tubes urinaires, quantité de micrococoques, distincts des détritus cellulaires par leur grande force de résistance à la glycérine, l'acide acétique et les alcalis, ainsi que par la grosseur uniforme des grains.

Déjà, en 1870, Waldeyer et Klebs (4) ont constaté que les abcès rénaux métastatiques des malades atteints de pyohémie étaient dûs à un parasite particulier « microsporon septicum ».

(1) Huter et Tommasi. *Centralblatt f. die med. Wissenschaften*, 1868. p. 62.

(2) Fischer : Die septische Nephritis, Breslau, 1868.

(3) Birch-Hirschfelds : *med. Jahrbucher*, Bd. 155 Hfs. 1.

(4) Klebs : *Handbuch der path. Anatomie.*

L'an d'après, Oertel (1) affirme, en s'appuyant sur des examens microscopiques, que la néphrite diphtéritique doit son origine aux microbes et à leur multiplication dans les reins. De pareils microbes furent observés par d'autres expérimentateurs tels que Letzerich (2), Litten (3), Eberth (4) et Gaucher (5).

Un grand progrès fut fait en 1875 par la découverte de Weigert, sur la grande affinité des bactéries, pour les couleurs d'aniline; c'est l'impulsion qui donna son grand développement à la technique bactériologique. De cette façon, Weigert (6) réussit très fréquemment à décéler des embolies de micrococques dans les organes profonds, surtout dans les reins, au cours de différentes maladies infectieuses. Litten (7) de même, a donné une description détaillée des affections rénales bactériennes dans plusieurs états septiques et pyémiques.

En même temps que Weigert, Bartels (8) soutient, dans son manuel connu des affections rénales, la thèse que toutes les maladies infectieuses aiguës sont dues à un contage vivant, et que certaines néphrites, survenues secondairement

(1) Oertel : *Deutsches Archiv. f. klin. medecin*, Bd. VIII, p. 242 et Bd. XIV, p. 202.

(2) Letzérich : Uber Nephritis diphteritica. *Virchows Archiv*. 1872, Bd. 55, p. 324.

(3) Litten : Einige Falle von mykotischer Nierenerkrankung. *Zeitschr. f. klin. med.* 1882, Bd. IV, 1 et 2.

(4) Eberth : Uber die diphteritische Endocarditis. *Virchows Archiv*. Bd. 57, p. 235.

(5) Gaucher : Pathogénie des néphrites, Paris 1885, p. 12.

(6) Weigert : Zur Technih der mikr. Bacterienuntersuchung. *Virchows Archiv.*, Bd. 84. — 1881.

(7) Litten : Uber septische Erkrankungen. *Zeitschr. f. klin. medecin*. Bd. II, 1881, p. 451.

(8) Bartels : *Nierenkrankheiten.*, Berlin, 1875.

pendant la marche de la maladie, sont le résultat direct du développement des microorganismes.

Tandis que dans ces diverses recherches, on avait considéré les bactéries comme capables de causer seulement des affections rénales *en foyer*, abcès ou embolies, Bouchard (1) attribue une tout autre influence aux bactéries ; il suppose que leur passage et leur élimination par les reins peut irriter les cellules épithéliales et déterminer une néphrite *diffuse*, caractérisée principalement par des altérations des cellules épithéliales et des glomérules. Bouchard soutient que toutes les néphrites survenant dans le cours des maladies infectieuses aiguës sont d'origine infectieuse et dues au virus même de la maladie principale. Il a examiné, au microscope, les urines recueillies dans un grand nombre de maladies infectieuses, principalement la fièvre typhoïde, et, tant que durait l'albuminurie, il a toujours décelé des bactéries, qu'il retrouvait plus tard dans le sang et dans le tissu rénal. Du reste, on n'est point renseigné sur la nature et l'aspect de ces bactéries.

Depuis dix années, de nombreux auteurs ont rapporté des constatations de bactéries dans les néphrites aiguës des maladies infectieuses, et il existe déjà une vaste littérature sur ce sujet. Nous donnerons dans les pages suivantes un résumé des rapports des bactéries avec les principales néphrites infectieuses, citant en même temps quelques-unes de nos propres observations.

La *scarlatine* est la maladie qui fournit la majorité des néphrites aiguës et celle qui offre la plus grande importance pratique. Tandis qu'autrefois, on regardait un poison solu-

(1) Bouchard : Des néphrites infectieuses. *Bulletin de la Société clinique de Paris* 1880. *Transactions du Congrès de Londres* 1881. p. 346. *Revue de médecine* 1881, p. 671.

ble comme étant la cause de la néphrite (Furbringer (1) et bien d'autres), on a trouvé récemment dans les reins, avec beaucoup de fréquence, un streptocoque qui paraît identique au streptococcus pyogenes. De telles constatations sont rapportées par Loffler (2), d'abord, ensuite par Crooke (3), Frankel et Freudeberg (4), Gaucher (5), Babés (6) et Raskin (7). Dans 2 cas de néphrite scarlatineuse dont l'un compliqué d'une pneumonie lobulaire, l'autre d'une angine diphtérique, Faulhaber (8) a trouvé des pneumocoques. Dans 3 cas de néphrite post-scarlatineuse, Neumann chercha en vain des microbes dans les urines.

Quant à *la diphtérie*, les opinions sont un peu divergentes. Nous avons déjà cité les différentes découvertes positives faites antérieurement par Huter, Tommasi, Oertel, Letzerich, Litten, Eberth, Klebs et Gaucher ; mais par opposition à ces affirmations qui sont du reste très variées et non concordantes, il faut relever que Bartels, Babbe, Heller, Weigert, Wagner, Brault et Furbringer n'ont jamais trouvé de microorganismes malgré des recherches approfondies.

(1) FURBRINGER : *Die Krankheiten der Harn und Geschlechtsorgane* 1884, p. 67.

(2) LOFFLER : *Mitth. a. d. k. k. Gesundheitsarnt.* Bd. II 1884, p. 721.

(3) CROOKE : Zur pathologischen Anat. des Scharlachs. *Fortschr der medicin*, Bd. III 1885, n· 2).

(4) FRANKEL et FREUDEBERG : Uber Secundarinfection bei Scharlach. *Ctbl. f. klin. med.*, 1885, n· 45, p. 753.

(5) GAUCHER . Diphth. Albuminuria. Lancet, 1881, p. 111.

(6) BABES : Uber pathogene Bacterien des Kindesalters. Ref. in *Ctbl. f. Bact.* 1885, Bd. I, p. 505.

(7) RASKIN : Klinisch-experimentelle Unters. über Secundarinfection bei Scharlach. *Ctbl. f. Bakt.* 1889. Bd. V. p. 714.

(8) FAULHABER : Uber das Vorkommen von Bakterien in den Nieren bei acuten Infektionskrankheiten. *Beitrage zur path. Anat. und zur allg. Pathologie.* Bd. X, 1891, p. 84.

Furbringer (1) pense que ce sont probablement des bactéries de la putréfaction qu'on aura constatées autrefois, et il établit cette théorie : que les altérations anatomo-pathologiques de la néphrite diphtéritique proviennent de l'élimination d'un poison dissout, circulant dans les torrents sanguin et lymphatique, et produit sans doute par des bactéries pathogènes.

Cette théorie s'accorde bien avec les résultats obtenus par Loffler (2) qui, dans la majorité de ses recherches, n'a pas réussi à déceler des bactéries dans les organes internes ; dans un très petit nombre de cas, il put constater, dans les vaisseaux rénaux, des colonies plus ou moins volumineuses du streptocoque pyogène, mais jamais le bacille de la diphtérie. De même, Kuck (3) rapporte avoir constaté des streptocoques dans les reins, dans une albuminurie accusée. Dans ses expériences sur les animaux, Loffler a toujours trouvé les organes internes dépourvus de bactéries, comme chez les hommes morts de la diphtérie. Des expériences faites sur les animaux avec le bacille de la diphtérie, confirment la puissante action toxique de cet organisme (Roux et Yersin) (4) ; de plus, on a provoqué, par une inoculation intraveineuse ou sous-cutanée sur les lapins, une véritable néphrite sans bacilles (Spronck (5), Wintgens et van den Brinck) (6) ; ainsi tout porte à croire, qu'en général, la

(1) FURBINGER : Zur Klinik und Anat. der dipht. Nephritis. *Virchows Archiv*. 1883, Bd. 91, p. 385.

(2) LOFFLER : *Mitth. aus dem. k. k. Gesundheitsamt*. Bd. II, p. 437 et 450.

(3) KUCK : Zur Kenntniss der diphterischen Albuminurie etc. Ref in *Ctbl. f. klin. Mitth.*, 1892. n° 37.

(4) ROUX et YERSIN : Contribution à l'étude de la diphtérie.

(5) SPRONCK : Le poison diphtéritique, considéré principalement au point de vue de son action sur le rein. *Comptes rendus de l'Acad. des sc.* 1889-12 août.

(6) *Nederl. Tijdschrift v. Genceskunde*, 1889, Decl II, n° 22-23, Réf. d'après *Baumgartens Jahresbericht*, 1889.

néphrite diphtéritique est de nature toxique, provoquée par le passage d'un poison soluble, d'origine bactérienne, à travers les reins (Oertel) (1).

Dans l'érysipèle, on a démontré, à plusieurs reprises, des streptocoques dans les reins (v. Jacksch (2), Cornil (3), Gaucher (4) et Guarnieri) (5). Denucé (6), en particulier, a soigneusement étudié la pathogénie de la néphrite de l'érysipèle; il a décelé plusieurs fois les streptocoques de Fehleisen dans l'urine albumineuse, et, après la mort, dans le tissu rénal même, surtout dans les vaisseaux, plus rarement dans les glomérules, parfois dans les tubes urinaires. D'après cet auteur, on sera presque sûr de trouver les microbes spécifiques quand l'urine contient de l'albumine et des éléments figurés. Je rappellerai ici le cas typique (obs. n° 42) cité plus haut où, dans un érysipèle facial avec néphrite hémorrhagique intense, on démontra de nombreux streptocoques dans l'urine qui renfermait, en outre, une quantité extraordinaire de cellules et de cylindres; ces coques étaient impossibles à distinguer d'avec le streptococcus pyogenes; je rappellerai à cet égard l'observation 27 dans laquelle un homme, souffrant d'une cystite à streptocoques, prit un érysipèle facial typique. D'après les recherches présentes, il y aurait lieu de regarder la néphrite de l'érysipèle comme le résultat d'une infection hématogène

(1) Oertel : Uber das dipht. Gift, und seine Wirkungsweise. *Deutsche med. Wochenschr.* 1890, n° 45.

(2) V. Jacksch : *Clb. f. klin. médicin*, 1886, III, p. 193.

(3) Cornil : *Journal des connaissances médicales*, 21 mai 1885.

(4) Hillairet et Gaucher : *Traité des maladies de la peau*, T. I, p. 316 et 323.

(5) Guarnieri : *Bull. delle Acad. med. di Roma*, 1886, n° 6.

(6) Denucé : Etude sur la pathogénie et l'anatomie pathologique de l'érysipèle. Thèse de Bordeaux 1885.

par le streptocoque de Fehleisen, c'est-à-dire le streptococcus pyogenes.

De nos jours, personne ne met en doute que la *pneumonie fibrineuse* ne soit une maladie infectieuse, et la néphrite pneumonique de nature infectieuse; dans ses rapports avec la maladie principale, il faut sans doute la rapprocher de la péricardite, de la pleurésie et de la méningite à pneumocoques.

On a démontré, à plusieurs reprises, des pneumocoques dans le tissu rénal, ainsi Klebs (1) déjà en 1875. Plus tard, la néphrite pneumococcique a été le sujet de nombreuses recherches par Senger (2), Nauwerck (3), Caussade (4), Dreschfeld (5), Bozzolo (6), Weichselbaum (7), Netter (8) et Faulhaber. On a souvent décelé le pneumocoque dans le tissu rénal, surtout dans les cas récents; les coques sont surtout déposés dans les anses des glomérules et dans les petites veines, aussi dans le tissu interstitiel, dans les petits amas de cellules rondes. Dans l'urine on trouvera difficilement des pneumocoques; en effet, ils ne peuvent pas s'y multiplier, car ils périssent en peu de temps dans l'urine acide; c'est ainsi qu'ils ont été cherchés en vain par Seitz (9), Neumann (10) et Berlioz (11). D'ailleurs, on a trouvé parfois

(1) Klebs : *Archiv. f. exp. Path. u. Pharmacologie*, Bd. IV, 1875.

(2) Senger : *Archiv. f. exp. path. u. Pharmacologie*, Bd. XX, p. 389.

(3) Nauwerck : Uber Morbus Brighti bei croupeuser Pneumonie. *Beitr. zur path. Anat.* Bd. I. 1884.

(4) Caussade : De la néphrite pneumonique. Thèse de Paris, 1890.

(5) Dreschfeld : *Fortschritte der med.* 1885.

(6) Bozzolo : *Ctbl. f. klin. med.* 1885.

(7) Weichselbaum : *Wiener klin. Wochenschr.* 1888 et 1890.

(8) Netter : *Revue d'hygiène*, 1889, *Société médicale des hôpitaux*, 1889-91.

(9) *Loc. cit.*

(10) Neumann : Uber die diagnostische Bedeuteng der bakt. Urinuntersuchung etc. *Berlin klin Wochenschr.* 1888, p. 119.

(11) *Loc. cit.*

dans la pneumonie les streptocoques et les staphylocoques pyogènes ordinaires, comme cause de l'affection rénale qui devait alors être regardée comme une infection mixte. J'ai eu moi-même l'occasion de faire des examens bactériologiques des urines dans 7 pneumo-néphrites (tant de l'hôpital Frédéric que de l'infirmerie militaire) et j'ai trouvé 1 fois le pneumocoque de Frankel, 1 fois le pneumocoque de Friedlander, tandis que dans les autres cas, aucun microbe ne fut démontré ; un de ces cas, (celui où j'ai trouvé le pneumocoque de Frankel) se termina par la mort; mais l'autopsie fut défendue. Enfin, j'ai trouvé 1 fois, dans une pneumonie avec albuminurie fébrile, des streptocoques qui disparurent des urines avec la cessation de l'albuminurie.

Ce qui offre beaucoup d'intérêt, c'est qu'on a trouvé des pneumocoques dans des néphrites paraissant primitives; c'est ainsi que Mircoli (1) parle d'une « néphrite mycotique primaire », chez les enfants, où l'on constata dans les reins des coques encapsulés; Rasch (2) a rapporté un bel exemple de néphrite pneumococcique sans pneumonie, où une otite moyenne suppurée fut sans doute la cause de l'infection. Des cas de même nature ont été observés par Weichselbaum (3). J'ajouterai encore qu'une seule fois dans une néphrite hémorrhagique aiguë, survenue sans cause apparente chez un individu jusque là bien portant, j'ai constaté des pneumocoques dans les urines, qui contenaient aussi des cylindres granuleux et des cylindres hématiques (4).

(1) MIRCOLI : Primare mykotische Nierentzundung der Kinder. *Ctbl. f. d. med. Wissensch*, 1887 et *Beitr. z. path. Anat.* Bd. 4.

(2) RASCH : Om et Tilfælde af mikrobiel (Pneumokok) Nephritis etc. *Hosp. Fidente*, 1892, Nr. 21.

(3) WEICHSELBAUM : *Monatsschr. f. Ohrenheilkunde.*

(4) Le malade avait eu une angine peu avant l'apparition de la néphrite. Il serait donc possible que l'angine eût formé la porte d'entrée de l'infection.

Les microbes ordinaires de la suppuration ont été démontrés à maintes reprises dans l'urine pendant différentes maladies -infectieuses. C'est ainsi que le *staphylococcus pyogenes aureus* a été trouvé dans l'*ostéomyélite* et l'*endocardite ulcéreuse* (Neumann (1) et Kraske) (2) le *streptococcus pyogenes* dans 2 cas de *phlegmon* (Weichselbaum) (3) et dans toute une série de différents états septicémiques. Doyen (4) a pu démontrer constamment dans les organes internes et dans l'urine, des microbes pathogènes identiques aux pyocoques de Rosenbach. Enfin, dans un cas de néphrite pyémique (de l'infirmerie militaire), j'ai pu moi-même cultiver le *staphylococcus pyogenes aureus* à l'état de pureté, de l'urine. Dans ce cas, ainsi que dans les cas rapportés déjà par Neumann, l'urine restait toujours acide bien que renfermant un microbe qui décompose énergiquement l'urée.

La *néphrite de la fièvre typhoïde* a été mentionnée plus haut.

La *néphrite du choléra* ne paraît pas être une affection bactérienne proprement dite ; en tout cas elle est à peine en rapport direct avec le bacille du choléra qu'on n'a jamais trouvé dans les reins, pas plus que dans les autres organes internes (Koch) (5).

Que dans la *néphrite tuberculeuse* on ait souvent trouvé les microbes spécifiques dans les urines, c'est chose connue ; et nous venons de rapporter nous-mêmes quelques cas de cette nature (voir n°s 7, 40 et 41).

Je rapporterai finalement que l'on a fait des découvertes

(1) *loc. cit.*

(2) KRASKE : *Archiv. f. klin. Chirurgie*, 1887.

(3) WEICHSELBAUM : *Wiener méd. Blatter*, 1885, n° 22 et 23.

(4) DOYEN : *Bull. de l'Académie de médecine*, 1886.

(5) KOCH : *Conferent zur Erorzerung der Cholerafrage.*

analogues dans les maladies infectieuses les plus différentes, ainsi dans la *variole*, (Weigert), *la rougeole* (Bouchard, Lebel), *la fièvre récurrente* (des spirilles trouvés 1 fois par Kannenberg) (1), *la fièvre jaune* (Babes (2) trouva des chaînettes de diplocoques); *la morve* (Philippowicz : bacilles de la morve) et plusieurs autres ; de même dans différentes maladies infectieuses des animaux et dans des maladies provoquées expérimentalement.

Ceci donnera une idée de la fréquence avec laquelle on trouve dans l'urine des microbes pathogènes, fait avec lequel il faudra compter et qui engagera à entreprendre dans ces cas, une thérapeutique urinaire antiseptique.

Dans les pages précédentes, nous nous sommes occupé particulièrement des néphrites secondaires des maladies infectieuses et nous avons démontré que bien souvent il faut les regarder comme étant de nature bactérienne. Or, on a découvert récemment qu'il en est à peu près de même des néphrites primitives et peut-être dans une plus grande proportion qu'on n'aurait soupçonné. En particulier dans la maladie de Bright aiguë, qui semble parfois présenter un caractère presque épidémique, on a décelé plusieurs fois des bactéries jouant probablement le rôle de cause. De tels cas ont été décrits par Litten, Letzerich, Mannaberg, Lustgarten et Mannaberg.

Les expériences sur les animaux ont fourni un contingent important à cette étiologie des néphrites primitives. On a plusieurs fois provoqué une néphrite par l'inoculation de cultures pures sur les animaux ; mais je ne m'arrêterai pas à citer les différents expérimentateurs et les différentes bactéries qui ont donné un résultat positif, je relèverai seu-

(1) Kannenberg : *Ztschr. f. klin. méd.* Bd. I. 1880.
(2) Cornil et Babes : *Les bactéries*, p. 445.

lement un fait, comme très intéressant et non sans importance pour la pathologie humaine.

Charrin (1) a prouvé incontestablement, par ses études classiques sur « la maladie pyocyanique » que le *bacillus pyocyaneus* provoque constamment une néphrite et, qu'au bout de quelque temps, celle-ci peut passer à une sclérose accusée des reins ; même avec hypertrophie consécutive du cœur. On est conduit à établir immédiatement un parallèle avec ce qui se passe en pathologie humaine, d'autant plus qu'il semble prouvé que des néphrites interstitielles chroniques peuvent se développer peu à peu à la suite des néphrites infectieuses aiguës (2). J'ai fait moi-même, à cet égard, une observation assez intéressante ; par l'injection du pneumocoque de Friedlander dans la veine auriculaire d'un lapin, je provoquai une seule fois une néphrite aiguë, caractérisée par albumine, sang, cylindres et diplocoques dans l'urine. Au bout de 15 jours, les bactéries disparurent de l'urine, tandis que l'albuminurie se maintenait néanmoins, et après la mort de l'animal, environ 6 semaines après l'inoculation, je constatai une néphrite chronique avec sclérose commençante des reins, sans pouvoir déceler le pneumocoque dans le tissu rénal, ni au microscope, ni par des cultures ; donc, néphrite interstitielle chronique sans microbes comme issue d'une néphrite bactérienne aiguë.

Il résulte de ce qui précède que, sans aucun doute, une

(1) CHARRIN : *La maladie pyocyanique*. Paris 1889, Ref, dans *Baumgartens Garesber*. 1889.

(2) Albarran dans sa thèse. « Le rein des urinaires » a bien établi la nature infectieuse de certaines lésions scléreuses, dans les néphrites ascendantes des urinaires : le dernier terme de l'action des microbes, ou de leurs toxines sur les tissus n'est pas toujours la suppuration, ou la nécrose, qui détruisent : ce peut-être aussi la prolifération cellulaire, qui organise, édifie des néoplasies persistantes, dont l'évolution vers la sclérose est fréquente ». (N. H.)

grande quantité de néphrites diverses (circonscrites et diffuses, aiguës et chroniques) peuvent être d'origine bactérienne et que, dans ces circonstances, les bactéries peuvent être éliminées par les urines.

Du reste, on commettrait une grande erreur en supposant que toute néphrite infectieuse est accompagnée d'une élimination de bactéries dans l'urine ; au contraire, on voit assez souvent des néphrites graves et accusées où l'on cherche en vain les microbes pathogènes. D'autre part, on pourra, pendant des maladies infectieuses, constater des bacilles dans l'urine, sans que celle-ci renferme de l'albumine ou d'autres signes de néphrite ; mais je dois rappeler, à cet égard, le fait bien connu qu'une affection rénale plus ou moins considérable peut très bien subsister, sans se manifester à l'examen clinique : de tels cas sont cités par exemple par Seitz et Neumann.

Les faits cliniques tendent à prouver qu'une élimination de bactéries par les urines, dépendrait toujours d'une affection rénale ; du moins, l'existence de cette affection semble prouvée par des constatations positives ; et le plus souvent il y avait des signes prononcés de néphrite dans ces cas.

Quant à une élimination physiologique de bactéries par les reins, telle qu'on se la figurait autrefois pour les maladies d'infection, il n'en peut être question.

Il y a encore un point important qui mérite d'être considéré. Rovsing, qui étudie dans son traité les affections rénales comme étant une des causes fondamentales de la cystite, arrive à ce résultat : que tous les microbes, reconnus avec certitude à même de déterminer la néphrite, *auraient, sans exception, la faculté de décomposer l'urée* (1), et il insiste fortement sur ce fait; que la néphrite doit pro-

(1) *loc. cit.* p. 99.

bablement son origine à des microbes ayant la faculté de décomposer l'urée ; que « *précisément la décomposition de l'urée et le dégagement d'ammoniaque sont pour les reins, ainsi que pour la vessie, l'accident fatal proprement dit* » (1). Ce « fait » devrait donc en outre former le point de départ des recherches sur la nature de l'urémie.

Mais cette hypothèse s'accorde mal avec la réalité des faits. La plupart des microbes que l'on trouve chez l'homme comme cause fréquente de la néphrite, sont assurément hors d'état de décomposer l'urée, dans la scarlatine (le streptococcus pyogenes), la pneumonie (le pneumococcus de Fränkel), l'érysipèle (le streptococcus erysipelatis) la fièvre typhoïde (le bacille typhique), etc. ; cette faculté n'a été constatée avec certitude que pour un seul d'entre eux, le staphylococcus pyogenes aureus ; en outre, ce dernier n'est pas des plus fréquents.

L'examen de la réaction des urines dans un grand nombre de néphrites résoudrait bientôt la question ; mais Rovsing a renoncé à cet examen, sous prétexte que les malades avaient été traités souvent par des ingestions de bicarbonate de soude, ce qui rendait la réaction alcaline. Ce motif me semble peu acceptable, puisque une urine alcaline est très facile à distinguer d'une urine ammoniacale, avec laquelle elle ne doit point être confondue. J'ai donc examiné la réaction de l'urine dans 56 cas de néphrite très variés ; je l'ai trouvé 1 fois neutre, 2 fois alcaline (les malades étaient traités intérieurement avec les alcalins) dans tous les cas restants, acide, jamais ammoniacale, même dans la plus grande urémie. Cela s'accorde parfaitement avec le fait reconnu par tous les cliniciens expérimentés, que *dans les néphrites, la réaction de l'urine est presque toujours acide.*

(1) *loc. cit.* p. 96. Les mots en italiques sont relevés par moi.

Même dans les cas où le *staphylococcus pyogenes aureus* est la cause d'une néphrite, il ne paraît pas agir en vertu de sa propriété de décomposer l'urée, attendu que la réaction de l'urine reste fréquemment acide (voir le cas de Neumann, et le cas rapporté par moi).

Nous sommes donc persuadés que l'opinion émise par Rovsing n'est pas justifiée.

Reste encore une question d'une extrême importance : *serait-ce le rein malade, seulement, qui admettrait le passage des bactéries : le rein tout à fait normal ne serait-il pas susceptible d'être ainsi envahi ?* Cette question difficile est, depuis des années, le sujet de recherches multiples ; les solutions ont beaucoup différé ; il n'y en a pas encore de définitive.

Tandis que les anciens pathologistes pensaient que des substances dissoutes, seules, pouvaient passer par les reins, Cohnheim (1) parle déjà de la propriété heureuse que possède l'organisme d'éliminer par la sécrétion rénale les substances nuisibles, non seulement les poisons dissous, mais encore les éléments organisés. Thomas (2) pense que dans les maladies infectieuses on trouvera en général les microbes spécifiques éliminés dans les urines. Cependant, des théories seules ne sauraient résoudre la question ; il fallait que les expériences vinssent donner le mot décisif ; aussi ne se firent-elles pas attendre.

Dans ces conditions Hoffmann et Langerhans (3), d'après leurs expériences nient une élimination de bactéries par

(1) Cohnheim : *Vorlesungen uber allgemeine Pathologie*, 1880, Bd. II, p. 297.

(2) Neubauer und Vogel : *Analyse des Harns*. 3 Aufl. p. 485.

(3) Hoffmann und Langerhans : Uber den Verbleib des in die circulation eingeführben Zinnobers. *Virchows Archiv*. 1869, Bd. 48, p. 303.

des reins normaux, ou une sécrétion quelconque d'éléments corpusculaires ; ces auteurs ont pratiqué l'injection de cinabre dans le sang de lapins et de cobayes et n'ont jamais constaté la présence du cinabre dans les urines. Rutimeyer (1) fit des observations semblables sur les chiens ; tandis que, chez les grenouilles, il retrouvait fréquemment quelques rares grains de cinabre dans l'urine.

D'autre part, des expériences de Wiener (2), Maas (3) et Scriba (4) démontrent que la graisse liquide introduite dans les cavités séreuses ou directement dans le torrent circulatoire peut passer par le rein normal; de même que Rutimeyer a retrouvé de temps en temps quelques rares globules de graisse dans l'urine, après des injections intraveineuses, sur des chiens.

Après une injection de spores de moisissures dans le sang veineux de chiens et de lapins, Grawitz (5) crut retrouver les spores de champignons dans les urines de ces animaux ; mais la démonstration étant seulement microscopique, il était possible qu'il les eût confondues avec certains petits cristaux sphéroïdes. Capitan (6) qui injecta des levures dans le sang des animaux, parvint à ce résultat : que l'apparition des levures dans l'urine coïncide toujours avec la présence d'albumine et de cylindres granuleux, c'est-à-dire avec une néphrite aiguë.

(1) Rutimeyer : *Archiv. f. exp. Path. u. Pharmacologie*, Bd.XIV, 1881, p. 420.

(2) Wiener : *Archiv. f. exp. Path. u. Pharmacologie*, Bd. XI, p. 275.

(3) Maas : *Deutsche Zeitschr. f. Chirurgie*, Bd. XII, p. 118.

(4) Scriba : Ref. d'après Cohnheim, *loc. cit.*

(5) Grawitz : Beitrage zur systematischen Botanik der pflanzl. Parasiten. *Virch. Arch.* 1877, Bd. 70, p. 574.

(6) Capitan : Thèse de Paris 1883, p. 33. Ref. d'après Gaucher : *Pathogénie des néphrites.*

Quelques expériences de Cornil et Brault (1) pourraient être invoquées en faveur du passage par le rein normal ; ces auteurs ont remarqué, après des injections sous-cutanées d'une infusion de jequiriti sur des grenouilles, que peu après, le sang contenait les bacilles caractéristiques et que ceux-ci s'éliminaient par les urines sans provoquer par leur présence et leur passage dans les reins, aucune altération du parenchyme. De même, Philippowicz (2) et Finkler-Prior (3) rapportent avoir trouvé, dans plusieurs maladies infectieuses, des microbes pathogènes dans l'urine, sans pouvoir constater macroscopiquement aucune affection rénale. Cohnheim (4) aussi, et plus tard Trambusti et Maffucci (5) rapportent avoir démontré expérimentalement le passage des bactéridies charbonneuses, par le rein normal; tandis que, par contre, les expériences de Koch (6), Straus et Chamberland (7) Boccardi (8), prises en bloc, tendent à prouver que les bacilles ne se trouvent dans l'urine que lorsqu'elle est sanguinolente et qu'il y a des lésions des glomérules et des parois vasculaires.

On voit donc qu'il existe un désaccord complet entre les différents observateurs.

(1) Cornil et Brault : Étude sur la pathologie du rein, Paris, 1884.

(2) Philippowicz : *Wiener med Blatter*, 1885, nvk 22-23.

(3) Finkler und Prior : *Centralbl. f. allg. Gesundheitspflege*. Bd. I, 5 et 6.

(4) Cohnheim : *Allg. Pathologie*, 1880, Bd. VI, p. 297.

(5) Trambusti et Maffucci : Sull' eliminazione dei virus dall' organismo animale. *Rev. intern. di med. e chir.* 1886. Ref. dans *Baumgartens Jahresber.* 1886, p. 382.

(6) Koch : *Untersuchungen uber die Ætiologie der Wundinfectionskrankheiten.* Leipzig 1878

(7) Straus et Chamberland : *Archives de Physiologie*, 1883.

(8) Boccardi : *Reforma medica*, 1888, n° 131 et 132. *Baumgartens Jahresbericht*, 1888, p. 104.

Wyssokowitsch (1), a surtout contribué à apporter une importante contribution à la solution de la question. S'appuyant sur de longues séries d'expériences sur les animaux soigneusement exécutées avec quantité de différents microbes, il arrive, en 1886, à cette conclusion, *qu'une élimination de bactéries par les urines est toujours rattachée à des altérations morbides des organes urinaires et dépend de ces altérations*. D'après lui, le tissu du rein normal serait donc impénétrable aux microbes.

Berlioz (2) parvient à un résultat semblable par l'injection de différentes bactéries dans le torrent circulatoire des animaux; lui aussi conteste la possibilité d'une élimination rénale physiologique des bactéries. Pourtant il garde une certaine réserve vis-à-vis de l'opinion de Wyssokowitsch dont il qualifie les conclusions d' « un peu trop absolues ».

Depuis, l'on a soulevé à plusieurs reprises des objections contre la thèse établie par Wyssokowitsch, sans qu'on ait réussi, que je sache, à ébranler notablement ses résultats.

Pourtant Schweizer (3) a entrepris des expériences ultérieures dans le sens indiqué, avec un bacille fluorescent isolé du pus de l'ozène, introduit de différentes façons dans le sang des animaux ; dans tous les cas, il pouvait démontrer après peu de temps, parfois déjà au bout de 4 heures, des bacilles dans l'urine, sans constater microscopiquement des altérations du tissu rénal. Il allègue encore contre Wyssokowitsch ses expériences avec des grains de couleurs, qui étaient déjà visibles dans les tubes urinaires une demi-heure après l'injection. Néanmoins il est vraisemblable qu'il doit y avoir de minimes altérations de la texture des parois capil-

(1) WYSSOKOWITSCH : Uber das Schicksaal der in's Blut injicirten Microorganismens. *Ztschr. f. Hygiène*, 1886, Bd. I.

(2) *loc. cit.*

(3) SCHWEIZER : *Virchows Archiv*, Bd. 110, 1887, p. 255.

laires, et en tout cas, Schweizer rapporte, qu'une grande partie des bactéries ne peut passer avant qu'il y ait des lésions de l'épithélium glomérulaire ; c'est-à-dire après un espace de temps plus court que ne le dit Wyssokowitsch, qui fait dépendre le passage d'hémorrhagie ou d'infractus du rein. La différence entre Wyssokowitsch et Schweizer serait donc surtout une différence de degré ; des altérations minimes suffisent déjà pour faciliter le passage aux bactéries.

Orth (1) a critiqué le travail de Wyssokowitsch en faisant observer différentes causes d'erreurs qui pourraient porter à des conclusions erronées. Par des études anatomo-pathologiques, il a acquis la conviction qu'en effet, l'on ne saurait regarder le rein comme un émonctoire physiologique des bactéries du sang et d'autres éléments corpusculaires, mais que cependant il ne faut pas nier absolument un tel passage. Dans de véritables affections rénales hématogènes, dans la pyémie, l'endocardite et l'érysipèle, il trouva souvent des cylindres bactériens dans les urines, sans que, dans ces cas, il pût constater par des coupes microscopiques en série, aucune affection rénale en foyer.

En résumant brièvement les résultats de tout ce qui précède, on peut donc regarder comme prouvé d'une façon clinique et expérimentale :

a) Que les bactéries peuvent être souvent la cause de néphrites aiguës, tant secondaires que primitives ; même, des néphrites chroniques peuvent être d'origine bactérienne.

b) Que des bactéries du sang peuvent être éliminées par les urines, lorsqu'il existe une affection rénale quelconque qui, cependant, ne peut pas toujours être constatée macros-

(1) Orth : Uber die Ausscheidung abnormer korperlicher Bestandtheile des Blutes, durch die Nieren. *D. med. Wochenschr.* 1892, n° 44, *Ctbl. f. med.*, 1862, n° 29.

copiquement ; des altérations minimes des parois vasculaires suffisent en ce cas.

c) Que les microbes pathogènes ne se trouvent pas toujours, pas même fréquemment, dans l'urine, lors même qu'il subsiste une néphrite infectieuse.

d) Que pendant des maladies infectieuses aiguës, aucune élimination physiologique des bactéries ne s'opère par les reins sains.

e) Qu'il est possible que des bactéries puissent passer par le rein normal, toutefois en petite quantité, semble-t-il ; une abondante quantité de microbes dans les urines doit toujours être regardée comme dépendant d'altérations morbides locales de l'appareil urinaire.

Nous avons donc à présent la certitude que des bactéries peuvent passer dans les urines, lorsque les reins sont le siège d'une inflammation, et nous allons maintenant étudier les cas de cystite qui nous restent. Nous ne perdrons pas de vue les faits cités et nous chercherons si, parmi ces cas, il n'en est pas quelques-uns, où l'infection pourrait être regardée comme étant d'origine rénale. Pour pouvoir rapporter une cystite à cette origine, il faudrait donc d'abord pouvoir constater *une affection rénale préexistante comme source de l'infection* ; ensuite, pouvoir démontrer, pour la vessie, *les conditions spéciales* qui auraient préparé aux bactéries pathogènes le terrain requis (1).

Nous trouvons maintenant parmi les cystites restantes 6 cas, (obs. 1, 7, 9, 25, 28, 34) où tout porte à supposer une infection rénale primitive ; après un examen plus appro-

(1) Lorsque Rovsing établit que le microbe en question doit être doué de la faculté de décomposer l'urée, nous ne saurions partager son opinion, d'après tout ce qui précède.

fondi, la vraisemblance se changera presque en certitude.

Dans l'observation 1, nous voyons une jeune femme qui a fait des couches très laborieuses avec accès d'éclampsie et qui entre dans un état comateux à l'hôpital, où l'on constate immédiatement une néphrite parenchymateuse aiguë. L'urine, recueillie avec précautions aseptiques, est fortement albumineuse, renfermant quantité de cylindres granuleux et hyalins et donnant à l'ensemencement de nombreuses colonies du bacterium coli commune. En raison d'une rétention d'urine, il devient nécessaire de sonder la malade pendant quelque temps, et, peu de jours après son entrée, il se manifeste tous les symptômes de la cystite ; l'urine reste acide, renfermant du pus abondant, outre les éléments susdits, et donne le même résultat par l'examen bactériologique. La préexistence d'une néphrite aiguë avec élimination de bactéries pathogènes par l'urine est donc indubitable ici ; voilà la première condition indispensable pour l'apparition d'une cystite ; la rétention d'urine qui survient, condition seconde, rend la vessie accessible à l'infection. Dans ce cas, il serait sans doute possible que la cystite se soit développée par suite du cathétérisme ; cependant, il est plus naturel de penser qu'il s'agit ici d'une cystite secondaire à la néphrite infectieuse, puisque le même bacille fut démontré à l'état de pureté avant et après l'apparition de la cystite et le cathétérisme.

C'est la première fois que j'ai eu l'occasion d'observer une cystite purulente acide qui, évidemment, n'était pas tuberculeuse, et cette observation donna pour ainsi dire naissance à mon travail.

Dans l'observation 25, il s'agit d'un vieux prostatique qui souffre depuis une année de symptômes de cystite de plus en plus violents. Il n'a jamais été sondé. L'urine est acide, fortement purulente, contenant en culture pure, le bacterium coli commune. A l'examen des urines, répété chaque jour on décèle parfois des cylindres hyalins ; le malade souffre de polyurie, et de plus l'on constate que la quantité d'urée par 24 heures est extrêmement petite, en moyenne 10, 7 grammes ; il y a donc lieu de supposer une affection rénale ; d'ailleurs, il accuse aussi des douleurs lombaires. Comme cause prédisposante, nous trouvons l'évacuation défectueuse de l'urine avec distension de la vessie, se terminant enfin par une rétention complète. Ce cas ne paraît donc pas difficile à expliquer et se range bien dans le cadre établi.

L'observation 28, nous fait voir de même, un septuagénaire souffrant d'une hypertrophie prostatique notable et d'une rétention d'urine incomplète. Sans qu'on ait jamais pratiqué une introduction d'instruments, sans cause apparente, il est pris soudainement de ténesmes fréquents et douloureux ; l'urine devient fortement trouble et d'odeur fétide. Les accès augmentant graduellement d'intensité, il entre à l'hôpital, où l'urine recueillie avec précautions aseptiques, avant de commencer aucun traitement, se montra fortement acide, renfermant de l'albumine et du pus, et des cellules épithéliales différentes, mais pas de cylindres ; de plus, une culture pure du bacterium coli qui se trouve virulent pour les lapins. En examinant tous les jours les urines après centrifugation, j'ai bientôt obtenu la conviction que nous étions en présence d'une néphrite ; j'ai démontré à plusieurs reprises des cylindres hyalins et granuleux dans l'urine, en petite quantité, c'est vrai ; en outre, la quantité d'urée était minime (variant de 9 gr. 6 à 16 gr. 86 par 24 heures), chiffre moyen pour 15 jours : 13 gr. J'ajouterai encore que l'on décélait continuellement dans l'urine des cellules qui semblaient être de l'épithélium rénal détaché ; mais nous pensons qu'il est extrêmement difficile, souvent tout à fait impossible, de déterminer si une petite cellule épithéliale ronde provient du rein ou des voies évacuatrices. Aussi n'ai-je jamais, à l'examen microscopique des urines, fixé le diagnostic d'affection rénale, en m'appuyant simplement sur la présence de telles cellules d'épithélium rénal plus ou moins douteuses (1).

Dans le cas présent on pourrait supposer que l'affection rénale avait ouvert aux bactéries l'accès des organes urinaires ; l'hypertrophie considérable de la prostate empêchant la fonction physiologique de la vessie et déterminant une stagnation des urines, aurait notablement facilité l'invasion microbienne.

L'étude approfondie de l'observation 34 est très intéressante et instructive. Un homme marié, âgé de 57 ans, d'une bonne santé antérieure, d'une famille saine, n'ayant jamais présenté de symptômes de tuberculose, est pris soudainement d'une cystite bien caractérisée, et sans qu'il paraisse y avoir eu de cause déterminée ; on n'a jamais introduit d'instruments dans la vessie, l'urèthre est normal, et il n'y a pas d'hypertrophie de la prostate. Il n'y avait point de douleurs lombaires, ni d'œdème, ni d'autres symptômes d'une affection rénale ; l'urine, acide et purulente, renfermait une petite quantité d'albumine, pas de cylindres. On se trouvait devant un véritable problème ; l'analyse détaillée, je crois, en donne la solution.

(1) Il faut toujours imiter cette réserve, relativement à la constatation des cellules d'épithélium rénal : l'affirmation n'est guère possible que dans les néphrites pures, sans inflammation concomitante des voies d'excrétion : on peut alors, parfois, trouver, par la centrifugation, un sédiment uniquement composé de cylindres, de cylindres épithéliaux, et de petites cellules épithéliales isolées ou en petits groupes, identiques à celles qui revêtent les cylindres, de provenance manifestement rénale. Quand il y a en même temps, uréthro-pyélite et cystite, avec sédiment purulent abondant, force est de rester dans le doute : il est presque impossible de distinguer, des cellules rénales, les petites cellules de l'épithélium des voies d'excrétion, dégénéré et proliférant. (N. H).

Dans ce cas encore, l'examen des urines continué pendant quelque temps fit supposer à l'existence d'une affection rénale, jusqu'ici latente. Je constatai, en effet, que le malade souffrait de polyurie, jusqu'à 2530 c. c. par 24 heures; l'urine qui était toujours d'une densité peu considérable, 1010 à 1012, renfermait parfois des cylindres hyalins et des cellules épithéliales en état de dégénérescence graisseuse, ressemblant à de l'épithélium rénal. En outre, il faut remarquer que le malade était alcoolique, ou du moins qu'il l'avait été autrefois; enfin, il y avait de la fièvre, ce qui, d'après l'expérience de Guyon (1), serait le symptôme d'une complication rénale, car il n'y aurait jamais de fièvre dans une simple cystite (2). La quantité d'urée se trouvait aussi diminuée; le chiffre moyen de 15 jours était de 20 gr. 8 par 24 heures: le malade avait bon appétit et suivait un régime nourrissant. Pour ces raisons, nous supposons donc que dans le cas présent il existait une affection rénale, que le malade souffrait d'une atrophie granulaire des reins. On sait que cette maladie commence insensiblement, reste souvent latente pendant des années et que le dépôt urinaire d'éléments formés et d'albumine est ordinairement très faible.

Nous venons de constater ainsi la néphrite, c'est la porte d'entrée des bactéries; mais où trouver les circonstances favorables sans lesquelles les bactéries ne sauraient déployer leur action nuisible?

En interrogeant le malade, on apprit que le jour même où il fut pris de la maladie, il avait été présent à un incendie, exposé pendant plusieurs heures au froid et à l'humidité. A sa rentrée à la maison, le soir, il fut saisi de plu-

(1) GUYON: Aff. chir. de la vessie. p. 921-922.

(2) Quant à la valeur de ce dernier symptôme d'une néphrite, nous ne sommes pas enclins à y rattacher beaucoup d'importance.

sieurs frissons alternant avec la chaleur ; il eut tout de suite des douleurs à la région vésicale, la miction devint fréquente, accompagnée de douleurs tranchantes à l'urèthre, et l'urine qui jusque-là n'avait rien présenté d'anormal, devint trouble et fétide. Évidemment, cette cystite a été en rapport intime avec un « refroidissement » sérieux, et, à première vue, ce dernier pourrait sembler la véritable cause ; cependant il doit être regardé seulement comme une circonstance prédisposante, qui a enfin permis aux bactéries de prendre pied et d'exercer leur action.

Cette observation montre, ce me semble, parfaitement le rôle du refroidissement ; les anciens médecins lui attribuent souvent une extrême importance comme élément étiologique, tandis que les jeunes médecins le rejettent tout à fait. D'après nous, le refroidissement joue un rôle très réel dans l'étiologie de la cystite, bien que placé au second rang parmi les circonstances *prédisposantes* ; ce n'est point la cause déterminante. Cette opinion semble être confirmée par mes expériences sur les animaux (nos 35, 36 et 37), qui prouvèrent que le changement soudain de température n'est pas à même de déterminer la cystite, tandis que celle-ci se manifestait vite quand il y avait en même temps des bactéries présentes.

Reste encore une question importante : en supposant même que dans les quatre cas cités, il y ait eu une affection rénale, comment les bactéries se sont-elles, en somme, introduites dans le sang pour passer ensuite dans les urines ?

Même si nous admettons, dans le premier cas, que les bactéries aient provoqué la néphrite parenchymateuse aiguë et soient restées présentes dans le tissu rénal, rien ne nous porte à croire que les bactéries pussent être regardées comme cause de l'affection rénale chroniquedans les trois derniers cas. Au contraire, fondé sur un nombre assez considérable d'examens bactériologiques des urines dans différents cas de maladie de Bright chronique, je puis affirmer *que l'urine est toujours stérile dans ces conditions*; dans non moins de 12 cas, on n'a jamais constaté de germes dans l'urine, lorsque celle-ci avait été recueillie avec toutes les précautions aseptiques. Il est donc naturel de supposer que, dans les cas susdits, les bactéries ont été amenées accidentellement aux reins par le sang ; comme dans les trois cas, ce fut toujours la même espèce, le bacterium coli commune, l'attention se porte nécessairement sur le canal intestinal, et on est tenté de l'accuser comme la source originelle de l'infection. On va objecter peut-être, que le canal intestinal est protégé par son épithélium qui met au passage des bactéries une barrière infranchissable. Quoique personne ne veuille nier l'importance de l'épithélium protecteur, il faut pourtant convenir que cette barrière n'est pas absolue.

De même que l'on trouve souvent des lésions de l'épiderme, il est probable que le canal intestinal qui est exposé presque continuellement à des altérations mécaniques par le passage des aliments, présente souvent de petites solutions de continuité, de minimes défectuosités de l'épithélium, souvent trop fines pour se révéler à l'œil nu, pourtant assez grandes pour frayer un chemin aux microbes. De telles lésions insignifiantes passeront d'ordinaire inaperçues aux autopsies, précisément à cause de leur insignifiance et parce qu'on ne dirige pas l'attention sur ce point. Par ces petites lésions épithéliales, les bacilles intestinaux pourront s'introduire dans le sang, et l'accès leur sera facilité par des états pathologiques de l'intestin, par exemple la constipation. Je rappellerai ici un fait, connu de la plupart des cliniciens et que l'on pourrait *peut-être* expliquer de cette façon. On voit parfois que des individus souffrant depuis quelque temps de constipation, sont pris d'un malaise général accompagné de légers accès de fièvre, avec frissons même et que cet état disparaît rapidement après l'ingestion d'un purgatif. Ces malaises fébriles *pourraient* être regardés comme causés par le passage dans le sang de microbes pathogènes (le bacterium coli) qui en disparaissent vite cependant, quand ce passage s'arrête, et ne s'éliminent pas par le rein normal. Il en est autrement pour l'individu qui souffre d'une affection des reins, diffuse, chronique; comme nous venons de le voir, rien alors n'empêchera les bactéries circulant dans le sang de passer par le rein et d'apparaître dans l'urine : avec des conditions adjuvantes, elles pourront déterminer des altérations pathologiques ultérieures (1).

A l'appui de mon opinion, j'allèguerai que les 2 malades (n° 28 et 34) souffraient de constipation habituelle et que le troisième (n° 25) avait fréquemment l'intestin paresseux.

(1) Cette théorie est très vraisemblable : je suis, pour ma part, avec beaucoup d'autres, disposé à l'accepter comme vraie.

A côté des « embarras gastriques » toxiques, causés par la simple résorption des poisons intestinaux, il faut admettre des « embarras gastriques » septiques, véritables petites auto-infections fébriles, d'origine intestinale, dues au passage momentané dans le sang, du coli-bacille, sorti de l'intestin. Si l'appareil urinaire est sain, cette infection passagère n'y laisse pas de traces : s'il est malade, en état de réceptivité, s'il est distendu surtout, dans l'une ou l'autre de ses parties, il s'infecte.

C'est par ce mécanisme qu'il faut expliquer, me semble-t-il, nombre de cas d'infection spontanée de la vessie, chez les prostatiques rétentionnistes, non traités.

Reblaub, au Congrès français de Chirurgie (1892, p. 117) a relaté des faits qui lui ont permi d'établir solidement, pour le rein, cette théorie de l'auto-infection coli-bacillaire, d'origine intestinale. Il cite 4 cas de pyonéphrose droite survenue au cours de la grossesse, sans cystite, et due au coli-bacille.

L'utérus gravide comprime l'uretère droit et provoque une hydronéphrose aseptique : à la suite de troubles intestinaux, le coli-bacille passe dans le sang, va se fixer sur ce rein distendu, l'infecte et provoque la pyonéphrose. (N. H.).

Du reste, il n'est même pas vraisemblable que les bactéries intestinales aient besoin de lésions réelles de l'épithélium pour passer dans le sang. On sait du moins, que cela n'est pas nécessaire à toutes les bactéries. C'est ainsi que Orth (1) relève déjà comme résultat de ses expériences d'inoculation avec des substances tuberculeuses, que le bacille de la tuberculose est à même de passer par des muqueuses normales sans provoquer d'altérations locales. De pareilles constatations ont été rapportées par d'autres observateurs (Gerlach, Klebs, Roloff, Chauveau, Cornil). Nous venons, nous-même de soumettre ce sujet à une étude détaillée dans un petit travail sur les voies de l'infection de la tuberculose (2). Depuis, Dobroklonski (3) a prouvé expérimentalement que le bacille tuberculeux peut traverser l'épithélium normal de l'intestin sans qu'il ait pu déceler, même au microscope, une lésion quelconque. Il faut encore citer Ruffer (4) qui a vu des microorganismes inclus dans les cellules des couches les plus profondes de la muqueuse intestinale. Ce fait, du reste, est très naturel et n'est pas unique; qu'on se rappelle seulement avec quelle facilité de fines particules de charbon peuvent pénétrer dans le torrent lymphatique sans la moindre lésion de l'épithélium; il n'est donc pas difficile à comprendre que les bacilles, avec leurs dimensions infinitésimales, puissent faire le même tour d'adresse.

Il semble donc qu'il y ait plusieurs circonstances qui mi-

(1) Orth : *Virschows Archiv*. Bd. 76, II.

(2) Max Melchior : Betragtninger over Sniettevejene ved Tuberkulose *Bibliothek for Læger*, Avril 1890.

(3) Dobroklonski : De la pénétration des bacilles tuberculeux à travers la muqueuse intestinale. *Arch. de méd. exp.* 1890, n° 2.

(4) Ruffer : On the phagocytes of the alimentary canal. Ref. dans *Ctbl. f. Bakt. u. Paras.*, 1890. Bd. VII, p. 647.

litent en faveur de l'explication donnée ; ce n'est qu'une théorie, je le veux bien ; et je suis prêt à y renoncer dès qu'on en trouvera une meilleure pour la remplacer.

Pour l'observation 9, cas déjà mentionné de cystite à bacilles typhiques, nous serions disposés à le faire rentrer dans cette catégorie. Il est vrai que je ne trouvai aucune trace d'affection rénale par l'examen microscopique direct des urines, continué pendant longtemps, pas plus que dans les symptômes cliniques ; mais il y avait pourtant une quantité d'albumine assez considérable, comparée aux matières purulentes, et la quantité d'urée par 24 heures était de 18 gr. 8 (chiffre moyen de 12 jours), bien que la malade se portât du reste parfaitement, eût bon appétit et suivît un régime très nourrissant. Nous savons aussi, d'après ce qui précède, que l'apparition des bacilles typhiques est rattachée à des altérations rénales circonscrites, de petits amas de cellules rondes, dites « lymphomes » (Konjajeff) ; et il paraît évident qu'au point de vue clinique, de telles altérations ne se manifesteront que difficilement, ou point du tout.

D'autre part, nous n'oserions nier la possibilité de l'origine hématogène directe de cette cystite ; on pourrait très bien supposer que les bacilles ont été déposés par le sang dans la muqueuse vésicale où ils ont déterminé une suppuration ; de même que les autres métastases typhoïdes, abcès, affections des articulations, inflammation des membranes séreuses, etc., doivent sans doute être regardées comme des symptômes d'une infection hématogène secondaire (1).

(1) Cette infection directe de la muqueuse vésicale par la voie circulatoire est possible, mais peu probable. Au cours des infections générales, on voit habituellement les métastases hématogènes se localiser sur certains terrains d'élection : tissu cellulaire, et membranes séreuses ; parenchymes viscéraux, foie, rate, reins, poumons, doués d'une vascularisation spéciale, fonctionnelle, active : on connaît moins, on com-

Nous voilà enfin arrivé au dernier cas, observation 7, qu'il faudra mettre à part, parce qu'il appartient à une toute autre catégorie. Il s'agit d'une femme âgée de 38 ans, ayant des prédispositions tuberculeuses, dont la maladie débuta sans cause apparente, et se développa lentement avec de fortes douleurs lombaires, surtout du côté droit, irradiant vers la symphyse. Pendant longtemps, les élancements douloureux furent le seul symptôme remarquable, mais au bout d'un certain temps, la région vésicale devint sensible, la miction plus fréquente et accompagnée, à la fin, de douleurs aiguës à l'urèthre. La malade remarqua alors que l'urine était trouble, déposant un sédiment glaireux. Elle fut traitée de différentes façons et sous des diagnostics différents; mais son état s'agravant toujours, elle entra finalement au service du chirurgien en chef Bloch, à l'Hôpital Frédéric. A l'examen on la trouva fort pâle et amaigrie, la région rénale droite présentait un état douloureux frappant, la résistance de ce côté était un peu plus grande que du côté opposé, sans que l'on pût cependant constater par le palper bimanuel, aucune tuméfaction. L'urine était fortement acide, renfermant une quantité abondante d'albumine, du pus et du sang; à l'examen microscopique on décéla, après de longues recherches, un petit nombre de cylindres granuleux et hyalins.

Une affection rénale était donc évidente, se manifestant encore par la quantité minime d'urée (4 gr. 2, à 7 gr. 6 par 24 heures) et des symptômes urémiques commençants; il s'agissait d'en chercher la nature. A l'examen bactériologique je décelai de nombreux bacilles tuberculeux dans le sédiment urinaire et, en outre, quantité de bâtonnets plus gros

prend moins bien la fixation microbienne métastatique dans la muqueuse d'un organe d'excrétion comme la vessie, dont les fonctions, et la vascularisation, sont, à l'état normal, très minimes (N. H.)

donnant à l'ensemencement une culture pure du bactérium coli commune. Le diagnostic était donc affermi; il s'agissait d'une affection ulcéreuse tuberculeuse des organes urinaires, et la marche clinique démontrait que la maladie avait débuté par les reins, siège principal du processus, tandis que l'affection de la vessie était secondaire. L'extirpation projetée d'un des reins fut abandonnée, la mort survint peu après et l'autopsie confirma pleinement le diagnostic clinique. Les deux reins étaient atteints de tuberculose : celui de gauche, presque entièrement rongé d'ulcérations, formant une grande cavité d'abcès irrégulière; à travers l'uretère, on pouvait suivre le développement graduel du processus le long de la muqueuse, infiltrée de substances caséeuses et couverte de nombreuses ulcérations. La vessie était également ulcérée à plusieurs endroits, surtout au pourtour de l'orifice de l'uretère gauche où il y avait une éruption de tubercules miliaires récents. Dans ce cas, il n'est donc pas douteux que la tuberculose ne se soit répandue par continuité depuis les reins jusqu'à la vessie, le long de la muqueuse, ce que confirme aussi la marche clinique. Il semble donc que la vessie soit restée longtemps réfractaire à l'urine remplie de bacilles qui a sans cesse lavé sa muqueuse. Ceci est en parfait accord avec les constatations de Baumgarten (1), Cayla, Clado (2) et surtout Rovsing (3) qui ont prouvé par des expériences sur les animaux, que l'injection d'une quantité même considérable de bacilles tuberculeux dans la vessie saine des lapins, n'est pas en état de déterminer la cystite, même après une rétention d'urine prolongée.

(1) *Baumgartens Jahresber*, 1887, p. 202.
(2) GUYON : *Affection chirurgicales de la vessie*, p. 653.
(3) *Loc. cit.* p. 61.

Du reste, il y a, dans ce cas, quelques points intéressants sur lesquels j'appellerai l'attention. Bien que pendant toute la maladie, la malade accusât des douleurs violentes de la région rénale droite qui était, en effet, excessivement sensible à la pression, on fut surpris, après la mort, en trouvant au rein et à l'uretère *gauches* le siège principal de l'affection, tandis que le rein et l'uretère *droits* étaient beaucoup moins affectés. Le docteur Bloch avait eu même l'intention de pratiquer la néphrectomie du côté droit. Ceci montre combien la tuberculose peut être capricieuse dans ses manifestations, combien il est difficile, parfois franchement impossible de se faire une idée sûre du siège et de l'étendue de l'affection. Des cas semblables ont été déjà rapportés. Rovsing mentionne un cas de tuberculose rénale où, pendant toute la maladie, les douleurs persistèrent dans la région du rein complètement normal (1).

Cette même observation conduit à des considérations d'ordre différent ; je veux parler de la remarque de Rovsing, restée jusqu'ici incontestée, que le diagnostic différentiel entre la cystite tuberculeuse *primitive* ou *secondaire*, relativement à la lésion rénale, n'offre pas de difficultés, « attendu, dit-il, qu'une ulcération tuberculeuse progressive de l'uretère se manifeste *toujours* par des symptômes très prononcés, surtout par des douleurs extrêmes le long de l'urétère ». Ici Rovsing se trompe sans doute; dans le cas que j'ai rapporté, il y avait ainsi de nombreuses ulcérations tuberculeuses à l'uretère sans que pour cela il fût douloureux. D'après mon expérienee, la chose est loin d'être si facile ; et dans un cas donné de cystite tuberculeuse il peut être extrêmement difficile, parfois presque impossible, de déterminer s'il existe en même temps une tuberculose

(1) *Loc. cit.* p. 100.

rénale; en effet, on ne saurait *jamais* exclure avec une certitude absolue une affection rénale; du moins ce ne pourrait être qu'après une observation minutieuse et prolongée. Nous venons de voir comment un rein peut être presque complètement détruit par des ulcérations, sans que l'examen objectif fournisse le moindre appui au diagnostic. Que des affections rénales plus circonscrites et moins avancées puissent passer facilement inaperçues, cela paraît donc évident (1).

Du reste, il me semble que Rovsing fournit lui-même la preuve que sa thèse est inexacte ; dans le cas qu'il a rapporté, le rein et l'uretère droits se trouvèrent atteints de tuber-

(1) On ne saurait trop insister sur ce fait : le silence symptomatique, souvent absolu, des lésions tuberculeuses de l'uretère et du rein ; les seuls indices sont, l'affaiblissement de la santé générale, et la pyurie bacillaire indolente ; et celle-ci même peut manquer, si l'uretère s'oblitère hâtivement.

Aussi ces lésions, à leur début, et même jusqu'à un stade avancé, sont-elles souvent méconnues : c'est seulement quand la vessie entre en scène, quand apparaissent les douleurs de cystite, ou de cystalgie, que le médecin est appelé. Souvent même, alors, son attention est tout entière absorbée, par les symptômes vésicaux douloureux, dominants, et il attribue à la vessie seule, ce qui revient, pour une grande part, aux lésions rénales.

En tenant compte de cette donnée, et en observant attentivement, complètement, on verra que nombre de tuberculoses urinaires, considérées comme primitivement vésicales ou prostatiques, classées dans les tuberculoses ascendantes, ont, en réalité débuté silencieusement par le rein. Les autopsies viennent à l'appui de cette manière de voir : souvent, dans le cas de tuberculose totale de l'appareil urinaire, on peut constater l'ancienneté, la priorité manifeste des lésions rénales ; les lésions vésicales, moins profondes, parfois seulement au début, sont évidemment secondaires et descendantes.

En un mot, je pense que la tuberculose urinaire débute plus souvent que l'observation clinique ne le fait croire, par le rein : qu'elle est surtout une manifestation secondaire de l'infection tuberculeuse générale, se localisant dans le rein, par la voie hématogène. (N. H.).

culose ulcéreuse, bien que, pendant toute la maladie, les douleurs aient siégé dans la région du rein gauche normal.

Nous terminerons ici l'étude de ce cas, où l'on peut supposer que l'infection vésicale vient du rein : Il constitue *le groupe des cystites rénales*.

Restent encore les 2 cystites (n°s 5 et 14) qui ne rentrent pas dans la catégorie des cas précédents et qui ne peuvent s'expliquer que d'une seule façon. Dans ces deux cas, les microbes pathogènes auraient été amenés par le torrent sanguin, directement à la vessie et déposés dans la muqueuse même ; trouvant là des conditions favorables à leur multiplication, ils auraient provoqué le processus pathologique. Ces cas pourraient donc être réunis sous la dénomination de *cystites hématogènes*.

Il s'agit, dans ces deux cas, de cystite tuberculeuse, survenue sans que le malade pût lui assigner une cause déterminée. Les symptômes consistaient, dans les deux cas, en fortes douleurs aiguës à la miction, qui devint très fréquente. *L'urine resta acide tout le temps, renfermant du pus et du sang*. Dans les deux cas, le bacille tuberculeux fut démontré à l'état de pureté et dans l'un des cas (obs. 5), le diagnostic put être fixée *au bout de très peu de temps*, à peine 1 mois, après le début des symptômes morbides. Dans les deux cas, il n'y eut aucun symptôme d'affection rénale ; l'examen des urines, poursuivi tous les jours, ne fournit non plus aucun appui à une supposition semblable. C'est donc surtout par voie d'exclusion que nous parvenons au diagnostic de « cystite hématogène » ; reste à savoir si une telle explication s'accorde en général avec nos connaissances sur le développement des autres affections tuberculeuses.

La réponse sera pleinement affirmative. Par de nombreux

travaux cliniques et expérimentaux, ceux de Weigert (1), par exemple, nous sommes parvenus à connaître les voies par lesquelles le virus tuberculeux se propage dans l'organisme; et parmi celles-ci, le sang est une des principales. On a démontré assez fréquemment des bacilles tuberculeux dans le sang même (Heller, Weichselbaum (2), Sticker (3), Ulacacis (4), Durand-Fardel (5) et d'autres); et, pour plusieurs tuberculoses locales, l'origine métastatique est indubitable; je rappellerai ainsi les foyers caséeux qui correspondent, selon l'expérience de Konig (6), à des régions vasculaires spéciales; et la démonstration de Durand-Fardel (7) du fréquent début de la tuberculose rénale dans les anses vasculaires des glomérules. L'anatomie pathologique tend également à confirmer d'une façon absolue l'origine hématogène de la cystite tuberculeuse; les altérations initiales se présentent comme des tubercules miliaires grisâtres siégeant *sous l'épithélium* dans la couche superficielle, fortement vascularisée, de la muqueuse même; l'ulcération est toujours un stade postérieur (Guyon). Finalement, je citerai une belle expérience de Clado (8) qui, ayant préalablement lésé la muqueuse vésicale d'un lapin, pratiqua une

(1) WEIGERT ; Die Verbreitungswege des Tuberkilgifts nach dessen Eintritte in den Organismus. *Jahrbücher für Kinderheilkunde*, Bd, 21, 2884.

(2) *Baumgartens Jahresber*, 1885.

(3) STICKER ; *Centralbl. für klin Medicin*, 1885, no 26, p. 441.

(4) ULACACIS ; *Gaz. degli ospitale*, 1885. *Baumgartens Jahresber*, 1885, p. 82.

(5) DURAND-FARDEL : *Arch. de physiol. normale et pathologique*, 1886 no 4,

(6) KONIG ; Die Krankheiten der Gelenke.

(7) DURAND-FARDEL ; Contribution à l'étude de la tuberculose du rein, Paris 1886.

(8) Ref. d'après GUYON ; Affections chirurgicales de la vessie, 1888, p. 652.

injection sous-cutanée de bacilles tuberculeux ; après quoi il se manifesta une tuberculeuse vésicale.

Et si l'on se demande, dans les 2 cas cités, d'où sont venus les bacilles tuberculeux ; car il faut qu'ils se soient trouvés dans l'organisme avant le début de la cystite : la réponse n'est pas difficile. L'une des malades (Obs. n° 5), appartenait à une famille avec prédispositions tuberculeuses ; elle avait été elle-même scrofuleuse dans son enfance, elle avait eu, entre autres choses, une tuberculose glanglionnaire assez étendue. De son côté, le n° 14 souffrait, depuis des années, d'une tuberculose épididymaire, pour laquelle on pratiqua une castration pendant son séjour à l'hôpital.

Nous touchons à la fin de cette longue série de cystites étudiées : nous avons essayé de démontrer, pour tous ces 35 cas, par quelles voies, de quelle façon, dans quelles circonstances les microbes pathogènes se sont introduits dans la vessie. Nous avons donc atteint le but que nous nous étions proposé au commencement de ce chapitre.

CHAPITRE VII

Pathogénie de la cystite

RÉSUMÉ. — RELATION QUI EXISTE ENTRE LE MICROBE, LES CIRCONSTANCES PRÉDISPOSANTES ET LA CYSTITE. DE QUELLE FAÇON LES MICROBES DÉTERMINENT-ILS LA CYSTITE ? RELATION ENTRE L'AMMONIURIE ET LA CYSTITE. L'URINE DES CYSTITES CONTIENT TOUJOURS DES GLOBULES DE PUS. RAPPORT ENTRE LES CYSTITES ACIDES ET TUBERCULEUSES. CLASSIFICATION DES CYSTITES.

Après les examens bactériologiques et expérimentaux, nous passerons à l'analyse clinique de nos 35 cystites, dans l'espoir d'expliquer quelques-unes des opinions contradictoires qui règnent encore ; en effet, la question de la cystite est loin d'être encore résolue d'une façon définitive.

Dans les 35 cas nous avons trouvé des microbes ; nous avons démontré, par des expériences sur les animaux avec des cultures pures, leurs propriétés pathogènes ; nous avons vu par quelles voies ils se sont introduits dans la vessie. Jamais de cystite, sans qu'il y eût en même temps des bactéries, d'ordinaire en quantités énormes ; elles disparaissaient simultanément avec la cystite : ce n'était qu'à la guérison définitive de cette dernière que l'urine devenait stérile. Tant qu'il se trouvait encore des microbes dans l'urine, la guérison n'était pas assurée. Je crois donc pouvoir affirmer, m'appuyant sur ces examens : *qu'il n'y a pas de cystite sans microbes ; que toute cystite est due à des microbes*, thèse soutenue surtout par Rovsing et dont la justesse paraît incontestable.

Ce n'est, en réalité, qu'une confirmation de ce que nous montre la pathologie générale ; la cystite n'est qu'une localisation spéciale de la suppuration, la suppuration de la vessie. Or, il n'y a point de suppuration sans microbes. Cependant, de même qu'il existe des cas excessivement rares de suppuration aseptique, provoquée par des substances chimiques irritantes, de pareilles substances, par exemple les cantharides, peuvent produire une suppuration vésicale sans bactéries ; mais au point de vue clinique, ces cas rares sont insignifiants, ou peu s'en faut, et la thèse énoncée ne perd rien de sa valeur générale.

D'autre part, il est sûr *que le microbe seul ne détermine pas la cystite ;* les expériences sur les animaux prouvent qu'on peut injecter d'énormes quantités de bactéries pathogènes dans une vessie normale, sans qu'il en résulte le moindre phénomène morbide. L'expérience clinique est en harmonie complète avec ce fait ; sans cela presque chaque cathétérisme serait accompagné d'une cystite ; nous l'avons dit déjà, puisque dans ces circonstances ordinaires, des germes sont toujours introduits dans la vessie par la sonde. Il y a, en outre, de nombreux malades qui sont examinés et sondés durant des semaines entières avec des instruments septiques, infectés, sans être atteints de cystite. Évidemment, la muqueuse vésicale saine n'offre pas aux bactéries, un terrain favorable.

D'après les expériences de Lehman et Richter (1), l'urine normale serait même bactéricide, capable par elle-même de réagir contre l'infection. En tout cas, nous voyons qu'un *adjuvant quelconque* est nécessaire pour rendre l'effet de l'ino-

(1) Lehmann et Richter : Uber die pilztödtende Wirkung des frischen Harnes des gesunden Menschen, *Ctbl. f. Bakteriologie*, 1890, Bd, III, p. 457.

culation positif; la vessie n'est pas faite autrement que les autres organes ; et ainsi que s'exprime Bouchard : « ce qui rend possible le développement de la maladie infectieuse, ce n'est pas la rencontre fortuite d'un homme et d'un microbe. »

Dans l'étude des cystites, nous avons sans cesse relevé *les conditions qui favorisent et préparent l'infection*, nous les avons vu agir de deux façons-différentes, soit en provoquant une stagnation de l'urine, soit en créant des altérations pathologiques de la muqueuse vésicale même (hyperhémie, congestion, traumatisme, troubles de la nutrition.)

Il faut rapporter à la première catégorie, les rétrécis et les prostatiques, chez lesquels la fonction physiologique de la vessie est troublée ; dans le second groupe, il faut ranger les malades dont la vessie est sous l'influence de l'accouchement, d'un calcul, d'une tumeur. Il n'est pas rare que plusieurs de ces circonstances agissent simultanément.

L'expérience clinique nous prouve tous les jours l'importance de ces notions ; nous voyons comment l'évacuation incomplète de la vessie rend le protastique et le rétréci tout particulièrement susceptibles à l'invasion microbienne : une seule exploration, un seul cathétérisme suffisent chez eux pour déterminer une cystite grave avec toutes ses suites fatales. Nous en trouvons des exemples dans les observations nos 4, 21, 22, 31 et 35. D'autre part, l'expérience démontre que parfois l'on n'a qu'à dilater le rétrécissement et à rétablir la complète évacuation de l'urine, pour que la cystite diminue ou disparaisse tout à fait. Nous voyons en outre, combien l'influence du terrain a de l'importance, en comparant la cystite de cathétérisme légère et passagère, provoquée chez les individus à vessie saine (p. ex. par une rétention d'urine aiguë et passagère pendant la marche d'une blennorrhagie), et la cystite de cathétérisme souvent grave et se terminant par la mort chez les malades souffrant d'affections médullaires (fracture de la colonne vertébrale, myélite) et atteints de rétention durable. On se rappellera les observations n°s 12 et 32.

Dans d'autres cas, ce sont des altérations locales préexistantes de la muqueuse vésicale qui fournissent la condition prédisposante ; il faut ranger dans cette catégorie toutes sortes de troubles de la circulation, provoqués par des irritations différentes, ou par une altération mécanique (calcul, accouchement), allant souvent jusqu'à des lésions directes avec hémorrhagie et lésion de l'épithélium protecteur.

Pour le prostatique et le retréci, il ne suffit pas de considérer seulement la rétention d'urine ; il faut aussi penser aux profonds troubles nutritifs de la muqueuse qui se produisent, lorsque cet état dure depuis quelque temps, troubles qui s'étendent alors à tout l'appareil urinaire, jusqu'aux tubes les plus fins du rein. Dans de telles circonstances, il se produit un terrain excellent, où un seul cathétérisme suffit pour déterminer une cystite excessivement grave, avec infection rapide et mortelle de tout l'appareil urinaire (obs. 22 et 31).

Qu'il y ait, non seulement des conditions locales mais encore des conditions générales pour favoriser l'infection, c'est un fait probable *à priori*. Il en est de la vessie comme des autres organes ; la nutrition, toute la constitution de l'individu, la diathèse, si l'on veut, doivent toujours être considérées. Nous avons cité plus haut des exemples de cette sorte et nous ne nous y arrêterons pas d'avantage. C'est la même idée qu'exprime Guyon, lorsqu'il décrit comment, chez un individu avec prédispositions tuberculeuses, la blennorrhagie a une tendance à se répandre, envahissant l'épididyme, la prostate et la vessie ; alors : « la blennorrhagie, dit-il, a été la pierre de touche de la santé de l'individu ». Après tout, il n'y a là qu'une question de terrain, seulement ; et au laboratoire nous voyons tous les jours les différences du milieu nutritif, selon les circonstances, favoriser, affaiblir ou empêcher le développement des microbes.

Toutes ces conditions sont d'une importance considérable, non seulement pour l'apparition de la cystite, mais encore pour son développement et sa marche, pour tout le tableau clinique si varié et si multiple. Mais d'autre part, quelque importantes que soient les circonstances en question, à elles seules, elles ne peuvent pas déterminer une cystite.

C'est une opinion ancienne et fausse, qu'elles sont les causes proprement dites, opinion soutenue encore du reste dans plusieurs manuels. Nous les avons vues, dans les expériences sur les animaux, hors d'état de déterminer une cystite, toutes ces circonstances, rétention, traumatisme, irritations chimiques, thermiques et mécaniques : la clinique prouve la justesse des conclusions de l'expérience : relevant leur grande importance, elle confirme cependant qu'elles ne suffisent pas à elles seules à déterminer la maladie.

C'est ainsi que nous voyons des malades, souffrant d'une hypertrophie extrême de la prostate, garder l'urine claire et stérile malgré une rétention d'urine incomplète, durant depuis des années, et accompagnée d'une distension considérable de la vessie. De même, nous voyons dans les vieilles hydronéphroses, le liquide rester complètement stérile, et, pour prendre un exemple tiré d'un autre organe, la plus considérable ascite n'entraîne jamais de péritonite. Nous voyons encore des calculeux exposés, pendant des années souvent, à l'incessante contusion de la muqueuse, sans qu'il survienne de cystite ; de même que dans le cancer vésical, la vessie peut être hyperémique, irritée, saigner facilement ;

et pourtant la cystite ne se présente qu'après l'introduction d'un instrument. On peut soumettre la vessie à de nombreux traumatismes : incisions, cautérisations, râclages, excisions, drainages, sutures, cathétérismes, sans provoquer le moindre symptôme de cystite, bien entendu, lorsqu'on s'entoure, pour l'opération, des précautions aseptiques les plus rigoureuses. L'épithélium normal de la vessie ne semble pas trop sensible ; chez les diabétiques, par exemple, nous ne trouvons jamais de cystite, bien que l'urine possède une faculté fortement irritante pour toutes les autres muqueuses, (balano-posthite, vulvite.)

Ceci doit suffire pour confirmer notre manière de voir, et pour démontrer les relations intimes et mutuelles entre le microbe et les circonstances qui favorisent son action.

De quelle façon les microbes déterminent-ils la cystite ? La relation entre l'ammoniurie et la cystite

La pathogénie de la cystite a été étudiée minutieusement par Rovsing dans ses nombreuses expériences sur les animaux. Tous les microbes trouvés par lui ont la faculté de décomposer l'urée, sauf le bacille tuberculeux ; du reste, ils se distinguent entre eux, en étant, les uns pyogènes, les autres privés de cette propriété. Les derniers, les microbes non pyogènes agiraient donc seulement en décomposant l'urée, en rendant l'urine irritante pour la vessie et en provoquant une « cystite catarrhale » ; celle-ci serait caractérisé par une urine ammoniacale, non purulente ; dans les expériences sur les animaux, ces microbes s'étaient montrés non pyogènes. Les microbes eux-mêmes ne pourraient pas attaquer la muqueuse : leur action serait indirecte, la faculté de décomposer l'urée restant la condition primitive, indispensable.

L'autre espèce de microbes, les pyogènes, ayant la faculté de décomposer l'urée, provoquent, conformément à leurs propriétés, une cystite ammoniacale suppurée dont l'explication semble toute claire. Les microbes se servent de leurs propriétés ; mais, ici encore, ils utilisent d'abord la faculté de décomposer l'urée, produisant ainsi un état catarrhal à urine ammoniacale ; et ce n'est qu'après avoir préparé le terrain, qu'ils mettent en jeu leurs qualités pyogènes, pénètrent dans la muqueuse et déterminent la suppuration.

Ces derniers microbes pourront cependant, parfois, être inoculés directement dans la muqueuse pour ne déterminer que secondairement la décomposition, ce qui toutefois serait beaucoup plus rare.

Pour Rovsing, la décomposition ammoniacale de l'urine est donc, ordinairement, le fait primitif et la condition indispensable pour l'apparition de la cystite. C'est la propriété de décomposer l'urée qu'il faut considérer tout d'abord ; si un microbe est privé de cette faculté et seulement pyogène, Rovsing ne lui attribue aucune influence nuisible, malgré la rétention.

Cependant, d'après tout ce que nous venons de démontrer, il paraît hors de doute qu'il n'en est pas ainsi. Il y a même plusieurs bactéries qui sont à même de déterminer une cystite, sans être douées de cette propriété de décomposer l'urée, dont il est question si souvent. Je citerai, sous ce rapport, appuyé sur mes propres expériences, le *bacterium coli-commune,* le *streptococcus pyogenes* et le *gonocoque,* tous pyogènes, mais privées de la faculté de décomposer l'urée ; et néanmoins, ainsi que le démontrent également les expériences sur les animaux et la clinique, capables de produire une cystite suppurative. Le bacterium coli-commune, est d'ailleurs le microbe le plus ordinaire de la cystite et la faculté du microbe de décomposer l'urée ne peut donc pas être, comme le soutient Rovsing, la cause fatale et réelle. Je suis loin de contester, bien entendu, que les opinions de Rovsing ne soient vraies pour une partie des cystites et, qu'en beaucoup de cas, l'ammoniurie ne soit le fait primitif ; mais il n'en est pas ainsi de toutes les cystites, probablement même de la plupart.

Il nous faut encore mentionner que les microbes décomposant l'urée, quelque étrange que cela paraisse, peuvent déterminer une cystite acide. Nous verrons ceci en considérant les observations 23 et 32, où, dans les deux cas, on démontra du pus et des microbes décomposant l'urée dans l'urine ; celle-ci néaumoins restait acide pendant le commencement de la maladie (sans qu'il y eût eu de lavages boriqués, ni de traitement interne par des acides) ; ce n'est que plus tard, pendant le développement progressif de la maladie, et sous l'influence de la rétention continue, que la réaction devint alcaline. Dans le cas 25, l'urine resta même acide pendant toute la marche de la cystite, bien que le coli bacille en question eut un faible pouvoir de décomposer l'urée ; de même, Krogius affirme que, dans 16 cas de cystites très différentes causées par le bacterium coli, il a toujours trouvé l'urine acide bien que ce microbe pût, très faiblement du reste, décomposer l'urée. Nous pouvons donc être assurés qu'ici, les microbes faiblement ammoniogènes ont attaqué la vessie d'une tout autre façon qu'en vertu de leur propriété de décomposer l'urée. Il résulte de tout ceci que la *classification* de Rovsing ne saurait être appliquée dans tous les cas.

Nous croyons donc que, introduits dans la vessie, les microbes se multiplient dans l'urine ; s'ils rencontrent des circonstances favorables, ils pénètrent dans la muqueuse et déterminent une suppuration, qu'il y ait eu d'abord une décomposition de l'urée ou non.

Même dans une cystite provoquée exclusivement par des microbes décomposant l'urée, l'urine pourra donc rester acide pendant toute la marche de la maladie, ou pendant quelque temps. Evidemment, certaines conditions sont requises pour que l'ammoniurie se manifeste, et ces conditions ne sont pas difficiles à comprendre. L'urine fraîche, acide, s'écoule continuellement des reins, réagissant contre le travail des bactéries, les empêchant de provoquer l'état ammoniacal, et une lutte s'engage, pour ainsi dire, entre les bactéries et l'organisme. Les bactéries se multiplient et tendent à décomposer l'urine ; mais elles sont éliminées en quantité à chaque évacuation de la vessie et leur action est neutralisée par l'arrivée continuelle de l'urine acide. Si la faculté de décomposer l'urée n'est que faible, on comprend bien qu'il faille du temps, avant que les bactéries aient le dessus, avant que la décomposition devienne plus forte que tous les autres éléments ; en certains cas, elle ne s'opère jamais.

D'autre part, il est naturel, que toute circonstance qui empêche l'évacuation normale de la vessie ou facilite l'empiètement des bactéries sur la muqueuse, devienne l'auxiliaire de l'infection dans sa lutte contre l'organisme. Ce ne sont pas là des conjectures sans fondement ; les observations cliniques nous démontrent pleinement l'importance de ces conditions et nous révèlent leur relation intime avec l'ammoniurie. Nous voyons comment une cystite à urine acide peut devenir ammoniacale, s'il survient une rétention soudaine ; ou si une rétention déjà existante devient complète : il n'est point rare, dans les cystites légères, de voir l'urine devenir ammoniacale après des exercices violents, des excès d'alcool ou d'autre nature qui augmentent la congestion et aggravent l'inflammation ; tandis que pour faire cesser l'état ammoniacal, il suffit de se tenir en repos et parfois de garder le lit. Tout clinicien expérimenté a eu l'occasion d'observer comment, en dilatant un rétrécissement, en facilitant par là l'évacuation de la vessie, on peut faire cesser un état ammoniacal passager, et comment l'ablation d'un calcul peut rendre l'urine acide. Nous trouvons chez les différents auteurs et dans les manuels, de nombreux cas de cette nature, et nous avons eu nous-même l'occasion de faire de ces remarques.

Mais, l'ammoniurie peut survenir d'une toute autre manière dans le cours d'une cystite acide. Si cette dernière est due à un des microbes qui ne décomposent pas l'urée, par exemple au bacterium coli ou au streptococcus pyogenes, il ne surviendra jamais de décomposition ammoniacale de l'urine, même dans les circonstances susdites, même par une rétention prolongée. Par contre, l'ammoniurie peut provenir d'une *infection secondaire* par des microbes décomposant l'urée, introduits plus tard dans la vessie ; nous en voyons un exemple dans l'obs. 22, de même que nous avons trouvé par nos examens (obs. 21, 32) qu'un cathétérisme de tous les jours peut modifier considérablement la végétation bactérienne de la vessie en y introduisant de nouvelles espèces. D'autre part, si une cystite acide, déterminée par des microbes qui ne décomposent pas l'urée, se complique d'ammoniurie pendant sa marche, on pourra conclure avec certitude que d'autres microbes se sont introduits dans la vessie et que ceux-ci seront doués de la propriété de décomposer l'urée.

D'après ce qui précède, il est clair que l'*ammoniurie n'est souvent qu'un phénomène peu important* qui pourra survenir dans la marche d'une cystite ou rester absent ; même, *il n'est pas rare que les cystites les plus graves avec infection urineuse aient présenté une urine acide jusqu'à la mort.* Il n'est pas douteux, bien entendu, que dans beaucoup de cas l'ammoniurie ne soit de grande importance et le fait primitif; les faits que nous avons observés prouvent simplement qu'on peut, selon toute vraisemblance, prendre une cystite de plusieurs façons différentes (1).

(1) Après le beau travail de Melchior, après la minutieuse discussion qu'on vient de lire, et qui nous semble aujourd'hui presque trop longue, les auteurs qui travailleront l'infection urinaire, sauront reléguer, il faut l'espérer, l'ammoniurie, à la place secondaire qu'elle doit occuper, et envisager la question dans son ensemble, sans idées préconçues.

L'évolution des croyances médicales, sur ce point, est particulièrement intéressante à suivre.

Pasteur démontre que la fermentation ammoniacale de l'urine, *in vitro*, est causée par un ferment. Il soutient que la fermentation ammoniacale de l'urine, dans la vessie, est de même nature, et succède à l'introduction, dans la vessie, de ce même ferment.

De longues et mémorables discussions, de nombreux et importants travaux, attirent et retiennent l'attention des médecins sur les urines ammoniacales : la fermentation ammoniacale pathologique et l'ammoniurie les absorbent, au point de leur cacher tout une face de la vérité.

Il semble que toute introduction microbienne dans la vessie doive être nécessairement suivie de fermentation ammoniacale : qu'ammoniurie soit le synonyme d'infection vésicale. Les urines infectées, purulentes, acides, sont quantités négligeables et négligées : personne ne voit ces cas journaliers de cystites à urines acides, purulentes, fourmillant de bactéries.

Ceux qui les remarquent s'en servent d'arguments contre la théorie pastorienne, et tiennent l'étonnant raisonnement que voici : « Voilà des urines purulentes remplies de bactéries, et acides : les bactéries ne sont donc pas les agents de la fermentation ammoniacale ? »

Si grande était encore, en 1889, l'influence de la doctrine de l'ammoniurie pathologique, si prépondérante son importance, que nous voyons Rovsing, dans un remarquable travail sur la pathogénie des cystites, s'attacher aux seuls cas à urines ammoniacales, étudier les seuls microbes ammoniogènes, et négliger ceux qui ne produisent pas la rapide fermentation de l'urée. Parti de ce point de vue restreint et exclusif, l'auteur ne pouvait aboutir qu'à des conclusions erronées, sur la nature et la fréquence des vrais agents infectieux de la cystite et sur leur mode d'action pathogène : aussi la classification qu'il propose ne résiste-t-elle pas à l'examen.

Les travaux ultérieurs ont bien mis en lumière son erreur, et montré

L'urine de la cystite renferme toujours des globules de pus.

Par un examen minutieux des 35 cas, tous diagnostiqués cliniquement comme des cystites, on trouva constamment des globules de pus dans l'urine, quelque différents que ces cas fussent, à d'autres égards. Du reste, la quantité des

quels peuvent être les résultats de recherches expérimentales, même très consciencieuses, entreprises sous l'influence d'une idée préconçue.

L'urine ne peut-elle donc pas s'infecter, sans devenir aussitôt ammoniacale ? Ne peut-on pas concevoir que des microbes vivent et se multiplient dans l'urine sans provoquer en quelques heures la fermentation rapide et brutale de l'urée ?

Nous écrivions déjà en 1888, avec Albarran, dans une note basée sur l'examen de 50 urines pathologiques : « Les urines des malades dits urinaires, presque toujours acides à l'émission..... »

En 1892, dans un résumé rapide de l'histoire de l'infection urinaire, nous insistions encore sur l'importance secondaire de l'ammoniurie : nous montrions comment, engagée sur ce terrain restreint, la question de l'infection urinaire, n'avait pu aboutir à une solution

Il faut envisager, sans parti pris, la généralité des faits et dire nettement :

Les urines infectées, purulentes, sont, le plus souvent, *acides*.

Les plus fréquents et les plus actifs des agents de l'infection urinaire, sont doués d'un pouvoir ferment de l'urée, trop faible, pour que la transformation ammoniacale de l'urine ait le temps de se produire dans la vessie.

La fermentation ammoniacale aiguë, est l'œuvre de quelques espèces microbiennes beaucoup plus rares.

L'ammoniurie n'est qu'un cas particulier, qu'une forme rare de l'infection vésicale : elle relève à la fois de la nature de l'agent infectieux, et de circonstances adjuvantes, telles que la rétention prolongée.

Les microbes pathogènes attaquent la muqueuse vésicale, et la font suppurer, dans la plupart des cas, directement, par leur pouvoir propre, sans l'intermédiaire de la fermentation ammoniacale, sans l'action irritante du carbonate d'ammoniaque.

L'ammoniurie, en somme, n'est qu'un petit côté de l'infection urinaire.

C'est, à notre sens, un des grands mérites de l'ouvrage de Melchior que d'avoir réfuté les conclusions de Rovsing, et établi définitivement la question de l'infection urinaire, sur son vrai terrain. (N. H.)

globules de pus variait beaucoup ; tantôt il fallut le secours du microscope pour les déceler ; tantôt, ils se présentèrent en quantités énormes, reconnus comme du pus, déjà à l'œil nu ; entre ces extrémités se trouvèrent tous les degrés intermédiaires.

Nous avons mentionné déjà que, dans sa division des cystites, Rovsing établit un groupe spécial sous la dénomination de « cystite catharrale », forme toute particulière, caractérisée par une urine ammoniacale, fétide, laissant un dépôt de phosphate triple, d'urates d'ammoniaque, d'épithélium vésical et de microbes, mais qui *ne renferme jamais de pus.* Parfois l'on remarque quelques globules rouges et blancs. La réaction de Heller ne donne pas d'albumine.

Quoique, pendant les trois années que j'ai passées à l'hôpital Frédéric, j'aie eu l'occasion d'examiner beaucoup de cystites de nature différente, et quoique je les aie examinées spécialement au point de vue de la présence du pus dans les urines, je n'ai jamais rencontré ce que Rovsing a décrit comme *cystite catharrale.* Comme la question de cette forme singulière de cystite me paraît d'une extrême importance, non seulement pour notre sujet, mais au point de vue de la pathologie générale, je me vois forcé de m'en occuper un peu plus longuement.

Il me semble, qu'en somme, l'existence d'une « cystite catarrhale » repose sur une base peu solide. Les anciens cliniciens ne la connaissent point, du moins pas dans le sens établi par Rovsing. Traube (1), par exemple, nie qu'il existe un catarrhe vésical sécrétant exclusivement des glaires sans pus ; et Cohnheim (2) affirme que l'urine contient tou-

(1) Traube : *Gesammelte Abhandlungen,* III,p. 11.
(2) Cohnheim : *Vorlesungen über allg. Pathologie,* 1880, p. 490.

jours du pus dans les cystites tant aiguës que chroniques. Un clinicien aussi renommé que Fürbringer (1), s'exprime ainsi : « Nous avons toujours trouvé dans l'urine, même la plus légèrement trouble, à côté de mucus et de cellules d'épithélium vésical, des globules de pus considérées avec raison comme l'attribut du catarrhe. » Et Guyon, le plus grand spécialiste de nos jours dans le domaine de la chirurgie urinaire, avec sa vaste expérience, ne sait rien, lui non plus, d'une telle cystite : « Il n'est, en effet, pas une seule variété de cystite qui ne soit purulente. Pour qu'il y ait cystite, la présence du pus dans l'urine est absolument indispensable (2). » Cependant, ceci n'est pas une preuve contre Rovsing qui pourrait objecter, à juste titre, qu'il ne faut pas s'attendre à voir exprimer dans les ouvrages antérieurs les opinions modernes. Mais plus tard aussi, après l'apparition du travail de Rovsing, on a beaucoup hésité à accepter cette forme. En Danemark, Mügge (3) et S. Saxtorph (4), ont soulevé tout de suite des objections contre la division des cystites établie par Rovsing ; en particulier, aucun d'eux n'a vu la cystite « catarrhale. » Et à l'étranger, les observateurs n'ont pas mieux réussi à constater l'existence de la cystite catarrhale ; on n'y était pas encore parvenu en 1892, et jusqu'à ce jour, il n'y a pas, que nous sachions, de clinicien qui ait observé cette forme particulière.

Denys et Morelle (5) relèvent ainsi que, dans 42 cystites,

(1) *Loc. cit.* p 233.

(2) Guyon : Affections chirurg. de la vessie. Paris, 1888, p. 611.

(3) Mügge : Om den saalkaldte alkaliske Uringæring et dens Forhold til Blærebetændelse. Gyldendal, 1889.

(4) Saxtorph : Nogle Bemærkninger om Cystitis Ætiologie et Pathogenese. *Hospitals fidende*, 1889, Ns. 45, 46, 47.

(5) *Loc. cit.*, p. 120.

examinées au point de vue bactériologique, ils n'ont jamais rencontré cette forme ; Denys passe ensuite à une critique des observations rapportées par Rosving, qu'il trouve *médiocrement* convaincantes : « elles nous semblent, au contraire, en partie du moins, opposées à la création d'une classe de cystites non pyogènes. »

La même année Schnitzler (1) aussi, révoque en doute l'existence de cette forme ; ses objections sont basées notamment sur ses expériences sur les animaux qui sont en contradiction avec celles de Rovsing ; attendu qu'il a fréquemment provoqué une violente cystite suppurative, même par des microbes non pyogènes. Même, l'injection d'une faible solution de carbonate d'ammoniaque dans la vessie des lapins provoqua, pendant les jours suivants, la présence d'une petite quantité de globules de pus dans l'urine : « L'urine ammoniacale n'est jamais exempte d'éléments figurés. Ce sont toujours en plus au moins grande quantité des cellules épithéliales et des leucocytes. »

Comme je l'ai déjà mentionné, j'ai moi-même, à plusieurs reprises, injecté dans la vessie des lapins des microbes non pyogènes décomposant l'urée, et j'ai réussi néanmoins à produire une cystite suppurée ammoniacale. Je n'ai jamais vu, non plus chez les animaux, de cystite, sans que j'aie pu également démontrer des globules de pus dans l'urine ; ils ne manquaient jamais complètement à un examen approfondi. Et au fond, ceci paraît très compréhensible ; tandis que Rovsing semble croire qu'une bactérie sans pouvoir pyogène ne saurait rendre l'urine purulente, nous ne voyons, *à priori*, aucune relation directe et indissoluble entre ces deux propriétés ; tel microbe pourrait très bien se montrer inoffensif en inoculation sous-cutanée, ne point

(1) *Loc. cit.*, p. 22-26

produire d'abcès dans le tissu cellulaire ; le même organisme pourrait provoquer cependant l'inflammation superficielle d'une muqueuse. La suppuration du tissu cellulaire sous-cutané et la suppuration de la muqueuse de la vessie ne sauraient être regardées comme des processus analogues.

Toutefois, dira-t-on, bien que personne n'ait constaté la forme catarrhale de la cystite, cela ne peut rien prouver devant un seul cas positif et convaincant.

Or, Rovsing dispose de 7 cas qui lui servent à établir et à prouver l'existence d'une « cystite catarrhale ». En raison de l'importance de la question, il nous faudra soumettre ces 7 cas à un examen détaillé ; mais comme ils ont été critiqués si souvent et avec tant d'exactitude, je me bornerai à quelques objections principales. Dans (1), une de ces observations (n° 27) on a, par exemple, démontré plusieurs fois du pus dans l'urine ; c'est ainsi qu'on lit : « l'urine (le 3 septembre) dépose une forte couche puriforme, fétide, de réaction alcaline. En examinant au microscope, le dépôt, l'on décèle de nombreux globules blancs, en cas de dégénérescence graisseuse. » Ce cas ne saurait donc être cité à titre de document prouvant l'existence d'une cystite non pyogène.

Dans le n° 20, cas vivement débattu, on évacue par le cathétérisme une masse visqueuse, purulente et sanguinolente ; même, on constate à l'autopsie que la muqueuse de la vessie est couverte d'ulcérations. Bien que, à l'examen microscopique entrepris par Rovsing, l'on ne décélât point de pus dans l'urine, et seulement une masse glaireuse, il faut sans doute qu'il y ait eu des globules de pus à quelque époque *antérieure* ; le contraire semble à peu près incroyable ; et lorsque Rovsing (2) affirme que les ulcérations peu-

(1) Ce numéro et les suivants se rapportent donc au traité de Rovsing.

(2) Rovsing : *Om Blærebetændelse. Forsvar et Antikritik* Knhow, 1890.

vent être dues à l'action caustique de l'urine ammoniacale, je crois qu'il nous en doit la preuve.

Ne voyons-nous pas souvent, des cystites fortement ammoniacales durer pendant des années, sans qu'il se produise jamais d'ulcération? Quoi d'impossible à supposer que le microbe, même non pyogène, en soit la cause, dans le cas présent ? Dans les autres cas, les observations rapportent plusieurs fois la présence de pus ou d'un dépôt puriforme, auquel on n'attache pas d'importance ; par contre, l'on apprend toujours que l'urine renferme du mucus ou dépose une couche glaireuse. Mais enfin, ce mucus, quelle est son origine ? On pourra, sans doute, considérer comme un fait reconnu que la muqueuse vésicale ne sécrète pas de mucus, et qu'on a affaire dans ces cas à un produit dû à l'altération des cellules de pus par l'action de l'urine ammoniacale; plus il y a de carbonate d'ammoniaque, plus les cellules de pus se modifient pour devenir finalement méconnaissables. Ainsi l'on pourra probablement admettre, en attendant qu'une autre origine de la glaire soit démontrée, que le dépôt glaireux mentionné dans les autres cas de Rovsing, consiste simplement en vieilles cellules de pus, devenues méconnaissables dans l'urine ammoniacale.

Il faudrait donc regarder la cystite catarrhale comme un peu problématique et, si en somme elle existe, il faut qu'elle soit extrêmement rare (1).

(1) Je partage, certes, sur ce point, l'opinion de Melchior : je crois, comme lui, que dans toute vraie cystite, caractérisée, à quelque degré, par la fréquence et la douleur des mictions, l'urine trouble contient du pus.

Inutile d'insister longtemps sur l'erreur grossière, faite trop souvent encore, dans les cas d'ammoniurie : le sédiment est visqueux, glaireux, filant : le médecin ne reconnaît pas l'aspect habituel du dépôt purulent, et dit : mucus. Au microscope même, dans ces cas, il est parfois difficile de distinguer, au premier coup d'œil, dans ces masses glaireuses, infil-

Rapport entre les cystites acides et tuberculeuses.

Guyon, déjà relève, pour la cystite tuberculeuse, que l'urine est presque toujours acide ; mais c'est à Rovsing que revient l'honneur d'avoir démontré, pour la première fois, la véritable cause de ce fait : le bacille tuberculeux est privé de la faculté de décomposer l'urée. Le bacille tuberculeux

trées de phosphates amorphes et cristallins, des leucocytes nets : gonflés, cohérents, réunis en amas informes, altérés par le carbonate d'ammoniaque, ils ne présentent plus ni leur aspect accoutumé, ni leurs réactions colorantes normales. Un observateur un peu exercé, les reconnaît toujours cependant, par un examen attentif, et peut affirmer que ce sédiment est du pus, du pus transformé.

Une remarque est cependant nécessaire : à côté de la vraie cystite, il faut faire une place à l'infection vesicale sans suppuration ; autre chose est l'infection de l'urine de la vessie, autre chose la suppuration de sa muqueuse. Les faits cliniques, autant que l'expérimentation, ont établi que l'urine vésicale peut contenir, et cultiver des microorganismes abondants d'une façon persistante, sans qu'il y ait cystite : les conditions nécessaires au développement de l'inflammation suppurative font défaut. Et Krogius nous a rendu service, en nous apprenant à classer, sous le vocable *bactériurie vesicale,* les faits de cette nature.

Entre bactériurie et cystite légère, il est cependant des cas intermédiaires, difficiles à classer.

Dans la bactériurie vraie, pure, pas de symptômes vésicaux marqués ; pas de pus, quelques cellules épithéliales ; le trouble spécial de l'urine est dû exclusivement à des myriades de bactéries.

Le plus souvent, l'urine est acide : la bactériurie est due au coli-bacille. On peut rencontrer cependant des cas de bactériurie ammoniacale. J'en ai observé un très net : homme adulte, sans passé urinaire, souffrant à peine d'une légère fréquence et d'un peu de cuisson à la miction : urines très troubles, fétides, à gros dépôt lourd, blanc grisâtre, formé de quelques cellules épithéliales, de carbonates et phosphates amorphes, de cristaux de phosphate triple et d'une infinité de gros microcoques : pas de pus. Guérison en huit jours, sans traitement local, par la seule médication interne au borate et benzoate de soude.

A côté de ces cas de bactériurie pure, il en est d'autres moins nets :

se distinguant par là d'avec les autres microbes qui avaient tous la faculté de décomposer l'urée, Rovsing trouvant toujours dans les cystites tuberculeuses les urines acides, quand il ne s'agissait pas d'une infection mixte, fit de l'urine acide une marque distinctive de la cystite tuberculeuse, formant l'un des groupes principaux des cystites suppurées.

Cette déclaration fut tout d'abord vivement contestée ; on affirma avoir observé plusieurs fois une urine acide sans la présence d'une tuberculose vésicale ; néanmoins on n'avait pas de preuve décisive.

Cependant, Rovsing semble pressentir que sa supposition originelle puisse être fausse et dans son ouvrage : « Défense et Anticritique », il s'exprime avec beaucoup plus de réserve :

« Par contre, je m'attends à ce qu'on pourra démontrer des cas sporadiques qui ne pourront être rangés sous cette règle ; c'est ainsi que je ne m'étonnerais guère, qu'il existât de temps en temps des cystites incontestables, à urine acide, qui ne fussent pas dues à la tuberculose ; car d'abord j'ai constaté moi-même, dans mes expériences, que des microbes de suppuration reconnus, tels que le streptococcus pyogenes ordinaire, ne sont pas en état de décomposer l'urine ; et puis des microbes de suppuration plus rares, ou jusqu'ici inconnus, pourraient être supposés comme cause d'une cystite par inoculation directe ou par voie métastatique. Je serais très reconnaissant de voir ma division soumise à une

il y a quelques symptômes vésicaux, et dans le sédiment, principalement microbien, on voit quelques leucocytes. Est-ce bactériurie, ou cystite?

Le mot importe peu à la chose : il suffit de savoir qu'il y a des cas intermédiaires : l'extrême abondance de microorganismes, qui formen à eux seuls la majeure partie du sédiment, les rapproche des bactériuries ; la présence d'une faible quantité de pus, les classe dans les cystites ; cystite superficielle, légère, à qui l'épithète catarrhale, prise dans son vrai sens, conviendrait bien, si elle ne prêtait à la confusion, par l'abus qu'on en a fait. (N. H.)

critique, fondée sur des examens et des expériences, indépendants et détaillés, relativement à mes raisonnements et arguments. » A ce point de vue, l'excellent ouvrage de Rovsing a excité, de prime abord, mon plus vif intérêt, et m'a suggéré des recherches réitérées ; la question surtout de la relation entre les cystites acides et tuberculeuses attira bientôt mon attention.

Je parvins en peu de temps à un résultat différent de celui de Rovsing ; j'observai des cas de cystites purulentes, acides, incontestables où tout le tableau clinique prouvait qu'il ne pouvait pas être question de tuberculose, et où l'examen bactériologique décélait un bacille, il est vrai ; mais c'était le bacterium coli commune. Dans les nombreux cas de cystites acides, j'ai toujours fait des recherches soigneuses et minutieuses de bacilles tuberculeux, poursuivies souvent tous les jours pendant un temps prolongé et avec centrifugation des urines ; mais l'examen donna toujours un résultat négatif ; et puis la marche de la maladie, d'abord, en quelques rares cas, l'autopsie même (Obs. 2 et 15) confirmèrent définitivement l'absence de la tuberculose.

La preuve incontestable était donc fournie, que la cystite tuberculeuse n'est pas la seule qui présente une urine acide, et qu'il existe très fréquemment encore, des cystites acides, purulentes, devant leur origine au bacterium coli commune. Pendant l'été 1892, je communiquai à Rovsing le résultat provisoire de mes recherches, et peu de temps après, Rovsing, lui aussi, constata un cas de cyscite acide purulente où il trouva le bacterium coli et pas de bacilles tuberculeux. Le bacille isolé par Rovsing, que j'ai eu l'occasion d'observer personnellement, fut identique au mien sous tous les rapports et ne décomposa pas non plus l'urée. Comme nous l'avons remarqué plus haut (p. 5), Rovsing a cependant constaté l'existence de cystites acides, purulentes, indépendamment de mes recherches, et avant le commencement de mon travail. Il y a donc longtemps qu'il a abandonné son point de vue primitif, ne voyant plus dans l'urine acide purulente, la marque distinctive de la tuberculose vésicale (1).

Je crois donc pouvoir énoncer, en m'appuyant sur mes recherches, *que les cystites acides purulentes sont très fréquentes et qu'elles pourront être dues à quantité de différents microbes, en premier lieu au bacterium coli commune, puis au streptococcus pyogenes, au bacille tuberculeux et parmi les formes moins fréquentes au bacille typhique et au gonocoque*. Probablement, on trouvera avec le temps encore d'autres microbes semblables; mais ceux qui viennent d'être mentionnés sont les plus importants.

D'autre part, l'urine acide purulente dans la cystite, pourra donner l'idée qu'il s'agit peut-être d'une tuberculose vésicale ; pour fixer le diagnostic différentiel, il faudra considérer les antécédents héréditaires et personnels : ceux-ci nous montreront peut-être des symptômes scrofulo-tuberculeux précédant le début spontané et sans cause apparente de la cystite ; on notera la marche lente et prolongée, la miction fréquente et douloureuse, accompagnée souvent d'hématurie et peu influencée par les traitements ordinaires. Ensuite, on constatera souvent, à l'examen objectif du malade, la tuberculose des autres organes, ce qui appuiera la justesse du diagnostic. Un examen bactériologique de l'urine, avec démonstration directe du bacille de Koch, sera la preuve décisive, bien entendu ; mais quoiqu'on ne trouve pas de bacille, *l'ensemencement de l'urine,*

(1) A ma demande, Rovsing a eu l'obligeance de retenir la publication d'un rapport sur les cystites acides, ayant appris que je travaillais depuis longtemps à un traité sur ce sujet.

recueillie avec précautions aseptiques, sur les milieux ordinaires (gélose, gélatine peptonisée), sans qu'il vienne de culture, indiquera, avec une certitude presque absolue, une tuberculose des voies urinaires.

Nous ne connaissons, pour le moment, qu'un seul microbe qui puisse causer une erreur, savoir le gonocoque ; mais la véritable cystite blennorrhagique, est sans doute assez rare ; la présence d'une blennorrhagie et la démonstration microscopique des gonocoques, dans l'urine recueillie stérilement, décidera de la question.

Cependant, même si, dans le cas de cystite acide, purulente, il y avait culture abondante, du coli-bacille par exemple, (voir obs. 7), le diagnostic de cystite tuberculeuse ne serait pas pour cela exclu. Nous avons vu souvent le bacille tuberculeux et le coli-bacille opérer en commun (obs. 41 et 42) ; et il n'est pas douteux, non plus, que le bacille tuberculeux puisse s'associer à d'autres microbes qui ne décomposent pas l'urée, le streptococcus pyogenes, par exemple. En ce cas, il faudra concentrer son attention sur l'examen purement microscopique, et l'on trouvera sous ce rapport un secours précieux en se servant de la centrifugation.

Classification des cystites

Nous voilà enfin arrivés à la classification des cystites, question qui a toujours comporté de grandes difficultés. En parcourant les différents ouvrages spéciaux sur les affections urinaires, on trouvera un grand nombre de formes ou variétés de cystite ; presque chaque auteur a sa division particulière.

Pour trouver une base à la division, on est parti de points de vue très différents ; tantôt on a dirigé spécialement son attention sur les circonstances étiologiques, (cystite blennorrhagique, tuberculeuse, traumatique, infectieuse, calculeuse; cystite de refroidissement, de rétention, de congestion, etc.). Tantôt on relève les caractères distinctifs anatomo-pathologiques, (muqueuse, parenchymateuse, pseudo-membraneuse, gangréneuse), ou les symptômes, (cystite muco-purulente, purulente, ammoniacale, hémorrhagique, douloureuse) ; ou, en d'autres cas, des caractères tirés du développement et de la marche de la maladie (aiguë, subaiguë, chronique).

On pourrait partir de plusieurs autres points de vue pour établir une classification ; mais je ne m'y arrêterai pas davantage ; la quantité de divisions différentes réflète clairement la confusion qui a régné et qui règne encore sur la question. De quel point de départ, de quelle base faut-il se servir ?

Les ouvrages modernes qui ont enrichi, à tant d'égards, nos connaissances sur la nature de la cystite, ont aussi essayé, cela va sans dire, d'établir une division satisfaisante. Nous allons regarder de plus près ces essais.

Guyon mentionne la difficulté de la question ; il relève que la distinction entre les *grands types cliniques* doit reposer, non pas sur un caractère isolé cherché dans l'étiologie, l'anatomie pathologique ou la symptomatologie, mais avoir rapport à tous les trois, à la nature de la maladie même. Cependant, tantôt c'est un caractère étiologique, tantôt un symptôme prononcé qui marquent la maladie de leur empreinte et dominent le tableau clinique ; mais avant tout ce sont *les lésions préexistantes* qui s'imposent, ou comme s'exprime Guyon : « C'est, en effet, le terrain morbide offert à la cystite, qui modifie son évolution et lui imprime les caractères particuliers que la clinique nous apprend à reconnaître. C'est là qu'il faut chercher la notion de l'espèce. (1) »

(1) GUYON : *Affections chirurgicales de la vessie*. p. 613.

Il établit donc d'après le principe énoncé ci-dessus les 9 formes suivantes :

1. Cystite blennorrhagique.
2. Cystite tuberculeuse.
3. Cystite calculeuse.
4. Cystite des rétrécis.
5. Cystite des prostatiques.
6. Cystite des néoplasiques.
7. Cystite chez la femme.
8. Cystite douloureuse.
9. Cystite membraneuse.

On ne saurait prétendre que cette division soit à l'abri de la critique, surtout pour les trois formes dernières, qui ne se distinguent pas nettement d'avec les autres ; on verra aisément que la « cystite chez la femme » peut comprendre une grande quantité des autres formes. Abstraction faite de ce point, il faut convenir que Guyon a fait ressortir, avec une grande habileté, l'importance des causes prédisposantes, et qu'il a décrit les formes isolées avec toutes leurs particularités comme de véritables *types cliniques principaux*, différant justement par l'image symptomatique. Dans la pratique, on appréciera cette division, et l'on ne la rejettera pas; du moins, pas avant d'en avoir trouvé une meilleure.

Rovsing insiste fortement sur l'insuffisance de la division de Guyon qui est, à ses yeux, non seulement peu pratique, mais encore peu scientifique ; il établit sur la base de ses études *cliniques et bactériologiques* une nouvelle division qui semble posséder des avantages incontestables ; outre qu'elle est courte et claire, elle établit des formes qui sont bien distinctes au point de vue étiologique, formant chacune un tableau clinique bien limité, facile à reconnaître par un simple examen. C'est que les microbes cystitiques se divisent en deux classes distinctes, savoir : non-pyogènes et pyogènes, ces derniers encore différant, selon qu'ils décomposent l'urée ou non. Conformément à ces données, il propose la division suivante :

I) Cystitis catarrhalis : causée par des microbes non-pyogènes ayant la propriété de décomposer l'urée.

II) Cystitis suppurativa : causée par des microbes pyogènes ; celle-ci comprend, à son tour, 2 classes distinctes :

1) *Cystitis suppurativa ammoniacalis.*

2) *Cystitis suppurativa acida, seu tuberculosa.*

Si cette division simple et claire s'accordait avec la réalité, il faudrait être très reconnaissant à l'égard de Rovsing ; mais malheureusement, on ne peut pas s'y fier, nous l'avons déjà prouvé longuement. Bref : la cystite catarrhale existe à peine ; du moins elle est très problématique, car les microbes même non pyogènes provoquent une cystite purulente ; le plus souvent, la cystite suppurée acide n'est pas tuberculeuse. Par là s'écroule toute la division, car une division qui ne comprend qu'un groupe, n'est pas une division.

Il faut mentionner encore que Denys vient d'essayer récemment une classification, cette fois sur une base exclusivement bactériologique : il faudrait ajouter, après le mot cystite, le nom du microbe ou des microbes qui en seraient la cause. Cette division pourra présenter un intérêt purement scientifique ; qu'elle puisse jamais servir de base à une division clinique, c'est ce qui n'aura pas besoin d'être démontré longuement.

Puisque tant d'auteurs précédents ont essayé, avec plus ou moins de succès, d'établir une division, on pourrait être tenté, apparemment, d'en établir une nouvelle : je m'en garderai bien, étant prêt à reconnaître que je n'en suis pas capable. Cependant, je crois pouvoir relever quelques rares faits, en m'appuyant sur mon ouvrage entier. Nous avons vu plusieurs fois que *des microbes différents pouvaient déterminer des cystites, présentant un tableau clinique tout pareil,* et nous avons pu constater souvent, d'autre part, que *le même microbe peut causer des cystites très différentes*. Que l'on compare ainsi les 17 cas que j'ai rapportés, où le bacterium coli se trouvait en culture pure. Nous trouvons ici une telle différence dans tout le tableau clinique, comme pathogénie, comme symptômes, comme marche, comme terminaison, qu'on croirait à peine que toutes aient une même origine.

Un seul et même microbe pourra donc, selon les circonstances, déterminer des cystites qui n'offrent pas la moindre ressemblance au point de vue clinique. Je ne crois donc pas que Rovsing ait raison en relevant que la différence essentielle dépend de la nature de la substance infectieuse (l. c. p. 120), ou, lorsqu'il s'exprime ainsi : « C'est des propriétés différentes des microbes que dépend la nature différente des cystites ; il n'y a donc pas de différence essentielle entre la cystite qui se manifeste chez un prostatique et celle qui survient chez un malade souffrant d'une tumeur vésicale ou de calcul ; la différence essentielle qui pourrait exister, dépend de la différence de l'agent infectieux, et il serait donc plus naturel de baser là-dessus sa division. » (1).

Il y a une complète opposition entre la façon dont Rovsing envisage la relation des microbes avec la cystite et ma manière de voir, et c'est là précisément, un des points principaux de la question. Selon nous, le point décisif, ce ne sont point les différentes propriétés des microbes ; il faut s'appuyer principalement sur les lésions préexistantes, d'après Rovsing « les circonstances adjuvantes » ; il ne faut pas ou-

(1) Rovsing : *loc. cit.* p. 111.

blier, à cause du microbe, l'homme, l'importance du terrain extrêmement différent sur lequel le microbe vit et se développe. *Ce sont les différentes propriétés du microbe, jointes à la disposition du milieu nutritif, dont dépend la nature différente de la cystite.*

Ce n'est qu'en considérant ces deux éléments ensemble que l'on parviendra à une division réellement bonne ; toute autre sera exclusive et peu satisfaisante (1).

(1) Pas plus que Melchior, je ne tiens à ces classifications artificielles des cystites, fondées sur la considération d'un seul caractère.

Bonnes dans d'autres sciences, quand il s'agit de grouper, pour aider la mémoire, des objets très nombreux toujours identiques à eux-mêmes, les classifications artificielles nous semblent, en pathologie, plus nuisibles qu'utiles. Souvent, elles ne servent qu'à masquer l'insuffisance de nos connaissances, et, donnant à l'esprit une sécurité trompeuse, elles nous empêchent de chercher plus avant.

En pathologie, chaque cas a ses caractères propres, multiples, son individualité. Voit-on souvent deux faits absolument identiques sous tous les points de vue ?

Pour qu'une épithète caractéristique, appliquée à un cas pathologique fut vraiment bonne et utile, elle devrait le définir, et suivant les vieilles règles de la logique, s'appliquer au seul objet défini, à tout l'objet défini. Est-il beaucoup d'épithètes, parmi celles appliquées aux cystites, qui satisfassent à ces règles ?

Tracer, en se plaçant à un point de vue spécial, restreint, des cadres étroits : s'efforcer de faire rentrer dans ces cadres, en les groupant, des faits dissemblables, me semble œuvre peu profitable.

Suivant qu'il envisage l'étiologie, la pathogénie, la clinique, l'anatomie pathologique, chaque auteur peut aisément proposer une classification des cystites : aucune ne sera générale ni suffisante ; et le diagnostic, le pronostic et la thérapeutique qui sont le but, en somme, ne tireront de ces classifications artificielles qu'un médiocre profit.

Il me semble préférable, en présence de chaque cas particulier, de l'envisager successivement sous toutes ses faces, et de chercher à le définir, utilement, par l'ensemble de ses caractères.

Ainsi la cystite sera, au point de vue :

<table>
<tr><td>a) Clinique</td><td>aiguë
subaiguë
chronique</td><td>douloureuse
indolente.</td></tr>
</table>

<table>
<tr><td>b) Etiologique</td><td>Cystite de :
blennorrhagique,
rétréci,
prostatique,
calculeux,
néoplasique,
myélitique.</td></tr>
</table>

<table>
<tr><td rowspan="2">c) Pathogénique</td><td>Cystite d'infection spontanée</td><td>de cause :
uréthrale,
vaginale,
rénale,
génitale,
intestinale.
hématique.</td><td rowspan="2">et l'infection sera causée par :</td><td rowspan="2">Un seul micro-organisme.

Plusieurs micro-organismes associés.</td><td rowspan="2">Coli-bacille.
Proteus.
Streptocoque.
Microcoques ammoniogènes.
Gonocoque.
Bacille tuberculeux.
etc., etc.</td></tr>
<tr><td>provoquée par :</td><td>cathétérisme.
traumatisme.</td></tr>
</table>

<table>
<tr><td>d) Anatomo-pathologique</td><td>cystite à urines</td><td>Acides neutres,
alcalines,
ammoniacales.</td><td>Muco-purulentes,
purulentes,
hématiques,
putrides.</td><td>Cystites à lésions</td><td>superficielles
muqueuses
profondes
interstitielles</td><td>ulcéreuses
pseudo-membraneuses,
productives.</td></tr>
</table>

Pour bien définir un cas donné, il faudra donc en faire l'étude complète à ces différents points de vue : choisir, sous chacun de ces chefs, l'épithète qui lui convient ; l'ensemble seul de ces caractéristiques, sera une définition utile, base du pronostic et du traitement. (N. H.).

CHAPITRE VIII

Prophylaxie et thérapeutique.

Après avoir étudié la nature et l'origine de la cystite, nous ajouterons finalement quelques remarques sur sa prophylaxie. Peut-on prévenir une cystite et de quelle façon ?

Nous avons vu, qu'en général, la cystite est provoquée par une introduction directe de microbes pathogènes, pendant le cathétérisme ou quelque autre traitement instrumental, fait connu de tous les médecins de nos jours. C'est donc un fait déplorable que la grande majorité des cystites soit due au traitement du médecin : très souvent même, l'affection provoquée ainsi, est plus grave que la maladie principale. Nous savons tous, avec quelle fréquence une rétention d'urine passagère, par exemple pendant quelque maladie fébrile aiguë, pneumonie, fièvre typhoïde ou quelque chose de semblable, occasionne une cystite de cathétérisme : celle-ci devient une complication dangereuse de la maladie principale, et qui peut souvent durer pendant des mois, affaiblissant extrêmement le malade.

Même, il n'est pas rare que par une propagation de l'inflammation jusqu'aux reins, de telles cystites puissent amener la mort du malade déjà affaibli, par une pyélonéphrite suppurée. Nous voyons, chez le prostatique souffrant depuis des années de rétention incomplète, mais dont l'urine est néanmoins restée acide et stérile, comment un seul cathétérisme peut provoquer une cysto-pyélo-néphrite, accompagnée d'une violente fièvre urineuse, qui, au bout de peu de temps, met fin à la vie du malade. En d'autre cas, c'est une rétention aiguë passagère après une petite opération, pendant la marche d'une blennorrhagie ou d'origine purement nerveuse : le malade n'est sondé qu'une seule fois ou quelques rares fois, et la cystite de se manifester immédiatement ! Heureusement de telles cystites sont souvent de courte durée et disparaissent vite, après le traitement ou spontanément : mais d'autre part, nous ne savons jamais quels seront les microbes que nous introduirons, et nous pourrons causer tout aussi facilement au malade une affection douloureuse et opiniâtre, que très souvent, nous ne pourrons plus guérir. Parfois l'introduction d'un instrument est pratiquée dans un but purement diagnostique (calcul) ; la diagnose sera peut-être vérifiée, mais le malade la payera par une cystite.

Je rappellerai combien il est difficile de débarrasser l'urine de toutes les bactéries pathogènes. Sur 35 malades examinés, il en mourut 8 ; 10 sortirent non guéris et 17 guéris. A leur sortie, j'ai fait l'examen bactériologique de l'urine et je parvins à ce résultat qu'elle n'était stérile qu'en 7 cas (obs., 1, 3, 9, 10, 13, 19, 23). *7 malades seulement, sur 35, sortirent de l'hôpital comme définitivement guéris.* Quant aux 10 restants, sortant comme guéris, l'urine était *apparemment* normale ; mais l'examen bactériologique minutieux, décélait dans tous les cas des germes et souvent en grande quantité. Je regrette de n'avoir pas eu l'occasion de suivre plus tard ces 10 malades ; il est possible qu'ils aient été exempts, dans la suite, de troubles cystitiques ; mais d'autre part, il est incontestable que l'urine renfermant des germes est un danger perpétuel, et que dans des conditions favorables elle pourra de nouveau rétablir la cystite.

On remarquera ici l'importance de *l'examen bactériologique, qui seul garantit que la guérison est définitive.* Selon nous, on ne saurait regarder le malade comme guéri, tant que l'urine renferme encore des microbes pathogènes, quelque claire qu'elle soit et malgré la réaction acide.

D'après ce qui précède, il est évident qu'une cystite ne peut pas être regardée, en général, comme une affection relativement inoffensive.

« Primum est non nocere » ; ces mots s'appliquent à toute la thérapeutique, et peut-être plus spécialement encore à celle de la vessie. On doit exiger impérieusement du médecin, qu'il s'efforce autant que possible d'éviter de nuire à son malade, en s'entourant de précautions prophylactiques rassurantes.

La méthode ordinaire de cathétérisme doit donc être regardée comme insuffisante sous ce rapport. Nous savons en effet que l'urèthre renferme une riche flore bactérienne ; nous avons démontré en outre que les microbes pathogènes sont de fréquents habitants de la vulve et du prépuce ; enfin nous avons démontré que la désinfection ordinaire du méat par des lavages avec des tampons boriqués est tout à fait insuffisante ; quelle n'est, dans aucun cas, en état de rendre le terrain aseptique.

Même en se servant d'un instrument stérilisé, trempé dans la glycérine ou dans l'huile bouillie (ce qui est sans doute préférable à la vaseline boriquée qui n'est pas aseptique), on aura tout de suite infecté son instrument par le seul effleurement du méat et des parties avoisinantes. Et même si la sonde a passé sans accident ce premier obstacle, il est évident qu'elle cessera d'être stérile au moment même ou elle entrera dans l'urèthre ; elle sera souillée tout de suite de germes nombreux, qui seront ensuite directement introduits dans la vessie. Si l'on a clairement en vue ce fait, la prophylaxie est donnée d'avance. Il est entendu d'abord qu'on se servira toujours d'un instrument stérile : et la prophylaxie comprendra les deux points suivants :

1) *Désinfection complète de l'orifice uréthral*; on pourra y parvenir par des lavages soigneux, en frottant avec des tampons, trempés d'abord dans l'eau phéniquée à 3 0/0, et puis dans l'eau boriquée, en ce cas, le terrain devient aseptique (ce qui est confirmé par des examens bactériologiques).

2) *Désinfection de l'urèthre*. Il est évident que la stérilisation de l'instrument ne signifie rien, s'il est introduit dans un conduit aussi infecté que l'urèthre. On peut s'en garantir par des irrigations abondantes et répétées de l'urèthre avec de l'eau boriquée de la façon déjà proposée ; et ce n'est qu'alors qu'on introduira la sonde. Quoiqu'on ne puisse pas rendre par là l'urèthre rigoureusement aseptique, (1) mes expériences et mes essais démontrent cependant que l'on peut obtenir ainsi une urine stérile, et éviter d'introduire des germes dangereux dans la vessie.

Que la méthode proposée, très simple dans ses principes fondamentaux, soit en même temps rassurante, c'est ce que prouvent non seulement l'examen bactériologique, mais encore mes expériences cliniques. De cette façon, j'ai évacué l'urine, à l'aide d'une sonde, chez un grand nombre de malades, dans des maladies très différentes, et souvent dans des cas où le danger d'une cystite était grand (par exemple dans la fièvre typhoïde) ; mais malgré le grand nombre de cathétérismes, souvent dans des circonstances difficiles, je n'ai *jamais provoqué de cystite*. Ce bon résultat me paraît

(1) PETIT et WASSERMANN ont démontré, qu'on ne peut jamais débarrasser l'urèthre de germes, même après des irrigations abondantes d'eau boriquée. *Annales des maladies des organes génito-urinaires*, 1891, p. 500.

fort encourageant ; je n'hésiterai donc pas à recommander la méthode en question. On trouvera peut-être les précautions proposées trop rigoureuses et trop gênantes ; elles exigent, en effet, plus de peine et d'attention que les mesures d'autrefois ; mais, devant la possibilité de causer au malade une grave affection, n'est-ce pas un devoir que d'accepter les garanties qui s'offrent et qui ne sont nullement impraticables ? En revanche, ne suffirait-il pas, pour prix de notre peine, d'éviter la cystite ? « Prévention is better than cure » ; une fois qu'on aura provoqué chez le malade une cystite, la peine deviendra beaucoup plus grande.

La méthode appliquée par moi n'est pas la seule qui ait été recommandée au point de vue prophylactique ; c'est ainsi que Rovsing (1) propose d'injecter, après l'évacuation de l'urine, 4 à 5 grammes d'une solution de nitrate d'argent à 2 0/0 et de le laisser agir 4 à 5 minutes, pour évacuer ensuite le liquide, et retirer l'instrument. Cette méthode est sans doute parfaitement rassurante ; mais elle me paraît un peu héroïque; en tout cas, je dois contester que ce soit la seule méthode sûre.

Où la vessie est normale, toute précaution prophylactique serait, d'après Rovsing, superflue ; mais nous avons à présent démontré des bactéries qui, par leur seule présence dans l'urine, attaquent la vessie saine ; ainsi, cette règle n'est pas sans exception, et l'on fera bien de prendre ses mesures.

Puisque nous savons que les bactéries sont les seules et véritables causes de la cystite, l'idée se présente d'elle-même, d'essayer les substances médicamenteuses généralement employées sur les cultures pures des espèces bacté-

(1) Rovsing : *loc. cit.*, p. 96.

riennes, pour obtenir, en étudiant leur effet, quelques notions sur l'utilité thérapeutique de ces substances.

Avant de rapporter mes propres expériences, il me faudra citer brièvement les recherches thérapeutiques antérieures, faites par Guiard et Rovsing.

Dans ses expériences, Guiard (1) a procédé de la manière suivante : dans des tubes d'urine acide stérile, il ajouta 1 c. c. d'une urine cystitique fortement ammoniacale, préalablement mêlée à une quantité pareille de la solution médicamenteuse. Il trouva que, dans quelques-uns des tubes, la fermentation s'opérait aussi rapidement que dans les tubes témoins; dans d'autres, elle était plus ou moins retardée ; dans quelques-uns, elle restait tout à fait absente. Après une longue série d'expériences, variées de différentes façons, Guiard parvient au résultat que ni les acides minéraux, ni le sublimé, ni l'acide salicylique, ni le sulfate de cuivre, ni l'acide borique ne tuent le ferment, « la torule ammoniacale ». Il peuvent retarder plus ou moins la fermentation, mais non pas l'empêcher. Il en est autrement du nitrate d'argent : « Le nitrate d'argent est l'agent qui, aux doses les plus faibles, a eu l'action la plus énergique ».

Une solution au 1/500 a eu autant d'efficacité qu'une solution saturée d'acide borique ; une solution au 1/20 suffit pour empêcher aussi complètement que possible la fermentation. Guiard ne s'est pas borné seulement aux expériences de laboratoire ; il a pu démontrer plusieurs fois, par des expériences cliniques, l'effet salutaire d'injections intravésicales de nitrate d'argent. D'ordinaire on a fait usage d'une solution au 1/500 ; mais dans les cas plus opiniâtres, il recommande des solutions plus fortes.

Guyon aussi préconise beaucoup le nitrate d'argent, d'après

(1) *Loc. cit.*, p. 140.

son expérience clinique; c'est, selon lui, le remède principal contre la cystite, remède presque infaillible même dans les suppurations chroniques de la muqueuse vésicale. Il se sert de solutions variant de 2 à 10 0/0, injectées dans la vessie en quantités qui diffèrent selon la nature des circonstances.

Enfin, Rovsing (1) qui a travaillé, contrairement à Guiard, avec *des cultures pures* de ses microbes cystitiques, a essayé sur ces derniers l'effet des différents médicaments et est parvenu au même résultat que Guiard, savoir : que le nitrate d'argent est le seul remède qui exerce, en solutions à 2 0/0, 5 0/0 et 10 0/0, un effet infailliblement mortel sur la totalité des formes microbiennes. Rovsing démontre encore, comment le nitrate d'argent réunit en soi ces deux propriétés d'une importance capitale : d'être bactéricide et de pouvoir pénétrer dans les tissus ; ce qui explique beaucoup mieux que les théories antérieures, l'efficacité de cette substance.

Il en conseille ensuite l'application générale et systématique dans toute cystite (sauf la cystite tuberculeuse) ; il propose d'injecter dans la vessie 4 à 5 grammes d'une solution de nitrate d'argent à 2 0/0, traitement qui sera répété tous les jours, jusqu'à ce que l'urine se montre tout à fait normale. Dans des cas opiniâtres on pourra graduellement augmenter la concentration de la solution de nitrate d'argent jusqu'à 5 0/0.

Quoique les résultats de Rovsing, obtenus par des méthodes exactes, paraissent extrêmement solides et quoiqu'il se soit servi justement des remèdes généralement employés, contre la cystite, j'ai été tenté d'entreprendre encore quelques recherches thérapeutiques. C'est, en effet, que les microbes avec lesquels Rovsing a expérimenté, ne sauraient pas être appelés les microbes *ordinaires* de la cystite. Dans les 35 cas examinés par moi, je ne les ai jamais trouvés, et,

(1) *Loc. cit.*, p.96.

jusqu'ici, ses espèces nouvellement décrites, n'ont pas été décélées par d'autres observateurs. J'ai donc fait quelques expériences *avec les substances employées généralement contre la cystite sur les microbes, cystiques les plus fréquents,* parmi lesquels je pourrai bien compter je pense, le bacterium coli commune, le streptococcus pyogenes et le proteus de Hauser. De plus, j'ai essayé sur les autres espèces trouvées par moi, entre autre sur les deux espèces nouvelles. D'ailleurs, d'après le docteur A. Bornemann, ces deux dernières ont été retrouvées déjà, dans des cystites, à l'hôpital Frédéric (service de chirurgie C).

Nous n'avons pas jugé nécessaire d'essayer les médicaments internes, spécialement le salol, Denys et Sluyts (1) ayant déjà entrepris des recherches très détaillées sur l'effet de cette substance sur les microbes de la cystite.

Dans mes expériences, je me suis servi d'un procédé tout pareil à celui de Rovsing. Des fils de soie, imbibés de cultures sur bouillon, fraîches, de l'espèce bactérienne en question, furent trempés dans la solution médicamenteuse ; au bout de cinq à dix minutes, ils furent retirés avec une pince stérilisée, lavés à l'eau stérilisée et implantés partie sur gélose, partie sur urine normale acide; puis les tubes furent placés à l'étuve à 37, pour constater s'il y aurait des cultures ou non. Pour les expériences comparatives, on se servait toujours de fils de soie imbibés de cultures pures, implantés sans aucune préparation dans la gélose et l'urine.

J'ai borné ma tâche à l'essai des trois remèdes locaux le plus généralement usités, savoir : *le nitrate d'argent* en différentes concentrations, *la solution borique aqueuse à 4 0/0*, et l'*huile iodoformée* (à 10 0/0).

Les résultats obtenus par ces essais, apparaissent clairement dans le tableau suivant et sont très frappants.

(1) DENYS et SLUYTS : *Bull. de l'Acad. royale de méd.* Bruxelles, 1892.

FORME BACTÉRIENNE	Sol. d'acide borique 4 0/0 5 minutes	Huile iodoformée 10 0/0 5 minutes	Sol. de nitr. d'argent 1 : 500 5 minutes	Sol. de nitr. d'argent 1 : 300 5 minutes	Sol de nitr. d'argent 1 : 200 5 minutes	Sol. de nitr. d'argent 1 0/0 5 minutes	Sol. de nitr. d'argent 2 0/0 5 minutes	Expériences comparatives
Bacterium coli commune.	culture	culture	pas de culture	pas de culture	pas de culture	pas de culture	pas de culture	culture
Streptococcus. pyogenes.	culture	culture	pas de culture	pas de culture	pas de culture	pas de culture	pas de culture	culture
Proteus de Hauser	culture	culture	culture faible et lente	pas de culture	pas de culture	pas de culture	pas de culture	culture
Staphylococcus liqu. ureæ.	culture	culture	culture faible et lente	pas de culture	pas de culture	pas de culture	pas de culture	culture
Dipplococcus liqu. ureæ.	culture	culture	culture faible et lente	pas de culture	pas de culture	pas de culture	pas de culture	culture
Streptobacillus anthracoïdes.	culture	culture	pas de culture	pas de culture	pas de culture	pas de culture	pas de culture	culture

Il fut constaté qu'une *solution borique à 4 0/0 n'était pas capable de tuer un seul des microbes* et ne retardait la croissance que d'un seul (le streptobacillus anthracoïdes).

L'iodoforme se montra sans le moindre effet ; la végétation se développa partout avec la même rapidité que dans les tubes témoins de l'expérience comparative. La décomposition ammoniacale de l'urine se présenta partout de la même façon et au même terme qu'à l'ordinaire.

C'est là un fait très intéressant et confirmant les expériences connues de Rovsing et Heyn (1), par lesquelles ils démontrèrent que l'iodoforme est sans effet bactéricide.

Par contre, *le nitrate d'argent montra une influence mortelle très frappante sur toutes les espèces bactériennes.* Même une solution aussi faible que celle à 1/500, se montra en état de tuer 3 espèces et de retarder notablement la croissance des 3 autres.

Tandis, qu'à l'ordinaire, le proteus de Hauser rend l'urine ammoniacale au bout de cinq à six heures, la décomposition ne s'opéra qu'en deux jours, après l'action, pendant cinq minutes, de nitrate d'argent à 1/500. Une solution à 1/200, put empêcher complètement la fermentation urinaire et détruire les cultures, non seulement du proteus de Hauser, mais de la totalité des espèces bactériennes. Il va sans dire que les solutions plus fortes, de 1-2 0/0, montraient cette faculté au plus haut degré. (2)

(1) HEYN et ROVSING : Om Jodoformen som Antisepticum. *Hosp. Fid.* 3 R. IV. Nr. 39 et 40.

(2) Dans une leçon clinique : « Le nitrate d'argent, et la chirurgie urinaire » publiée en 1891, notre maître M. le Pr Guyon a insisté sur le remarquable pouvoir antiseptique du nitrate d'argent, vis-à-vis des microbes infectieux urinaires. S'appuyant sur une série d'expériences faites dans son laboratoire, il a montré : que le nitrate d'argent, même

D'après ces expériences, je n'hésiterai pas à confirmer l'influence capitale du nitrate d'argent sur les différents microbes de la cystite; c'est à juste titre que l'on attribue à cette substance un rôle principal dans le traitement local de la cystite, de préférence à tout autre remède.

D'autre part, il nous semble qu'en général on serait porté à se servir d'une méthode un peu plus modérée que celle dont parle Rovsing; on parviendra souvent au but avec des solutions beaucoup plus faibles, car celles-ci, nous venons de le démontrer, sont aussi douées de propriétés bactéricides prononcées.

Nous proposerons donc le traitement suivant : On évacue l'urine, on remplit la vessie d'une solution de nitrate d'argent à 1/500, ou à 1/200, qu'on y laisse pendant 5 minutes, pour irriguer ensuite la vessie avec l'eau boriquée. Ce traitement est répété, selon les circonstances, 1 ou 2 fois par jour; les malades le supportent bien, et nous l'avons appliqué souvent à la clinique avec des résultats satisfaisants; si ce procédé se montre insuffisant, on pourra toujours concentrer davantage la solution.

D'ailleurs, je ne prétends pas tirer des conclusions absolues de ces expériences; c'est ainsi que je n'aurais pas

en faible dose, retarde ou arrête le développement de ces organismes, en culture dans l'urine; qu'une très faible dose d'argent métallique réduit, ou de sel d'argent insoluble (chlorure d'argent) rend impropre à la culture, des milieux nutritifs ordinaires, gélatine, bouillon, urine : ainsi additionnées d'argent, ces milieux ne s'infectent pas à l'air. Et cette action des sels insolubles est particulièrement intéressante à relever : injecté dans l'urine vésicale, à la dose thérapeutique, le nitrate se transforme aussitôt en chlorure d'argent, qui se précipite.

Ainsi donc, pouvoir préservateur, pouvoir microbicide : voilà les propriétés expérimentales des sels d'argent. Cette action antiseptique, à la fois prophylactique et thérapeutique se retrouve dans la pratique; c'est elle qui fait du nitrate d'argent un de nos meilleurs remèdes. (N. H).

l'idée de nier toute l'importance de l'acide borique pour le traitement de la cystite ; mais Guyon a sans doute raison en se prononçant ainsi sur cette substance : « il est plus préservatif que curatif. »

Les remarques précédentes touchant le traitement ne se rapportent pas, bien entendu, à *la cystite tuberculeuse.* C'est ici qu'il s'agit avant tout *de fixer le diagnostic au début de la maladie*, avant que l'affection ait eu le temps de se propager, lorsqu'on pourra encore supposer qu'elle est limitée à la vessie.

Il y a là une belle tâche réservée à l'examen bactériologique des urines, qui, nous l'espérons, gagnera en importance dans l'avenir. Dès qu'on aura fixé le diagnostic, on ne perdra point son temps à un traitement médicamenteux, mais, dans les cas favorables, on procèdera de suite au traitement chirurgical, extirpation des parties malades, râclage, cautérisation. Chez les femmes, l'opération pourra être pratiquée à travers l'urèthre dilaté, chez les hommes par une cystotomie suspubienne.

BIBLIOTHÈQUE NATIONALE IMPRIMÉS

RÉSUMÉ ET CONCLUSIONS

1. — Toute cystite est due à des microbes (hormis les rares cas dus à l'action des substances chimiques).

2. — D'ordinaire, on trouve dans l'urine de la cystite, une culture pure d'une seule espèce, généralement en quantités énormes.

3. — Le bacille trouvé le plus fréquemment dans la cystite et décrit par les auteurs sous des noms très différents, est identique avec un parasite intestinal ordinaire, *le bacterium coli commune*; il est pyogène et infectieux, de virulence très variable.

4. — Dans l'urèthre, dans le prépuce chez l'homme, dans le vagin chez la femme, on trouve fréquemment des bactéries pathogènes qui, introduites dans la vessie, peuvent provoquer une cystite.

5. — Le microbe seul, ne produit pas la cystite; cependant on connaît une bactérie, le *proteus de Hauser* qui, par sa seule introduction dans la vessie, est à même de déterminer une cystite, en vertu de son pouvoir énergique de décomposer l'urée.

6. — Le microbe ne peut causer une cystite que lorsque la vessie a été rendue préalablement vulnérable à l'infection, par l'influence de différents agents prédisposants, surtout la rétention ou le traumatisme.

7. — La rétention d'urine, aussi bien que le traumatisme sont, en eux-mêmes, hors d'état de provoquer une cystite. Le microbe est toujours la cause déterminante.

8. — La nature différente de la cystite dépend des lésions

préexistantes, de la qualité du milieu nutritif, et en outre des différentes propriétés de la bactérie, parmi lesquelles il faut relever la virulence.

9. — Dans toute cystite, on trouve dans l'urine des globules de pus, mais en quantité très différente ; l'existence d'une « cystite catarrhale » est douteuse. Même les microbes non pyogènes dans le tissu cellulaire, peuvent provoquer une suppuration de la vessie.

10. — L'ammoniurie pourra être une condition nécessaire à l'établissement d'une cystite ; mais souvent ce n'est qu'un phénomène insignifiant qui survient dans la marche de la maladie ou reste tout à fait absent.

11. — A part le bacille tuberculeux, une cystite acide pourra être due au bacterium coli commune, au streptococcus pyogenes et à d'autres microorganismes plus rares (le gonococcus de Neisser, le bacille typhique).

Si l'urine, recueillie avec des précautions aseptiques, ne donne pas de cultures, par l'ensemencement sur les milieux nutritifs ordinaires, il existe, selon toute probabilité, une tuberculose.

12. — Il existe de véritables cystites blennorrhagiques, provoquées par le gonococcus de Neisser.

13. — La fièvre urineuse, provient en partie du passage des microbes urinaires dans le sang, en partie, et, sans doute plus fréquemment, d'une absorption des toxines (?) bactériennes dissoutes.

14. — Pour empêcher une cystite, il ne suffit pas de s'assurer que l'orifice uréthral est parfaitement aseptique ; il faut encore pratiquer des irrigations boriquées de l'urèthre même ; sans cela, on commencera par infecter l'instrument stérilisé.

15. — Dans le traitement local de la cystite, le nitrate d'argent doit être le remède souverain.

INDEX BIBLIOGRAPHIQUE

1. **Achard** et **Renault** : Sur les rapports du bacterium coli commune et du bacterium pyogenes des infections urinaires. *Soc. de Biologie.* Séance du 12 décembre 1891. Semaine médicale, 16 décembre 1891, Pg. 491.
2. **Achard** et **Renault** : L'urée et les bacilles urinaires. *Soc. de Biologie* Séance du 3 décembre 1892. *Semaine médicale,* 1892 Pg. 490.
3. **Adenot** : *Gazette médicale de Paris,* 1891. Nr. 49.
4. **Albarran** : *Étude sur le rein des urinaires.* Paris 1889.
5. **Albarran** et **Hallé** : Note sur une bactérie pyogène et sur son rôle dans l'infection urinaire. *Acad. de Médecine.* Séance du 21 août 1888. *Semaine médicale* 1888, Pg. 333.
6. **Anton und Fütterer** : *Münchener med. Wochenschrift,* 1888, Nr. 19.
7. **Babes** : Uber pathogene Bacterien des Kindesalters. Ref. i *Ctbl. f. Bact.* 1887. Bd. I. Pg. 505.
8. **Barié** : *Étude sur la menopause.* 1877.
9. **Barnes** : *The Lancet,* 1875.
10. **Bartels** : *Die Nierenkrankheiten.* Berlin 1875.
11. **Baumgarten** : *Baumgartens Jahresber.* 1887. Pg. 202.
12. **Béchamp** : *Montpellier Médical,* 1860.
13. **Berlioz** : *Passage des bactéries dans l'urine.* Paris 1887.
14. **Bernardet** : *Du catarrhe de la vessie chez la femme réglée.* 1885.
15. **Billet** : *Comptes rendus* 1885. T. 100. Pg. 1252.
16. **Boccardi** : *Riforma medica* 1888. Nr. 131-132.
17. **Bockhart** : Beitrag zur Aetiologie und Path. der Harnrohrentripper. *Vierteljahrsschr. f. Dermat. u. Syphilis.* 10 Jahrg. 1883. Pg. 10.
18. **Boerhaave** : *Elementa chemiæ.* T. II. Lugd. 1732.
19. **Boissard** : *Étude sur les troubles de la miction se rattachant aux divers états phys. et path. de l'utérus.* 1883.
20. **Bonnet** : *Gaz. méd. de Lyon.* 1868. Pg. 437.

21. **Bouchard** : Des néphrites infectieuses. *Bulletin de la Soc. clinique de Paris. — Transactions du Congrès de Londres* 1881. — *Revue de médecine* 1881. Pg. 671.

22. **Bourges**. *Les angines de la scarlatine. Recherches cliniques et bactériologiques*. Thèse de Paris 1891.

23. **Bozzolo** : *Ctbl. f. klin. Medicin*, 1885.

24. **Bron** : *Gaz. méd. de Lyon*. Pg. 343.

25. **Bumm** : Die Aetiologie des puerperalen Blasenkatarrhs nacht Beobacht. an Wochnerinnen, und Thierversüchen. *Verhandlungen d. d. Gesellsch. f. Gynakologie* 1886. Pg. 102.

26. **Bumm** : *Der Mikroorganismus der gonorrhoischen Schleimhauterkrankungen « Gonococcus Neisser »*. Wiesbaden 1887.

27. **Bumm** : Uber gonorrhoische Mischinfection beim Weibe. *Deutsche med. Wochenschr*. 1887. Pg. 1057.

28. **Capitan** : *Recherches exp. et cliniques sur les albuminuries transitoires*. Thèse de Paris 1890.

29. **Du Cazal** : *Gazette hebdomad*. 1876.

30. **Caussade** : *De la néphrite pneumonique*. Thèse de Paris 1890.

31. **Cazeneuve** et **Livon** : *Revue mensuelle de Méd. et de Chir*. 1877. Pg. 733.

32. **Chantemesse** et **Widal** : Différenciation du bacille typhique et du bacterium coli commune. *Acad. de Médecine*. Séance du 13 octobre 1891. *Semaine méd*. 1891. Pg. 415.

33. **Chantemesse, Widal** et **Legry** : Des infections par le colibacille. *Soc. médicale des hôpitaux*. Séance du 11 décembre 1891. *Sémaine méd*. 1891. Pg. 492.

34. **Charcot** : *Leçons sur les maladies du système nerveux*. 1886. T. I.

35. **Charrin** : *La maladie pyocyanique*. Paris 1889.

36. **Charrin** : Sur la bactérie urinaire. *Soc. de Biologie*. Séance du 19 décembre 1891. *Sémaine méd*. 1891. Pg. 500.

37. **Charrin** et **Roger** : Angiocholites microbiennes expérimentales. *Soc. de Biologie*. Séance du 21 février 1891. *Sémaine méd*. 1891. Pg. 71.

38. **Chassaignac** : in GUYON, *Voies urinaires*, Pg. 482.

39. **Civiale** : *Traité des maladies des organes génito-urinaires*. Ire éd. 1837-41.

40. **Clado** : *Étude sur une bactérie septique de la vessie*. Thèse de Paris 1887.

41. **Clado** : Bactériologie de la fièvre urineuse. *Bull. de la Soc. anat. de Paris*. 28 octobre 1887.
42. **Clado** : in Guyon : *Aff. chir. de la vessie*, Pg. 653.
43. **Cohn** : *Beitrage zur Biologie der Pflanzen*. Bd. I. 1872.
44. **Cohnheim** : *Vorlesungen über allg. Pathologie*. 1880. Bd. og IV.
45. **Colin** : *Bulletin de l'Acad. de médecine*, 1875.
46. **Cornil** : *Journal des connaissances médicales*. 21 mai 1885.
47. **Cornil** et **Babes** : *Les bactéries*. IIe édition.
48. **Cornil** et **Brault** : *Étude sur la pathologie du rein*. Paris 1884.
49. **Crooke** : Zur path. Anatomie des Scharlachs. *Fortschr. der Medicin*. 1885. Bd. III, Nr. 20.
50. **Curtis** : *Boston medical and surgical Journal*, 1877.
51. **Denucé** : *Étude sur la pathogénie et l'anatomie pathologique de l'érysipèle*. Thèse de Bordeaux 1885.
52. **Denys** : Étude sur les infections urinaires. *Bull. de l'Acad. royale de méd. de Belgique*. 1892. T. VI. Nr. 1. Pg. 114.
53. **Dinkler** : Zwei Falle von ulcus perforans corneæ nach Conjunctivaltripper. *Baumgartens Jahresber*. 1888, Pg. 77.
54. **v. Dittel** : Stricturen der Harnrohre. *Deutsche Chir*. Bd. 49. 1880.
55. **Dobroklonski** : De la pénétration des bacilles tuberculeux à travers la muqueuse intestinale. *Archives de méd. exp*. 1890. Nr. 2.
56. **Dolbeau** : *Traité de la pierre dans la vessie*. 1864.
57. **Doyen** *Bulletin de l'Acad. de médecine*, 1886.
58. **Doyen** : La néphrite bactérienne ascendante. *Journal des connaissances médicales*, 1888. Pg. 266.
59. **Doyen** : Les bactéries de l'urine. Comm. faite à l'Acad. de méd., 2 avril 1889. — *Journal des connaissances médicales*, 4 avril 1889. — Cornil et Babes : *Les bactéries*, T. I. Pg. 523.
60. **Dreschfeld** : *Fortschritte der Medicin* 1885.
61. **Droyssen** : *Zur Aetiologie des Blasenkatarrhs*. Inaug.-Dissert. Berlin 1883.
62. **Dubelt** : Uber die Entstehung des Blasenkatarrhs. *Arch. f. exp. Path. und Pharmacologie*. Bd. V. 1876. Pg. 195.
63. **Duclaux** : *Encylopédie chimique*. Microbiologie.
64. **Dumas** : *Traitée de Chimie*. T. VII. og VIII.
65. **Durand-Fardel** : *Contribution à l'étude de la tuberculose du rein*. Paris 1886.
66. **Durand-Fardel** : *Archives de physiologie normale et pathologique*. 1886. Nr. 4.

67. **Ebermaier** : Uber Knochenerkrankungen bei Typhus. *Deutsche Arch. f. klin. Med.* Bd. 44, 1891. Pg. 140.

68. **Eberth** : Uber die dipht. Endocarditis. *Virch. Archiv*, Bd. 57. Pg. 235.

69. **Eichhorst** : *Handbuch der spec. Path. u. Therapie.* Bd. IV. 1885. Pg. 413.

70. **Ellis** : *Boston medical and surgical. Journal.* 1877.

71. **Enriquez** : Recherches bact. sur l'urine normale. *Soc. de Biologie.* Séance du 21 novembre 1891. *Semaine médicale* 1891. Nr. 57. Pg. 468.

72. **Escherich** : *Die Darmbakterien des Saüglings.* Stuttgart 1886.

73. **Faulhaber** : Uber das Vorkommen von Bakterien in den Nieren bei acuten Infectionskrankheiten. *Beitrage z. path. Anat. und zur allg. Pathologie.* Bd. X. 1891.

74. **Feltz** et **Ritter** : Étude sur les conditions exp. de l'urémie. Comptes rendus, 23 mars 1873. *Journal de Robin* 1874.

75. **Finkler und Prior** : *Ctbl. f. allg. Gesundheitspflege.* Erganzungshefte. Bd. I, 5 u. 6.

76. **Fischer** : *Die septische Nephritis.* Breslau 1868.

77. **Fourcroy** et **Vauquelin** : *Annales de Chimie.* T. XXXI, 1799 og T. XXXII, 1800.

78. **A. Frankel** : Uber peritoneale Iufection. *Wiener klin. Wochenschr.* 1890. Nr. 13—14.

79. **A. Frankel** : Ein Fall von Leberabscess in Gefolge von Lithiasis. *Deutsche med. Wochenschr.* 1891. Nr. 48.

80. **Frankel und Freudeberg** : Uber Secundarinfection bei Scharlach. *Ctbl. f. klin. Med.* 1885, Nr. 45, Pg. 753.

81. **Furbringer** : Zur Klinik und path. Anat. der dipht. Nephritis. *Virch. Archiv* 1883 Bd. 91. Pg. 385.

82. **Furbringer** : *Die inneren Krankheiten der Harn. und Geschlechtsorgane* 1884.

83. **Gaffky** : Zur Aetiologie des Abdominaltyphus. *Mitth. a. d. k. k. Cesundheitsamt*, 1884. B. II.

84. **Gasser** : Sur un nouveau procédé de diagnostic différentiel du bacille d'Eberth. *Soc. de Biologie.* Séance du 19 juillet 1890. *Semaine méd.* Nr. 31. 1890. Pg. 258.

85. **Gaucher** : *Pathogénie des néphrites.* Paris 1886

86. **Gaucher** : Diphtheric albuminuria. *Lancet* 1881. Pg. 111.

87. **Gennes** (De) et **Hartmann** : *Bull. de la Soc. anat. de Paris* 1888.

88. **Gilbert** et **Girode** : Contribution à l'étude bactériologique des voies biliaires. *Soc. de Biologie*. Séance du 27 décembre 1890. *Semaine méd.* 1890. Pg. 481.

89. **Girode** : *Soc de Biologie.* Séance du 5 mars 1892.

90. **Gosselin** : *Clinique chirurgicale de la Charité.* Ire éd. 1873. T. II.

91. **Gosselin** et **Robin** : Recherches sur l'urine ammoniacale, ses dangers et les moyens de les prévenir. *Comptes rendus Acad. sciences*, 1874. T. 78.

92. **Grawitz** : Beitrage zur syst. Botanik der pflanzl. Parasiten. *Virch. Arch.* 1877. Bd. 70. Pg. 574.

93. **Grawitz** : *Charité-Annalen.* Jahrg. XVII. 1892.

94. **Guarnieri** : *Bullet. della Acad. med. di Roma.* 1886. Nr. 6.

95. **Gubler** : *Comptes rendus* 1874. T. 78.

96. **Guiard** : *Étude clinique et exp. sur la transformation ammoniacales des urines.* Thèse de Paris 1883.

97. **Guinon** : Infection urinaire par le coli-bacille dans la convalescence d'une fièvre typhoïde. *Semaine méd.* 1892. Pg. 508.

98. **Guyon** : *Lecons cliniques sur les maladies des voies urinaires.* Paris 1885.

99. **Guyon** : *Leçons cliniques sur les affections chirurgicales de la vessie et de la prostate.* Paris 1888.

100. **Guyon** : Note sur les conditions de réceptivité de l'appareil urinaire à l'invasion microbienne. *Annales gén.-urin.* Mai 1889. Pg. 260.

101. **Guyon** : Cystites et Pyélites diathésiques. *Annales gén.-urin.* 1890. Pg. 527.

102. **Guyon** : Pathogénie des accidents infectieux chez les urinaires. *Congrès français de chirurgie*, 1892 et *Annales gén.-urin.* Mai 1892. Pg. 380.

103. **Guyon** et **Albarran** : Sur la gangrène microbienne d'origine urinaire. 5e *Congrès français de Chir. Annales gén.-urin.* 1891. Pg. 331.

104. **Gartner** : Die Kreiselcentrifuge. *Wiener klin. Wochenschr.* 1892. Nr. 25.

105. **Hache** : *Étude clinique sur les cystites.* 1884.

106. **Hallé** : Recherches bactériologiques sur un cas de fièvre urineuse. *Bulletin de la Soc. anat.* 20 octobre 1887.

107. **Hallé** : De l'infection urinaire. *Annales gén.-urin.* Février 1892.

108. **Hallé** et **Dissard** : Sur la culture du bacterium coli dans l'urine. *Annales gén.-urin.* Mai 1893.

109. **Hauser** : *Uber Faulnissbakterien* etc. Leipzig 1885.

110. **Haushalter** : Cystite bactérienne primitive. *Gazette hebdomadaire* 21 mars 1891. *Annales gén.-urin.* 1891. Pg. 264.

111. **van Helmont** : *Opusc. medic. inaudita.* I de Lithiasi. Francof. 1682.

112. **Heim** : Ein Bakterienfund in saurem Harn. *Sitzungsber. der Wurzburger physik.-med. Ges.* XII. Sitzung vom 18 Marz 1892.

113. **Heyn og Rovsing** : Om Jodoformen som Antisepticum. *Hospitals Tidende,* 3 R. IV. N. 39—40.

114. **Hillairet et Gaucher** : *Traité des maladies de la peau.* T. I. Pg. 316 og 323.

115. **Hoffmann und Langerhans** : Uber den Verbleib des in die Circulation eingeführten Zinnobers. *Vich. Archiv.* 1869. Bd. 48. Pg. 303.

116. **Hueppe** : *Fortschritte der Medicin,* 1886. Pg. 447.

117. **Hueppe** : *Berlin klin. Wochenschr.* 1887. Nr. 32.

118. **Huter und Tommasi** : *Ctbl. f. die med. Wissensch.* 1868. Pg. 62.

119. **Icard** : *Des rétrécissements de l'urèthre.* Thèse de Paris 1858.

120. **v. Jacksch** : *Ztschr. f. physische Chemie.* Bd. V. 1881.

121. **v. Jacksch** : *Ctbl. f. klin. Medecin.* 1886. VII. Pg. 193.

122. **Jacquemart** : *Annales de Chimie et de Physique,* 3e série. 1843. T. VII.

123. **Jadassohn** : Uber die Gonorrhoe der paraurethralen und praputialen Gange. *Deutsche med. Wochenschr.* 1890. Nr. 25—26.

124. **Jensen** : *Forhandlingerne ved. d. 14 de skandinaviske Naturforskermode i Kbhvn.* 1892.

125. **Kannenberg** : *Ztschr. f. klin. Med.* Bd. I. 1880. Pg. 506.

126. **Karlinski** : Untersuchungen über das Vorkommen der Typhusbacillen im Harn. *Ref. i Ctbl. f. Bakt. u. Paras.* 1890. Bd. VIII. Pg. 702.

127. **Kitasato** : Die negative Indolreaction der Typhusbacillen im Gegensatz zu anderen ahnlichen Bacillenarten. *Zeitschr. f. Hygiene.* Bd. VII 1889.

128. **Klebs** : *Archiv f. exp. Path. und Pharmacologie.* Bd. IV. 1875.

129. **Klebs** : *Handbuch der path. Anatomie.*

130. **Klebs** : *Die allgemeine Pathologie.* Bd. I. 1887.

131. **Koch** : *Untersuchungen uber die Aetiologie der Wundinfectionskrankheiten.* Leipzig 1878.

132. **Koch** : *Conferenz zur Erorterung der Cholerafrage.*

133. **Koch** : *Mitth. a. d. k. k. Gesundheitsamt.* 1884. Bd. I. Pg. 46.

134. **Konjajeff** : Die bacterielle Erkrankung der Nieren beim Abdominaltyphus. *Ctbl. f. Bakt. u. Paras.* 1889. Bd. VI. Pg. 672.

135. **Kraske** : *Archiv. f. klin. Chirurgie* 1887.

136. **Krogius** : Note sur un bacille pathogène, trouvé dans les urines pathologiques. *Comptes rendus hebdomad. de la Soc. de Biologie* Nr. 27. 1890.

137. **Krogius** : *Recherches bactériologiques sur l'infection urinaire*. Helsingfors 1892.

138. **Kuss** : *Cours de physiologie*. 5e éd., Paris 1863.

139. **Konig** : *Lehrbuch der speciellen Chirurgie*, 1881 og. 1889.

140. **Konig** : *Ctbl. f. Chirurgie*. 1881.

141. **Lailler** : Note sur la fermentation amm. de l'urine. *Comptes rendus* 1874. T. 78.

142. **Laruelle** : « *La Cellule* ». T. V. 1er fascicule. 1889.

143. **Lecorché** : *Traité des maladies des reins et des altérations path des urines*. Pg. 13.

144. **Legendre** : Ictère par obstruction et inf. secondaire par le coli bacille. *Soc. méd. des hôpitaux*. Séance du 18 mars 1892. *Semaine méd.* 1862. Pg. 113.

145. **Legrain** : *Les microbes des écoulements de l'urèthre*. Thèse de Paris 1888-89.

146. **Lehmann und Richter** : Uber die pilztodtende Wirkung des frischen Harnes des gesunden Menschen. *Ctbl. f. Bakt. u. Paras.* 1890. Bd. VII. Pg. 457.

147. **Lépine** et **Roux** : Sur la cystite et la néphrite produite chez l'animal sain par l'introduction dans l'urèthre du micrococcus ureæ (Cohn) *Comptes rendus* 1885. T. 101.

148. **Lépine** : Notesadditionnelles à la traduction franç. de Bartels : *Les maladies des reins*. Pg. 639.

148. **Leprévost** : *Étude sur les cystites blennorrhagiques*. Thèse de Paris 1884.

150. **Lesage** et **Macaigne** : Étude de la virulence du bacterium coli commune. *Archives de méd. exp*, 1892. 1 série. T. IV. Pg. 256.

151. **Letzerich** : Ueber Nephritis diphteritica. *Virchows Archiv*. 1872. Bd. 55. Pg. 324.

152. **Letzerich** : Untersuchungen und Beobacht. über Nephritis bacillosa interstitialis primaria.Eine neue Mykose. *Ztschr. f klin. Med.* Bd. XIII. 1887. P. 33.

153. **Letzerich** : Zur Actiologie, Path. und Ther der Nephritis bacillosa interst. primitiva. *Ztschr. f. klin. Med.* Bd. XVIII. 1891.

154. **Leube** : *Zeitschr. f. klin. Medicin* 1881. Bd. III. Pg. 234.

155. **Leube** und **Graser** : Uber die ammoniakalische Harngährung. *Virch. Archiv*. Bd. 100. 1885.

156. **Liebig** : *Chemische Briefe*, 4 Aufl. 1859. Nr. 17.

157. **v. Limbeck** : Zur Biologie des Micrococcus ureæ. *Pragêr med. Wochenschr.* 1887.

158. **Lister** : *Transactions of the royal Society of Edinburgh.* 1874-75.

159. **Litten** : Uber septische Erkankungen. *Zeitschr. f. klin. Medicin.* Bd. II. 1881. Pg. 451.

160. **Litten** : Einige Falle von mykotischer Nierenerkrankung. *Zeitschr. f. klin. Med.* 1882. Bd. IV, 1 og. 2.

161. **Litten** : Die Centrifuge in Dienste der klinischen Medicin. *Deutsche med. Wochenschr.* 1891. Nr. 23.

162. **Lundstrom** : *Om Urinanmets Sonderdelning genom Mikrober samt om dessas förhâllande til Cystitis.* Helsingfors 1898.

163. **Lustgarten** und **Mannaberg** : Uber die Mikroorganismen der normalen mannlichen urethra. *Tiertejahrsschr. f. Dermat. u. Syphilis.* XIV. Jahrg. 1887. Pg. 405.

164. **Loffler** : *Mitth. a. d. k. k. Gesundheitsamt.* 1884. Bd. II. Pg. 421, 437, 450.

165. **Maas** : *Deutsche Zeitscgr. f. Chirurgies* Bd. XII. Pg. 118.

166. **Malherbe** : *La fièvre dans les maladies des voies urinaires.* Thèse de Paris, 1872.

167. **Malvoz** : Le bacterium coli commune comme agent habituel des péritonites d'origine intestinale. *Archives de med. exp.* 1 série. T. III. 1891. Pg. 593.

168. **Mannaberg** : Zur Actiologie des Mb. Brightif acutus, *Ztschr. f. klin. Medicin* 1888. Nr. 30.

169. **Mannaberg** : Zur Aetiologie des Mb. Brightii acutus nebst Bemerkungen über experimentelle, bacteritische Endocarditis. *Ztschr. f. klin. Med.* Bd. XVIII. 1891.

170. **Marfan** et **Lion** : Deux cas d'infection générale apyrétique par le bacillus coli communis dans le cours d'une entérite dysentériforme.

171. **Markwald** : *Uber die Nierenaffection bei aculen Infectionskrankheiten.* Inaug. Dissert. Konigsberg 1878.

172. **Marx** : *Accidents fébriles à forme intermittente et des phlegmasies à siège spécial, qui suivent les opérations pratiquées sur le canal de l'urèthre.* Thèse de Paris, 1861.

173. **Mauvais** : *Des accidents fébriles qui se rattachent au cathétérisme et à certaines opérations pratiquées sur l'urèthre.* Thèse de Paris 1860. Pg. 21.

174. **Melchior** : Typhusbacillen som Aarsag til Suppuration. *Foredrag holdt paa d 14 de skandinaviske Naturforskermode i Kobenhavn* 1892.

175. **Melchior** : Betragtninger over Smittevejene ved Tuberkulose. *Bibliothek f. Læger.*

176. **Meisner** : *Deutsche Ztschr. f. Chir.* Bd. XIII. 1880.

177. **Du Mesnil** : Uber die sog. gonorrhoische Harnblasenentzündung. *Virch. Archiv.* 1891. Bd. 126. Pg. 456.

178. **Michaëlis** : *Deutsche med. Wochenschr.* 1886.

179. **Miquel** : *Bulletin de la Soc. chimique.* T. XXXI og. XXXII.

180. **Mircoli** : Nefriti micotiche primitive in bambini. *Riforma med.*, Luglio 1887. *Cbl. f. Bakt u. Paras.* 1888. Bd. III. Pg. 336. *Beitr. z. path. Anat.* Bd. IX.

181. **Monod** : Étude clinique de la cystite chez la femme, considérée spécialement dans ses rapports avec la grossesse et l'accouchement. *Annales de gynécologie.* 1880.

182. **Morelle** : Étude bactériologique sur les cystites. *La Cellule.* T. VII. 2ième fasc. 1891.

183. **Musculus** : Sur le ferment de l'urée. *Comptes rendus* 1876. T. 82. *Pflügers Archiv* Bd. XII. 1876.

184. **Mügge** : *Om den saakaldte alkaliske Uringæring og dens Forhold til Blærebetændelse Kbhvn.* 1889.

185. **Müller** : *Journal f. prakt. Chemie,* 1860.

186. **Nauwerck** : Uber Morbus Brightii bei crouposer Pneumonie. *Beitr. z. path. Anat.* Bd. I. 1884.

187. **Netter** : *Revue d'hygiène* 1889 ; *Soc. méd. des hôpitaux de Paris.* 1889-91.

187. **Netter** : Recherches bact. sur les cas de choléra etc. *Bull. de la Soc. méd. des hôpitaux de Paris.* Séance du 15 et 22 juillet 1892.

189. **Neublauer** : und **Vogel**. *Analyse des Harns.* 8 Aufl. Pg. 145.

190. **Neumann** : Uber die diagnostische Bedeutung der bact. Urinuntersuchung bei inneren Krankheiten. *Berlin. klin. Wochenschr.* 1888. Pg. 143.

191. **Neumann** : Uber Typhusbacilien im Harn. *Berlin. klin. Wochenschr.* 1890. Nr. 6. Pg. 120.

192. **Niemeyer** : *Lehrbuch d. spec. Path. und Therapie.* II Ausgabe.

193. **Oertel** : *Deutsches Archiv. klin. Medicin.* Bd. VIII, Pg. 242, et Bd. XIV, Pg. 202.

194. **Oertel** : Uber das dipht. Gift und seine Wirkungsweise. *D. med. Wochenschr,* 1890. Nr. 45.

195. **Olshausen** : *Archiv f. Gynakologie.* Bd. II.

196. **Orlow** : Wie lange konnen Typhusbacillen im Menscheukorper ibre Lebensfahigkeit bewahren ? *Baumg. Jahresber.* 1887. Pg. 197.

197. **Orth** : *Virchows Archiv.* Bd. 76. II.

198. **Orth** : Uber die Ausscheidung abnormer korp. Bestandth. des Blutes durch die Nieren. *D. med. Wochenschr.* 1892. Nr. 44.

199. **Pasteur** : Mémoires sur les générations dites spontanées. *Ann. de Chimie et de Physique* 1859 et *Comptes rendus* 1860. T. 50.

200. **Pasteur et Joubert** : Sur la fermentation de l'urine. *Comptes rendus* 1876. T. 83.

201. **Perrève** : *Traité des rétrécissements organiques de l'urèthre.* 1847.

202. **Petersen** : *Experimentelle Studien über Pathogenese und Ther. der Cystitis.* Inaug. Dissert. Dorpat 1874.

203. **Petit et Wassermann** : Sur les microorganisme de l'urèthre normal. *Annales gén.-urin.* 1891. Pg. 378.

204. **Petit et Wassermann** : Sur l'antisepsie de l'urèthre. *Annales gén.-urin.* 1891. Nr. 7. Pg. 500.

205. **Pflüger** : Die Gase der Secrete. *Arch. f. Physiologie* 1869. Bd. II.

206. **Philips** : *Traité des maladies des voies urinaires.* 1860. Pg. 640.

207. **Philippowicz** : *Wiener med Blatter* 1885. Nr. 22—23.

208. **Planer** : Uber die Gase des Harns und der Transsudate. *Ztschr. der k. k. Ges. der Aertzte zu Wien.* 1759. Nr. 30.

209. **Playfair** : *Transactions of the obstetritical society of London.* 1871. Pg. 49.

210. **Proust** ; *Annales de Chimie et de Physique.* 2 série. T. XIV.

211. **Rasch** : Om et Tilfælde af mikrobiel (Pneumokok) Nephritis etc. *Hosp. Tid.* 1892. Nr. 21.

212. **Raskin** : Klinisch-exp. Untersuchungen über Secundarinfection bei Scharlach. *Ctbl. f. Badt. u. Paras.* 1889. Bd. V. Pg. 714.

213. **Reblaub** : De l'identité de la bactérie pyogène et du bacillus coli communis. *Soc. de Biologie.* Séance du 19 décembre 1891. *Semaine méd.* 1891. Pg. 500.

214. **v. Recklinghausen** : *Birch-Hirschfeld med. Jahrbücher.* Bd. 155. Hft. 1.

215. **Reclus** : Mastites chroniques et cancers du sein. *Semaine méd.* 1893. Nr. 16.

216. **Reliquet** : *De l'uréthrotomie interne.* Thèse de Paris 1865.

217. **Renon** : *Annales de l'institut Pasteur.* 1892. Nr. 9.

218. **Reybard**: *Traité pratique des rétrécissements du canal de l'urèthre.* 1853. Pg. 401.

219. **Reymond** : Des cystites consécutives à une infection de la vessie à travers les parois. *Annales génito-urines.* April—Maj 1893.

220. **Roberts**: *Philosophical Transactions.* 1874.

221. **Roberts**: *The British medical Journal.* 1881. Pg. 359.

222. **Robin**: *Essai d'urologie clinique. La fièvre typhoide.* Paris 1877.

223. **Rosenstein**: *Die Pathologie u. Ther der Nierendrandheiten.* Berlin 1871.

224. **Roser** : *Archiv der Heildunde.* 1867. XVII. Pg. 246.

225. **G. Roux** : Le bacille d'Eberth est pyogène. *Lyon méd.* 1888. Pg. 26.

226. **Roux** et **Yersin** : *Contribution à l'étude de la diphtérie.*

227. **Roux** et **Rodet** : *Soc des sciences méd. à Lyon* 1889 et *Soc. de Biologie.* Paris 1890. *Archives de méd. exp.* 1892. N. 3.

228. **Ross**: Vorlaüfige Mittheilungen über einige. Falle von Mycosis im Mensch. Anal. *Ctbl. f. Bakt. u. Paras.* 1891.

229. **Ross**: On Bacilluria of Roberts. *The austral med. Journal* XII. Nr. 11. Pg. 497. *Ctbl. f. Bakt. u. Paras.* 1892. Bd. XI. Pg. 632.

230. **Rovsing**: *Om Blærebetændelsernes Ætiologi, Pathogenese og Behandling.* Kbhvn. 1889.

231. **Rovsing**: *Om Blærebetændelse. Forsvar og Antikritik.* Kbhvn. 1890.

232. **Ruffer**: On the phagocytes of the alimentary canal. Anal. *Ctbl. f. Bakt. u. Paras.* 1890. Bd. VII. Pg. 647.

233. **Rütimeyer**: *Archiv f. exp. Path. u. Pharmacologie.* Bd. XIV. 1883. Pg. 420.

234. **Saxtorph**: Nogle Bemærkninger om Cystitis Ætiologi og Pathogenese. *Hosp. Tidende* 1889. Nr. 45, 46, 47.

235. **de Saint-Germain**: *De la fièvre uréthrale.* Thèse de Paris 1861. Pg. 37.

236. **Schnitzler**: Zur Aetiologie der acuten Cystitis. *Ctbl. f. Bakt. u. Paras.* 1890. Bd. VIII. Nrr 25.

237. **Schnitzler** : *Zur Aetiologie der Cystitis.* Wien 1892.

238. **Schweizer**: Uber das Durchgehen von Bacillens durch die Nieren. *Virchow Archiv.* 1887. Bd. 110. Pg. 255.

239. **Scriba**: *Deutsche Ztschr. f. Chir.* Bd. XII.

240. **Sédillot**: Note sur les accidents graves observés à la suite du cathétérisme et des autres opérations sur l'urèthre. *Comptes rendus* 1861. *Contributions à la Chirurgie* 1868. T. II. Pg. 316.

241. **Seitz** : *Bakteriologische Studien zur Typhusatiologie.* München 1886.

242. **Schottlius** und **Reinhold** : Uber bacteriurie. *Berlin. klin. Wochenschr.* 1888. Pg. 118. *Ctbl. f. klin. Med.* 1886. Nr. 37.

243. **Senger** : *Archiv f. exp. Path. u. Pharmacologie.* Bd. XX. Pg. 389.

244. **Spiegler** : Eine empfindliche Reaction auf Eiweiss im Harn. *Wiener klin. Wochenschr.* 1892. Nr. 2.

245. **Spronck** : Le poison diphtérique, considéré spécialement au point de vue de son action sur le rein. *Comptes rendus* 1889. 12 août.

246. **Steinschneider** : Zur Differenzirung der Gonococcen. *Berlin. klin. Wochenschr.* 1890. Nr. 24. Pg. 533.

247. **Sticker** : *Ctbl. f. klin. Medicin* 1885. Nr. 26. Pg. 441.

248. **Straus** et **Chamberland** : *Archives de physiologie.* 1883.

249. **Susini** : *De l'impermeabilité de l'épithélium vésical.* Thèse de Strassbourg 1867.

250. **Sanger** : Die Tripperansteckung beim weiblichen Geschlecht. Ein klin. Vortrag, Leipzig 1889. Anal. *in Baumg. Jahresber* 1889. Pg. 109.

251. **Terrillon** : Cystite survenant au début de la grossesse et paraissant liée à cet état *Bulletins de la Soc. de chirurgie*, 1880. Pg. 184.

252. **Teuffel** : *Berlin. klin. Wochenschr.* 1864. Nr. 16.

253. **Thompson** : *Chirurgiske Sygdömmei Urinorganerne.* Oversat af I. Carlsen. 1884.

254. **Thompson** : *Diseases of the urinary organs.* 8th edition, London 1888.

255. **van Tieghem** : Sur la fermentation ammoniacale. *Comptes rendus* 1864. T. 58.

256. **Touton** : Uber Folliculitis praeputialis et paraurethralis gonorrhoica. *Archiv f. Dermat. u. Syphilis* 1889. Pg. 15.

257. **Trambusti e Maffucci** : Sull' eliminazione dei virus dall' organismo animale. *Riv. intern. di med e chir.* 1886.

258. **Traube** : *Berlin klin. Wochenschr.* 1864. Nr. 2.

259. **Traube** : *Gesammelte Abhandlungen.* III. Pg. 11.

260. **Tuffier** et **Albarran** : Note sur les microorganismes des abcès urineux péri-uréthraux. *Annales gén.-urin.* 1890. Pg. 533.

261. **Ulacacis** : *Gaz. degli ospitale* 1885. Nr. 25.

262. **Ultzmann** : *Vorlesungen über Krankheiten der Harnorgane.* Wien 1888. 1. Hft. Pg. 9.

263. **Ultzmann** : Die Krankheiten der Harnblase. *Deutsche Chir.* Lfg, 52. 1890. Pg. 110-114.

264. **Veillon** et **Jayle** : Présence du bactérium coli commune dans un abcès dysentérique du foie. *Soc. de Biologie.* Séance du 10 janvier 1891. *Semaine méd.* 1891. Pg. 13.

265. **Velpeau** : *Leçons orales de Clinique chirurgicale.* 1840. IIIe vol. Pg. 324.

266. **Verneuil** : *Moniteur des hôpitaux.* 1856. Pg. 946.

267. **Weichselbaum** : *Wiener med. Blatter* 1885. Nr. 22—23.

268. **Weichselbaum** : *Monatsschr. f. Orrenheikunde* 1888.

269. **Weichselbaum** : *Wiener klin Wochenschr.* 1888 og 1890.

270. **Weichselbaum** : Anal. *Baumg. Jahresber.* 1885.

271. **Weigert** : Zur Technik der mikroskopischen Bacterienuntersuchung. *Virchows Archiv* 1881. Bd. 84. Pg. 309.

272. **Weigert** : Die Verbreitungswege des Tuberkelgifts nach dessen Eintrit in den Organismus. *Jahrbuch für Kinderheilkunde.* 1884. N. F. Bd. XXI. Hft. 1 u. 2. Pg. 156.

273. **West** and **Duncan** : *Diseases of women.* London 1879. 4th ed., Pg. 591.

274. **Wiener** : *Archiv f. exp. Path. u. Parmacologie.* Bd. XI. Pg. 275.

275. **Wintgens** en **van den Brinck** : *Neederl. Tijdschr. v. Geneeskunde* 1889. Deel II, Nr. 22-23. Anal. *in Baumg. Jahresber.* 1889.

276. **Wurtz** : Note sur deux caractères différentiels entre le bacille d'Eberth et de bacterium coli commune. *Archives de méd. exp.* 1892. T. IV. Pg. 85.

177. **Wyssokowitsch** : Uber das Schicksaal der in's Blut injicirten Mikroorganismen. *Ztschr. f. Hygiene.* Bd. I. 1886.

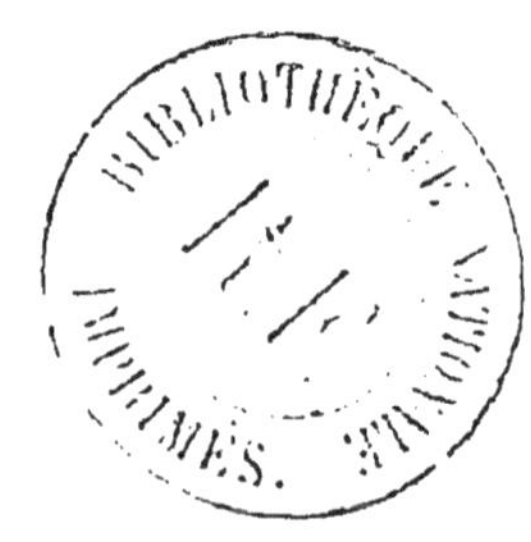

Orléans. — Imp. G. Morand, rue Bannier, 47.

A LA MÊME LIBRAIRIE

ALBARRAN (J.), agrégé à la Faculté. — **Les tumeurs de la vessie.** — Préface par le professeur **Guyon**. In-8° jésus de 500 pages, avec 75 figures noires et en couleurs, et 9 planches. Prix .... 18 fr.

ALBARRAN. — **Étude sur le rein des urinaires.** Avec 4 planches en chromo lithographie. Prix .... 8 fr.

AUDRY. — **Précis des maladies blennorrhagiques**, in-16 de 320 pages avec figures. Prix .... 3 fr. 50

BOURSIER. — **De la tuberculose de la vessie.** Prix. 4 fr.

CLADO. — **Étude sur une bactérie septique de la vessie.** Avec 7 figures. Prix .... 3 fr. 50

COLIN (Gabriel). — **Traitement des cystites par les instillations de sublimé.** Prix .... 2 fr. 50

CONDAMY. — **De la cystite aiguë comme cause de rétention d'urine en particulier dans le cours des rétrécissements de l'urèthre.** Prix .... 1 fr. 50

COURSIER. — **Traitement des cystites chroniques rebelles chez la femme par le curettage vésical pratiqué par la voie uréthrale.** Prix .... 2 fr. 50

CRIVELLI. — **Nature et traitement de la blennorrhagie.** Prix .... 4 fr.

DACHEUX. — **La vessie irritable chez la femme Cystopathie hyperhémique.** Prix .... 2 fr.

FURBRINGER (P.). — **Traité des maladies des organes génito-urinaires.**

Tome I. — Traduction française annotée par le Dr **G. Caussade.** 15 figures.

Tome II. — Annoté par le Dr **H. Hartmann.** 54 figures. Préface par le professeur **F. Guyon.** Prix des deux volumes .... 25 fr.

HALLÉ (N.). — **Urétérites et pyélites**, 1 vol. in-8, avec 8 planches dessinées par l'auteur. Prix .... 8 fr.

HARTMANN. — **Des névralgies vésicales** Prix ... 4 fr.

SANTOS JUNIOR (J.-J. dos). — **Considérations sur la bactériologie gynécologique.** Prix .... 3 fr. 50

SENATOR. — **Traité de l'albuminurie. (Physiologie, pathologie, traitement.)** Édition française revue par l'auteur. Un volume in-8. Prix .... 6 fr.

SENN. — **Bactériologie chirurgicale.** — Traduction par le Dr **A. Broca**, in-8° raisin de 320 pages, avec figures. Prix. 7 fr.

ORLÉANS. — IMP. G. MORAND, 47, RUE BANNIER

www.ingramcontent.com/pod-product-compliance
Ingram Content Group UK Ltd.
Pitfield, Milton Keynes, MK11 3LW, UK
UKHW021903260726
13966UKWH00006B/226

9 782011 7559